光华"攀登计划"系列丛书

# 实用口腔流行病学

**主　编** 林焕彩

**副主编** 冯希平　台保军

**编　者**（以姓氏笔画为序）

于丽霞（中山大学附属口腔医院）　　邱荣敏（广西医科大学附属口腔医院）

王　萍（中山大学附属第三医院）　　辛蔚妮（汕头大学医学院口腔医学系）

王春晓（中国疾病预防控制中心）　　陆海霞（上海交通大学医学院附属

支清惠（中山大学附属口腔医院）　　　　　　第九人民医院）

冯希平（上海交通大学医学院附属　　陈冬茹（中山大学附属口腔医院）

　　　　第九人民医院）　　　　　　陈维清（中山大学公共卫生学院）

司　燕（北京大学口腔医院）　　　　林焕彩（中山大学附属口腔医院）

台保军（武汉大学口腔医院）　　　　周　燕（中山大学附属口腔医院）

庄沛林（中山大学孙逸仙纪念医院）　庞亮月（中山大学附属口腔医院）

江　汉（武汉大学口腔医院）　　　　涂家珍（中山大学附属口腔医院）

杨军英（中山大学附属第一医院）　　陶　冶（中山大学附属口腔医院）

**主编秘书**

曹依娜（中山大学附属口腔医院）

吴瑞雪（中山大学附属口腔医院）

梁靖恒（中山大学附属口腔医院）

**绘　图**

黄芳婷（中山大学附属口腔医院）

人民卫生出版社

·北　京·

**图书在版编目（CIP）数据**

实用口腔流行病学/林焕彩主编. —北京：人民
卫生出版社，2022. 11
　　ISBN 978-7-117-33860-8

　　Ⅰ.①实… Ⅱ.①林… Ⅲ.①口腔颌面部疾病–流行
病学 Ⅳ.①R78

　　中国版本图书馆 CIP 数据核字（2022）第 200077 号

| | | |
| --- | --- | --- |
| 人卫智网 | www. ipmph. com | 医学教育、学术、考试、健康， |
| | | 购书智慧智能综合服务平台 |
| 人卫官网 | www. pmph. com | 人卫官方资讯发布平台 |

**实用口腔流行病学**

Shiyong Kouqiang Liuxingbingxue

主　　编：林焕彩
出版发行：人民卫生出版社(中继线 010-59780011)
地　　址：北京市朝阳区潘家园南里 19 号
邮　　编：100021
E - mail：pmph @ pmph. com
购书热线：010-59787592　010-59787584　010-65264830
印　　刷：廊坊一二〇六印刷厂
经　　销：新华书店
开　　本：889×1194　1/16　印张：17
字　　数：425 千字
版　　次：2022 年 11 月第 1 版
印　　次：2022 年 12 月第 1 次印刷
标准书号：ISBN 978-7-117-33860-8
定　　价：98. 00 元

打击盗版举报电话：**010-59787491**　E - mail：WQ @ pmph. com
质量问题联系电话：**010-59787234**　E - mail：zhiliang @ pmph. com
数字融合服务电话：**4001118166**　　E - mail：zengzhi @ pmph. com

# 主 编 简 介

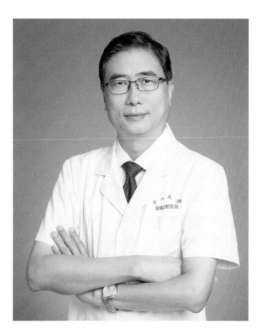

**林焕彩**

中山大学光华口腔医学院教授、博士研究生导师。1984 年毕业于中山医科大学口腔医学系，获学士学位。1986—1989 年师从中山医科大学口腔预防医学专家郭媛珠教授并获硕士学位。1987 年 9—10 月在北京参加 WHO/DANIDA 口腔公共卫生培训班。1996 年 1 月至 1998 年 12 月师从香港大学牙医学院 Eli Schwarz 教授［1998—2003 年任国际牙科研究协会（IADR）执行主席］和卢展民教授研修口腔公共卫生学，获博士学位（Ph. D）。主要从事口腔流行病学、龋病病因学和预防的研究。先后主持国家级、省部级及横向合作课题 20 多项，发表学术论文 100 余篇。2014 年起多次入选爱思唯尔（Elsevier）中国高被引学者（牙科学）。主编专著《口腔流行病学》（2005 年），副主编口腔本科规划教材《口腔预防医学》（第 7 版）。任中华口腔医学会第五届口腔预防医学专业委员会主任委员，第三次、第四次全国口腔健康流行病学调查技术指导组成员，获广东省医学领军人才称号。

# 前　言

口腔流行病学是用流行病学的原则、基本原理和方法,研究人群中口腔疾病发生、发展和分布的规律及其影响因素,借以探索病因和流行规律,制订口腔健康计划,选择防治策略和评价服务效果的科学。它是口腔医学和流行病学结合的一门重要分支学科。

本书分口腔流行病学理论知识和口腔流行病学研究案例分析两篇,共 18 章。理论知识内容包括口腔流行病学的基本概念和方法,口腔健康知识、态度和行为的关系,流行病学调查研究中口腔疾病的评价,口腔流行病学研究模型的应用,口腔健康状况调查和问卷设计,口腔健康相关生存质量评价,口腔流行病学统计方法,系统评价在口腔医学的应用,以及口腔流行病学的新进展等。研究案例则从横断面调查、纵向研究、结构方程模型、随机对照试验、系统评价和龋病风险预测模型构建,分别选择我们已发表的研究案例进行分析解读。

本书从实用角度出发,较全面地介绍了口腔流行病学的知识和国际上的研究进展,希望有助于同行在该领域的应用。本书适合我国高等医学院校师生、口腔公共卫生工作者和临床工作者参考使用。

林焕彩

2022 年 9 月

# 目　　录

## 第一篇　口腔流行病学理论知识

# 第二篇 口腔流行病学研究案例分析

# 第一篇
# 口腔流行病学理论知识

# 第一章　口腔流行病学概述

## 第一节　口腔流行病学的定义及发展

流行病学是一门古老而重要的学科,它曾经并且将继续为人类的健康作出重大贡献。流行病学研究的不是流行病本身,而是疾病的流行。流行病学正被包括口腔医学在内的多门学科普遍而有效地应用。流行病学在口腔医学方面除被应用于龋病、牙周病外,还被广泛应用于其他口腔疾病和口腔健康行为的研究。

### 一、口腔流行病学的定义

目前国际上较通用的流行病学定义为:研究特定人群中与健康有关的状态或事件的分布及决定事件分布的因素,并应用于解决健康问题的一门科学。我国学者提出的流行病学定义为:研究疾病和健康状态在人群中的分布及其影响因素,以及制订和评价预防、控制和消灭疾病及促进健康的策略与措施的科学。

早在流行病学这个学科出现之前,人类就已经开始了流行病学的研究。一个典型的例子是在1854年,英国伦敦霍乱暴发,当时不知道霍乱这种病,也没有流行病学这门学科。John Snow医生根据疾病造成的死亡情况绘制了一张地图,发现大部分死者生活在Broad街一口使用水泵的水井周围,并饮用这口井的水。因此,他推断病原与这口水井有关。停用这口水井后,疾病的流行很快就得到控制。对于流行病学在急性传染病控制方面对人类的贡献,21世纪的一个例子是严重急性呼吸综合征(severe acute respiratory syndrome,SARS)暴发时人们对其进行的流行病学研究,协助人类战胜了这一严重挑战。

虽然在20世纪后期,人们更加关注慢性疾病对人类健康的危害。但是,21世纪以来暴发的严重急性呼吸综合征、禽流感、埃博拉出血热,特别是近年出现的新型冠状病毒肺炎的流行,对人类公共卫生造成了严重冲击,重新引起人们对突发急性传染病的高度关注。

流行病学不仅研究传染性疾病,还研究慢性非传染性疾病,如心脑血管疾病、龋病,对这些疾病的预防和控制同样发挥着极为重要的作用。根据流行病学的定义,可将口腔流行病学定义为:研究口腔疾病和健康状态在人群中的分布及其影响因素,以及制订和评价预防、控制口腔疾病及促进健康的策略与措施的科学。

口腔疾病属于慢性疾病,它之所以成为公共卫生中的主要问题之一,是因为其广泛的流行和高发病率。而且,口腔健康是全身健康不可分割的基本组成部分,科学证据证明了口腔健康与全身健康密切相关。口腔疾病所引起的疼痛、不适、功能受限及其对生活质量的严重影响也必须给予关注。

## 二、口腔流行病学的早期贡献

20世纪后期,龋病在工业化国家得到有效控制,龋病患病率大幅度降低,主要原因就是氟在龋病预防中的应用。而氟与龋病关系的发现正是口腔流行病学研究的贡献。

20世纪初,美国科罗拉多州牙科医生 Frederick McKay 注意到许多患者的牙有不能去除的染色,当地人称之为"科罗拉多染色",这种病症驱使他进行深入调查,调查发现这种情况只发生在当地出生或者年幼时就移民过来的人。1916年,他与 G. V. Black 共同描述了这种病症,并将其称之为斑釉(mottled enamel)。经分析他认为这种病症与水中某种不明成分有关。1931年,美国 Churchill 等以及 Smith 同时分别发现斑釉的病因是饮水中存在过量的氟,并将斑釉称之为氟牙症(dental fluorosis)。McKay 和 Black 的研究发现氟牙症患者发生龋病的概率较小。1933—1945年氟的研究集中于天然水氟浓度与龋病和氟牙症的关系。这一阶段以 Dean 经典流行病学研究为标志,该研究在21个城市进行,被称为二十一城市研究(21 cities study)。Dean 检查了居住于不同天然水氟浓度地区儿童的恒牙,将水氟浓度与龋病和氟牙症患病情况进行比较。结果发现,水氟浓度与氟牙症患病率(以社区氟牙症指数 CFI 表示)呈正相关关系;水氟浓度与龋病患病率(以龋均 DMFT 表示)呈负相关关系;水氟浓度为 1mg/L 左右时,龋病患病率大幅下降,仅约10%的人有轻度或很轻度的氟牙症;水氟浓度超过 1.5mg/L 时,氟牙症患病率迅速上升(图1-1-1)。之后,学术界普遍认为 1mg/L 左右是理想的水氟浓度,并根据各地年平均气温不同,该浓度有所变动。继 Dean 之后,世界其他地方如匈牙利、英国、瑞典等在20世纪50年代也发表了水氟浓度与龋病关系的研究报告。

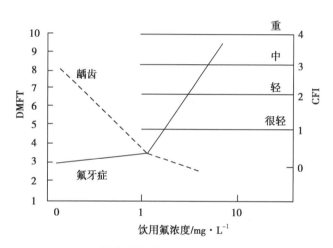

图1-1-1 饮水中氟浓度、龋病和氟牙症的关系

之后,美国和加拿大分别于1945年和1946年开展氟化水的实验性流行病学研究,实验的假设是提高水氟浓度可减少龋病的发生。最早的研究开始于美国密歇根州的 Grand Rapids、伊利诺伊州的 Evanston、纽约州的 Newburgh 和加拿大安大略省的 Brantford。其中,Grand Rapids 和 Evanston 采用试验前后比较分析,Newburgh 和 Brantford 采用对照区比较。十多年的观察发现各个研究人群的龋病大幅下降(降低48%~70%)。同时也发现 1.0mg/L 左右的水氟浓度会使大约12%的儿童有很轻度到轻度的氟牙症。从此,饮水加氟逐渐在世界各地试验和推广。

## 三、流行病学的发展阶段与口腔流行病学

流行病学发展阶段的划分有不同的阐述。Susser 等认为19世纪和20世纪现代流行病学的历史可以大概概括为三个主要阶段。

19世纪中后期被称为流行病学的公共卫生时代。该时代的开启以伦敦 Snow 医师发现霍乱是以被污

染水源为传播途径的一种传染性疾病为标志。其认为污染的土壤、水源和空气是引起疾病的主要原因,通过改善公共设施可促进公民健康,但对疾病病因的探查很有限。这一时期口腔流行病学尚未开启。

19世纪后期至20世纪中期是传染病流行病学的时代。传染病流行病学学说以微生物学理论和科赫法则为基础,认为疾病病因是某种单一微生物导致某种特定疾病,通过分离和培养病损处感染物发现病因,采用抗生素进行治疗,研制疫苗进行预防。在口腔医学方面出现了龋病Miller化学细菌学说。这一时期的流行病学明确了某些疾病的病因,但过于强调微生物学理论,低估了生活方式、行为和社会环境的影响,限制了流行病学的发展。

20世纪中期到20世纪后期,很多急性传染病得到了控制,慢性疾病成为威胁人类健康的主要疾病。世界卫生组织将口腔疾病列为仅次于心血管疾病、癌症之后在世界范围内应重点防治的疾病。慢性疾病流行病学超越传染病流行病学,成为流行病学中最受关注的领域。这一时期的主要观念被比喻为黑箱子(black box),它将许多危险因素与结果相关联,而不认定主导疾病的危险因素。这一时期的流行病学研究主要局限于单一水平,寻找针对个体水平的多种影响因素,分析人群中个体暴露因素与结果的关系,主要通过修饰某些生活方式来预防疾病的发生。例如,分析个体行为因素(如刷牙频率、含氟牙膏使用、饮食习惯、就医行为等)与龋病的关系,然后提出改变个体行为习惯预防龋病的措施。

20世纪后期进入生态流行病学时代(eco-epidemiology era),认为个体水平的危险因素虽然重要,但应该有更广阔更丰富的框架,建议用中国盒子(Chinese boxes)代替黑箱子。中国盒子是一种套叠的盒子,一个盒子里面有多层蜂巢式盒子,可形象地阐明不同等级水平(如宏观水平、个体水平、微观水平)的影响因素与疾病之间的关系。生态流行病学是从机体的不同水平、机体与环境的关系,分析危险因素和结果之间的关系,运用信息和生物医学技术,从宏观至微观的有效水平发现主要因素。在口腔医学方面,近些年来出现了一些基于生态流行病学理论的口腔疾病研究模型。例如Fisher-Owens等于2007年提出影响儿童口腔健康的理论模型。该模型认为个体、家庭及社区三个水平可从社会、环境、心理、行为及生物学等角度对儿童口腔健康产生影响,为儿童口腔健康促进的研究提供了较全面的理论依据。

## 四、世界卫生组织口腔流行病学调查标准的变迁

对人群常见口腔疾病患病状况的掌握是制定口腔健康促进策略的基础。因此,许多国家(地区)会定期或不定期开展口腔健康流行病学调查,这些结果会被世界卫生组织(World Health Organization,WHO)纳入全球口腔健康数据库。为了规范调查方法,采用相同标准,使各个国家(地区)的调查结果在一定程度上可以比较,WHO从1971年开始出版并推荐使用《口腔健康调查基本方法》,迄今已出版了5个版本,现行的版本是2013年出版的第5版。由于口腔医学理论的变化,《口腔健康调查基本方法》中的检查内容、检查方法和检查标准不断变化。例如:在检查内容方面,第5版的口腔检查项目增加了牙酸蚀症、牙外伤;在检查方法方面,从第4版开始,龋病检查使用CPI探针,代替之前版本的尖探针;在检查标准方面,牙周病的检查标准不断变化,第3版是社区牙周治疗需要指数(CPITN),第4版是社区牙周指数(CPI),第5版是改良CPI。

我国于1957年首次制定了口腔疾病流行病学检查标准——《关于龋病、牙周病全国统计调查规定》,

该标准由当时的卫生部医学科学研究委员会龋病、牙周病全国性统计调查委员会制定。1983年,我国开展了第一次全国口腔健康调查,调查对象针对中小学生。之后,分别于1995年、2005年、2015年分别进行了多个年龄组的全国口腔健康流行病学调查。2015年的第四次全国口腔健康流行病学调查覆盖了31个省(区、市)。我国自1983年以来的历次全国口腔健康调查,主要参照当时世界卫生组织推荐的标准进行调查。

## 五、口腔流行病学新进展

随着流行病学和统计理论的发展、生物医学的进步、计算机技术的发展和软件的开发,口腔流行病学也在不断发展。计算机技术的发展和软件的不断开发使复杂的统计分析变得容易,譬如Meta分析、预测模型、大数据挖掘等。分子生物学的进步及其与流行病学的结合促进了分子与遗传流行病学的深入应用。生命历程流行病学理论出现后,口腔疾病的研究引入该理论并对其进行了探索。

人口老龄化已成为许多国家重要的公共卫生问题,随着人们对多种疾病组合状态研究的逐渐深入,WHO于2016年将同时具有多种长期且需要复杂和持续治疗的健康问题定义为共病(multimorbidity)。积极开展老年共病的研究,对缓解由人口老龄化所带来的社会与医疗资源压力有着重要意义。近十几年来,口腔微生物与全身健康的关系成为新的研究热点之一。口腔菌群被认为与心血管疾病、呼吸系统疾病、关节炎、阿尔茨海默病等多种慢性病有关。未来,基于人群队列采集的唾液等生物标本将是深入揭示口腔菌群影响健康机制的重要资源。

近年来,随着健康医疗大数据和高通量组学技术的不断发展,产生了系统流行病学。系统流行病学是现代流行病学的新兴分支,在多水平、多组学上深入研究疾病发生的风险,并进行计算模拟和预警预测,是未来流行病学发展的必然方向。其中,生物样本库(biobank)在系统流行病学的发展中起重要作用。生物样本库是一种集中保存各种人类生物材料,用于疾病的临床治疗和生命科学研究的生物应用系统。目前,欧美发达国家及WHO都已投入大量资金建立大型生物样本库,我国也加大了在生物样本库建设方面的投入,这将为未来开展全组学设计的疾病病因研究创造条件。

近年来,实施性研究备受关注,用于探究如何更实际有效地开展公共卫生干预的研究。其目标是充分认识在现实世界中要实现某一健康目标时,需要开展什么干预,以及干预的预期效果和可能原因,并在实践的过程中寻找改进干预的方法。实施性研究的发展已成为国际趋势,可将医学基础科研和公共卫生实践有机结合起来,能有效促进科研成果及时转化,并推动各项卫生保健政策在不同的环境中持续有效实施。

未来,系统流行病学及实施性研究将成为流行病学发展的重要方向,对于口腔疾病的基础研究及防控实践起着重要的指导作用,一方面在微观上对疾病病因机制进行更深入的研究;另一方面在宏观上推动医学基础科研成果更有效地向公共卫生实践应用转化。与此同时,健康医疗大数据将为上述两种系统提供丰富的数据资源以及广阔的平台,带来全新的机遇,在实现精准预防和健康中国中发挥重大作用。

## 第二节　口腔流行病学的作用

口腔流行病学在口腔医学中的应用广泛,在多个方面发挥重要作用。

1. 描述人群口腔健康和疾病状况的分布　口腔流行病学可通过对某一国家、某一地区或某一人群的某种或多种口腔健康状况进行调查,获得该特定人群口腔疾病的患病情况和分布特点,如获得疾病的患病率以及在不同地区、性别、职业、受教育程度、种族等的分布,从而作出人群口腔健康状况的诊断。我国开展的全国口腔健康流行病学调查,描述了我国人群龋病、牙周病、氟牙症和牙列缺失等的患病情况和特点。

2. 探索口腔疾病的病因及影响因素　横断面分析性流行病学研究难以判别疾病的病因,但可提供一些线索,形成危险因子假设。纵向分析性流行病学研究则有利于进一步的判断。必要时可采用流行病学实验、分子流行病学和遗传流行病学等研究方法,有助于进一步揭示病因。

3. 评价口腔疾病预防方法及效果　一种新的口腔保健和干预措施的产生,需要包括临床和现场试验效果评价在内的一系列研究结果的支持。而一种已被证明有效的措施在新的有着不同社会文化、环境和卫生服务的地区使用时,也需要进行研究,对其效果予以评价。各种社区口腔保健项目的管理也需要效果评价。这些都是口腔流行病学的重要方面。例如,氟化泡沫的出现,在一定程度上是为了代替含氟凝胶,然而它本身的安全性、有效性等需要充分证明,需要开展流行病学实验。

4. 监测口腔疾病流行趋势　口腔疾病的流行受很多因素的影响,包括社会经济环境、卫生保健服务、行为与生活方式等。因此,随着时间推移,人群中口腔疾病的流行情况常会发生变化。通过持续、系统的口腔健康调查和相关信息收集,可以对人群中口腔疾病的变化进行监测。例如美国于 20 世纪 60 年代开始的全国健康和营养调查( national health and nutrition examination survey,NHANES),包括对口腔健康状况等卫生数据进行持续的系统收集、分析和解释,并及时将这些资料反馈到相关部门和个人,以便这些监测资料用于预防和控制疾病。

## 第三节　口腔流行病学研究相关基本概念

### 一、研究人群与参照人群

在流行病学研究中,确定研究人群(study population)是一个重要的步骤。在一项研究开始筹划的早期阶段,就要考虑好选取什么样的人群作为研究人群,例如随机的路人、到医院就诊的患者、幼儿园里的儿童、居民区的老人等。调查者选取研究人群时,需要考虑选取的人群是否可以达到研究的目的,并且具有可操作性。研究人群中的每一个个体,在随机抽样中都应有机会被抽中为调查对象,否则,说明抽样方法没有做到完全随机。如果研究对象是采用抽样方法获得,那么研究人群就是这个样本的母体。

一项流行病学研究获得的结果仅对这个研究人群有效,或者说仅能代表这个人群的情况。例如,研究广州市 12 岁儿童龋病患病率,经过随机抽样获得一个有代表性的样本,那么龋病患病率＝龋病患病人数/

样本总人数×100%。这个患病率代表了广州市 12 岁年龄组的情况。同时,也可以作为与广州市地理和经济条件类似的地区该年龄组龋病患病率水平的参考值,这个扩大了的人群称为参照人群(reference population)。

## 二、变量及分类

被测量的特征称为变量(variable)。变量可以是计量资料(如失牙数、年收入),也可以是计数资料(如性别、是否患某种病),或者介于上述两者之间的等级资料(如菌斑指数)。当两个变量互相之间有因果关系时,可分别称之为自变量(independent variable)和因变量(dependent variable)。例如分析刷牙频率与菌斑指数关系时,刷牙频率可作为自变量,菌斑指数是因变量。研究者正是依靠对这些变量的测量来回答所研究的问题。

选取什么变量或者指数进行研究,取决于研究的目的。研究目的中常常会提到关键的变量。研究目的越复杂,需要考查的变量就越多。也可能有一些变量不是直接的研究目的,但在研究的过程中需要被测量。所以,在选择需要纳入的变量时,应该列出所有已知的与研究目的相关的变量和一些可能会影响结果的变量,再依次考虑每个变量。

## 三、危险指标与危险因素

疾病发病相关因素包括危险因素(risk factor)和危险指标(risk indicator)。危险因素是指经时间序列,一般指纵向研究所证实的环境、行为或生物因素。如果该因素出现会直接增加疾病发生概率,反之不出现或移除则降低发生概率,则它是原因链的一部分,或者能使宿主暴露到原因链上。一旦疾病发生,移除危险因素并不能使疾病痊愈。这说明危险因素暴露的时间序列是先于疾病发生,是病因链的一部分,不仅与疾病将来进展,而且与疾病起始有关。同时,一般认为危险因素是可以被修正的。危险指标是指在横断面调查中发现的与疾病有关的暴露因素。由于它的资料收集与疾病结果收集是同一时间,无法确定与时间序列的相关性,但它也可能是危险因素。

## 四、信度与效度

### (一) 信度

信度又称可靠性(reliability)或可重复性(reproducibility),是指信息的稳定性和一致性,即多次对同一信息进行测量时能否得到相同或近似的结果。信度检测包括百分符合率、相关分析、Kappa 值等统计方法。其中,Kappa 值较可靠,是目前使用最多的检测方法,它可将一致性的实际测定与统计学上认为是偶然出现的一致性程度联系起来。Kappa 值可从任何负值至 1。Kappa 值为 0 表明所得结果是随机的,没有任何一致性和可重复性。Kappa 值为负值表示一致性比随机结果还差。Kappa 值为 0.4 以下均为不及格,0.41~0.60 为中等,0.61～0.80 为优,0.81 以上为完全可靠。对于等级资料(如 CPI),可计算加权 Kappa 值。

临床检查的信度包括检查者自身的信度(intra-examiner reliability)和有多位检查者时检查者之间的信

度（inter-examiner reliability）。检查者自身的信度就是同一检查者在相隔一定时间对相同患者进行检查，依据结果计算其信度。检查者之间的信度是不同的检查者对相同患者进行交叉检查，依据结果计算其信度。一般情况下，检查者自身比检查者之间较易取得一致的结果。不同疾病状况的检查取得一致结果的难易程度也不一样，例如，失牙的检查容易取得一致的结果，牙周袋深度的检查较难取得一致的结果。

现场调查前通常需要对检查者进行培训，对检查标准进行校准（calibration），并进行一致性检验。一致性检验包括检查者与参考检查者（该领域专家）的一致性检验和检查者之间的一致性检验。值得注意的是，对某一种疾病或状况所做的一致性检验结果只代表这种疾病或状况检查的信度，而与其他疾病或状况无关。例如，龋病一致性检验的结果只代表龋病检查的信度，而不能代表牙周疾病等其他疾病检查的信度。因此，当调查多种疾病或状况时，应分别计算各类检查的一致性检验结果。

### （二）效度

效度也称为真实性（validity），也就是测量结果能否反映事物的真实情况，测量结果越接近事物的真实情况，则效度越高。

在流行病学研究中，无论采用哪种研究方法，都必须考虑能否得到正确的结果和结论，在研究中应尽量保证研究结果与客观事实的一致性。但是由于各种因素的影响，对事物某一特征的测量值往往会偏离真实值，这就是误差（error）。误差包括随机误差和系统误差。随机误差又称抽样误差，它总会存在，但可以通过合理的设计、正确的抽样等使之减小。系统误差又称偏倚（bias），是在流行病学研究中样本人群所测得的某变量值系统地偏离了研究人群中该变量的真实值。研究对象选择不当、测量仪器或器械不准确等均可导致这样的误差。重复做实验以及增加样本量并不能减小系统误差，只有研究人员在拟订研究计划、选择研究对象、获取信息和资料分析等方面严加注意，才可防止偏倚或将其减小到最低限度。

一项流行病学研究除了研究的意义、创新性，影响研究质量很重要的因素就是所收集数据的信度和效度。信度低的数据肯定是不好的数据，但是，信度高的数据不一定就是好的数据，因为有可能效度不高。信度和效度都高的数据才是好的数据（图1-3-1）。

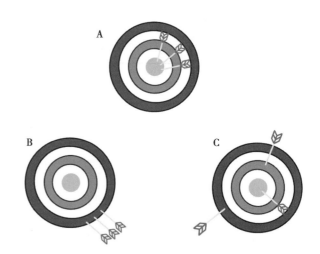

图1-3-1 信度与效度示意图，靶心代表事物的真实情况，每支飞镖的击中点代表每次测量
A.信度和效度都高 B.信度高，效度不高 C.信度和效度都不高

（林焕彩）

## 参 考 文 献

1. 林焕彩,卢展民,杨军英. 口腔流行病学. 广州:广东人民出版社,2005.

2. 杨淞淳,吕筠,李立明. 流行病学研究新进展. 中华流行病学杂志,2020,41（1）:1-2.

3. NICOLAU B,THOMSON W M,STEELE J G,et al. Life-course epidemiology:concepts and theoretical models and its relevance to chronic oral conditions. Community Dent Oral Epidemiol,2007,35(4):241-249.

4. SUSSER M,SUSSER E. Choosing a future for epidemiology:Ⅰ. Eras and paradigms. Am J Public Health,1996,86(5):668-673.

5. SUSSER M,SUSSER E. Choosing a future for epidemiology:Ⅱ. From black box to Chinese boxes and ecoepidemiology. Am J Public Health,1996,86(5):674-677.

6. FISHER-OWENS S A,GANSKY S A,PLATT L J,et al. Influences on children's oral health:a conceptual model. Pediatrics,2007,120(3):e510-e520.

7. SCHEPICI G,SILVESTRO S,TRUBIANI O,et al. Salivary Biomarkers:Future Approaches for Early Diagnosis of Neurodegenerative Diseases. Brain Sciences,2020,10(4):245.

8. RISTEVSKI B,CHEN M. Big Data Analytics in Medicine and Healthcare. J Integr Bioinform,2018,15(3):20170030.

9. EHRENSTEIN V,NIELSEN H,PEDERSEN A B,et al. Clinical epidemiology in the era of big data:new opportunities,familiar challenges. Clin Epidemiol,2017,9:245-250.

10. HIPPISLEY-COX J,COUPLAND C,BRINDLE P. Development and validation of QRISK3 risk prediction algorithms to estimate future risk of cardiovascular disease:prospective cohort study. BMJ,2017,357:j2099.

11. SULTAN A A,WEST J,GRAINGE M J,et al. Development and validation of risk prediction model for venous thromboembolism in postpartum women:multinational cohort study. BMJ,2016,355:i6253.

12. DE R,BUSH W S,MOORE J H. Bioinformatics challenges in genome-wide association studies(GWAS). Methods Mol Biol,2014,1168:63-81.

13. NICOLAU B,THOMSON W M,STEELE J G,et al. Life-course epidemiology:concepts and theoretical models and its relevance to chronic oral conditions. Community Dent Oral Epidemiol,2007,35(4):241-249.

14. ZHOU Y,YANG J Y,LO E C M,et al. The Contribution of Life Course Determinants to Early Childhood Caries:A 2-Year Cohort Study. Caries Research,2012,46(2):87-94.

15. QIU R M,LO E C,ZHI Q H,et al. Factors related to children's caries:a structural equation modeling approach. BMC Public Health,2014,14:1071.

16. THEOBALD S,BRANDES N,GYAPONG M,et al. Implementation research:new imperatives and opportunities in global health. Lancet,2018,392(10160):2214-2228.

17. World Health Organization. The Second ten years of the World Health Organization 1958-1967. Geneva:World Health Organization,1968.

# 第二章 口腔流行病学基本研究方法

口腔流行病学是临床口腔医学和流行病学相结合的一门学科,其基本的研究方法包括描述性流行病学、分析性流行病学和实验性流行病学。

## 第一节 描述性流行病学

描述性流行病学(descriptive epidemiology)也称描述性研究(descriptive study),是指通过客观调查或常规资料详细记录所获得的资料,按照时间、地点以及人群的各种特征(如年龄、性别、种族、职业等)描述该人群中疾病或健康状况分布的特点以及发生、发展规律,同时也可以探讨疾病的病因,为预防和控制疾病提供依据。描述性流行病学研究方法主要有以下几种。

### 一、现况研究

现况研究也称横断面研究(cross-sectional study),是描述性流行病学中常用的一种研究方法,主要通过普查或抽样调查的方法,收集某一特定时间(较短的时间)目标人群中某种疾病、健康状况及相关因素的资料,并对资料的分布特征进行描述。

**(一)现况研究的目的**

1. 为病因的研究提供线索 现况研究可以将收集的资料按照某种特征进行分组,比较组间某种疾病和这种分组特征之间的关系。例如通过现况研究发现氟牙症和氟水浓度有密切关联,提示高浓度氟化物可能是氟牙症的病因,之后又经过一系列的实验室和分析性流行病学研究证实了这一推测。

2. 了解疾病患病情况和分布特点,为制定疾病预防措施提供依据 对全国性或地区性龋病、牙周病等口腔常见疾病的调查和相关因素的现况研究能获得特定时间横断面上的描述性资料,这些资料可以使国家或地区卫生部门了解该疾病或该因素的分布状况,从而制定相应的防治政策。

3. 及时发现患者 对普通人群进行现况研究,可及时发现可能患有某种疾病的人。例如2019年底暴发的新型冠状病毒肺炎,可通过对全民进行新型冠状病毒核酸检测,及时发现其中的无症状感染患者,使患者能得到早期隔离治疗。

**(二)现况研究的方法**

现况研究的方法主要有普查和抽样调查。

1. 普查 普查(census)是对统计总体中所有个体进行调查以收集统计资料的研究方法,即在特定时间内,对特定范围内人群中的每一位个体进行调查。普查的优点在于能发现调查人群中的所有病例并给予及时治疗。但是由于普查涉及面广,需要耗费大量的人力、物力和财力。普查虽然没有抽样误差,但是需要大量的研究成员参与,对研究的质量监控较难,研究产生的系统误差可能会超过抽样误差,造成获得的信息资料不准确。因此如果不是特殊需要,流行病学研究一般采用抽样调查的方法。

2. 抽样调查　抽样调查(sampling survey)是从目标地区总体人群中,按照统计学的概率从总体中随机抽取部分人作为调查对象进行调查。被抽到的人群称为样本人群。通过样本人群的调查结果可推断总体人群的患病情况。因此抽样调查成功的关键在于样本的代表性,而随机抽样和样本含量是保证样本具有代表性的最重要的两个基本原则。抽样调查节省时间、人力和物力,是流行病学中常用的方法。抽样方法详见第三章。

捷径调查(pathfinder survey)是一种抽样调查方法,为 WHO 所推荐,其目的是可以在较短的时间内了解一个国家、地区人群的口腔健康状况。WHO 根据口腔疾病的患病特点,将口腔健康调查对象限于 5 岁、12 岁、15 岁、35~44 岁、65~74 岁等指数年龄组。这种方法经济实用,同时节省人力和物力。

## 二、随访研究

随访研究(follow-up study)又称跟踪研究,其可通过对某一组人群的定期随访,研究疾病或健康状况随着时间推移的自然动态变化过程。随访研究可用于对疾病的动态监测,研究疾病的自然史。随访研究可对研究对象进行多次现况研究,根据研究内容确定随访时间间隔。如果研究对象能够按照暴露因素分组,就构成队列研究。单纯的随访研究是指无法或不特意按照暴露因素分组的定期随访研究。

## 三、病例报告

病例报告(case report)是主要针对单个病例、罕见病例、少数病例或新发病例进行详细的临床报告,为临床医生对疾病的认识,包括临床表现、诊断和治疗等提供有价值的参考资料。病例报告已经成为医学论文期刊的一种常见论文体裁,虽然证据级别不高,但是对临床医生而言,却有着极为特殊的临床应用价值。

病例报告的重点在于病例的收集,收集的内容应该全面且规范,包括人口统计学资料、主诉、现病史、既往史、家族史、体格检查、临床表现、影像学资料、实验室检查、诊断、治疗方案和过程、疗效评估以及预后观察等。

## 四、病例系列分析

病例系列分析(case series analysis)是指在相对短的时间内,对一组相同疾病的临床资料进行收集、归纳、整理和统计分析,以得出有价值的临床结论。病例系列分析主要用于分析某种疾病的临床表现特征,评价治疗措施的效果。

病例系列分析可以采用回顾性和前瞻性方法收集资料,特别是前瞻性调查目的明确,临床资料收集详尽,结论更具有科学性和可靠性。不过由于研究缺少对照组,临床医生应该谨慎对待病例系列分析得出的结论。

## 五、常规资料分析

常规资料分析(routine data sets analysis)也称历史资料分析,是一种回顾性研究,在开展研究前,研究资料就已经存在,包括病史记录、疾病监测记录等,研究者对这些资料进行统计分析并获得结果。

# 第二节　分析性流行病学

分析性流行病学(analytical epidemiology)是先提出病因假设或影响因素,然后在选择的人群中探索这些影响因素与疾病或者健康状况之间有无关联的一种研究方法。验证病因假设和评估影响因素与疾病的关联程度是其主要目的。分析性流行病学主要包括病例对照研究和队列研究。

## 一、病例对照研究

病例对照研究(case-control study)是指从研究人群中选择患有某种特定疾病的对象作为病例组,将不患有某种特定疾病的对象作为对照组,分别调查其既往暴露于某危险因素的历史,比较两组的暴露比例或水平,以判断此暴露因素与研究的疾病发生有无关联及关联的强度。这里的暴露因素(exposure factor)是指观察对象过往接触过某些因素或具有某些特征,如饮用高氟水源,接受放疗、化疗,接触过某种化学物质等,或者具备年龄、性别、种族或职业等特征。如果病例组暴露史的比例和暴露程度在统计学意义上显著高于对照组,就可以认为这种暴露因素和疾病存在关联。这种研究方法是通过观察病例组和对照组过去的暴露情况,追溯疾病的病因,是一种由果到因的回顾性研究。

### (一)病例对照研究的用途和目的

1. 探索疾病病因或影响因素　在病因不明的阶段,可广泛筛选与疾病相关的影响因素。

2. 检验病因假设　用于初步检验描述性研究提出的病因假设,为进一步进行前瞻性和实验性研究提供明确的病因线索。

3. 探讨影响疾病预后的因素　按照不同的预后结局分成病例组和对照组,如死亡与痊愈、失败与成功等,评价导致不同预后结局的各种因素。如根据根管治疗后是否发生根尖周炎为结局,分成病例组和对照组,可以探讨根管预备、根管冲洗液、根管充填等因素对预后的影响。

### (二)病例对照研究的类型

病例对照的研究类型可分为非匹配病例对照研究和匹配病例对照研究。

1. 非匹配病例对照研究　所选择的病例组和对照组病例数量不需成严格的比例关系,但对照组的病例数量应等于或大于病例组。

2. 匹配病例对照研究　所选择的病例组和对照组在某些因素或特征上保持一致。匹配的目的是控制混杂因素,提高研究的效率。例如选择性别作为匹配变量,则要求选择的两组病例性别均衡。

根据匹配的方式,又分为成组匹配和个体匹配。成组匹配也称频数匹配,指对照组具有某些因素或特征者所占的比例与病例组一致或接近。个体匹配指以个体为单位,使病例组和对照组在某些因素或特征方面保持一致或接近。1 个病例可以匹配 1 名以上的对照者,一般不超过 4 名对照者为宜。

选择对照的原则包括:①对照组必须采用与病例组相同的诊断标准,确保不患所研究的疾病;②对照组应该来自产生病例的源人群;③对照组与病例组有可比性。

**(三) 病例对照研究的优点和局限性**

1. 病例对照研究的优点　研究对象数量较少,观察时间短,易于组织实施;可同时研究多个影响因素;适用于原因未明疾病的研究;特别适用于罕见病和病程较长的慢性疾病;无伦理问题。

2. 病例对照研究的局限性　研究结果容易产生偏倚,如选择性偏倚和回忆性偏倚;较难选择合适的对照组;无法计算发病率和相对危险度(RR);不能直接推断疾病与影响因素之间的因果关联。

## 二、队列研究

队列研究(cohort study)也称群组研究、定群研究,属于前瞻性研究,是将某一特定人群按其是否暴露于某可疑因素分为暴露组和非暴露组,或根据暴露程度不同分为不同亚组,追踪观察两组或多组的结局(如疾病)发生情况并比较其结局的差异,从而判定暴露因素与结局之间有无关联及关联程度大小的一种研究方法。

**(一) 队列研究的用途和目的**

1. 检验疾病病因的假设　队列研究具有较强的检验病因假设的能力,是一种由因寻果的观察性研究,因此它的主要目的是评价某种因素与某种疾病或者多种疾病的关联。例如,在研究牙周炎是否与冠心病发生有关联的同时,还可以研究牙周炎是否与糖尿病和阿尔茨海默病的发生有关联。

2. 描述疾病自然进展史　队列研究是在疾病出现之前分组随访,观察人群从暴露于某种因素到发生疾病以及各种结局的全貌,认识疾病流行的基本特征。这些信息对临床医生对疾病正确诊断和治疗至关重要。从宏观方面来讲,这些重要信息也有助于为合理制定疾病的防治对策及措施提供科学依据。

**(二) 队列研究的类型**

队列研究可分为前瞻性队列研究、历史性队列研究和双向性队列研究。

1. 前瞻性队列研究　前瞻性队列研究(prospective cohort study)又称同时性队列研究(concurrent cohort study),该研究的特定人群在研究开始前暴露因素就已经存在,但此时疾病的结局尚未发生,经过追踪随访观察一段时间后,比较暴露组和非暴露组之间目标疾病发生率的差异,以确定暴露因素和疾病的关系。

2. 历史性队列研究　历史性队列研究(historical cohort study)又称非同时性队列研究(non-concurrent cohort study)或者回顾性队列研究(retrospective cohort study),研究开始时已经从历史资料中获得暴露因素和每位研究对象的结局,按照某个特定群体分为暴露组和非暴露组,调查两组人群暴露因素和疾病的关系。

3. 双向性队列研究　双向性队列研究(bidirectional cohort study)是历史性队列研究和前瞻性队列研究的结合。针对某些慢性疾病,有时历史资料积累的时间较短,不能满足研究的要求,需要继续前瞻性观察一段时间以满足研究的需要,称为双向性队列研究,又称混合性队列研究。

### （三）队列研究的优点和局限性

1. 队列研究的优点　有较强的因果逻辑论证关系,研究结果可信度较高;可计算疾病的发病率,且可同时观察疾病的多种结局;获得较明确的危险因素后,能进一步验证假设;无伦理问题。

2. 队列研究的局限性　研究需要较长的随访时间,在追踪观察期间,样本容易发生失访偏倚;需要耗费大量的人力、财力;研究设计复杂,管理和实施较难;不适合研究发病率过低的疾病。

## 第三节　实验性流行病学

实验性流行病学(experimental epidemiology)也称流行病学实验(epidemiological experiment),是指以人群为研究对象,将研究人群随机分为试验组和对照组,试验组施加某种干预措施,对照组不施加该干预措施,随访观察一段时间,比较组间人群的结局,从而评价干预效果的一种前瞻性研究。实验性流行病学具有一些共同的特征,根据研究场所,分为临床试验和现场试验两类。

### 一、实验性流行病学的基本特征

标准的实验性流行病学应该具有 5 个基本特征,包括随机分组、平行对照、盲法、实施干预措施和前瞻性研究。

#### （一）随机分组

任何试验都应该遵从随机化原则,随机化是临床科研的重要方法。根据试验要求,可以设计两个或者多个比较组。随机分组能保证研究对象有同等机会进入试验组或对照组,接受相应的试验处理,其目的是使所有与结局有关的影响特征(包括已知的或未知的影响因素)基本一致,消除混杂因素,减少选择偏倚,增强组间的均衡可比性。

常用的随机分组通常有以下几种:

1. 简单随机化(simple randomization)　可以采用抛硬币法、抽签、查随机数字表,或者使用统计软件的方法。其中,最为常用的是使用随机数字表所产生的随机数字。例如根据获得的随机数字,将偶数作为试验组,奇数作为对照组。该方法简单易行,但是由于随机数字表产生的奇数和偶数的比例不同,因此在研究样本数较少的情况下,可能会出现一组样本人数明显多于另一组,造成分组失败或者后续的统计学分析困难。

2. 区组随机化(block randomization)　为避免两组间样本人数差异过大,可以使用区组随机化方法进行随机分组。将研究对象分为例数相同的若干区组,然后在每个区组内进行随机分组,最后研究对象按照进入试验的时间顺序,随机被分配到每一区组内。

3. 分层随机化(stratified randomization)　在研究分组中,可能存在对预后造成影响的重要因素在两组分布不均的情况,那么就可以把对预后有明显影响的因素(年龄、性别、病情严重程度、有无合并症或危险因素等)作为分层变量,在每层内将患者随机分配到试验组和对照组。这样可增强研究的科学性,保证在随机对照研究中获得更加科学可靠的结果。

例如:在研究抗牙本质敏感牙膏对牙本质敏感症效果的研究中,研究开始时患者的 Schiff 指数是一个十分重要的预后因素。为使两组中患者牙本质敏感症的严重程度一致,可用 Schiff 指数分级作为分层因素,分为 Schiff 指数计分为 3 和 Schiff 指数计分为 2 的两层。如第一个患者 Schiff 指数计分为 3,则进入第一层;第二个患者 Schiff 指数计分为 2,则进入第二层。然后根据上述随机方法顺序进入试验组或对照组。分层过多常常会导致研究设计烦琐,统计分析困难,因此一般最多分三层。

**(二)平行对照**

临床试验的目的是评价某种药物或治疗措施的疗效,必须设立对照组,平行随访的对照组是最佳的研究设计。因为受试者在临床治疗中所获得的疗效可能由干预措施引起,也可能是非干预措施如心理因素、休息、疾病或症状自愈等造成。

对照组的类型主要有以下几种:

1. 空白对照(blank control)　对照组不给予任何处理措施,在自然状态下随访观察。这种对照可以观察某种干预措施的真实治疗效果,但是基于目前的伦理学考虑,临床研究对于临床患者不施加任何措施是不符合伦理要求的,因此该类研究设计目前较少使用。

2. 安慰剂对照(placebo control)　安慰剂是一种伪药物,其外形、颜色、口味、重量、大小与试验药物相近,但是不含试验药物的有效成分。例如:研究抗牙本质敏感牙膏对牙本质敏感症的作用时,安慰剂牙膏除了不含抗敏感药物成分,其他成分和产品包装与试验组完全相同,但该对照也存在伦理问题。

3. 阳性对照(positive control)　也称为标准疗法对照,即以常规方法或现有的公认较好的标准方法作为对照组,评价新方法与现有治疗方法之间疗效的差异。该对照不存在伦理争议,使用较为广泛。

**(三)盲法**

盲法设计是为了消除临床试验中研究者和受试者主观因素产生的偏倚影响,主要有以下几类:

1. 单盲(single blind)　单盲指研究者不设盲,受试者设盲,受试者不知道试验产品和对照产品。单盲法不能排除医护人员的主观偏倚,但可以最大限度保障受试者安全。

2. 双盲(double blind)　双盲法研究的前提是能够获得外观、气味等无区别的两种产品或药物,观察者和受试者均不知道试验分组情况和接受治疗的具体措施。

3. 三盲(triple blind)　所有研究人员(包括观察者、资料分析人员)都不知道受试者的分组和具体干预措施,完全避免主观因素对研究结果造成的偏倚。

**(四)实施干预措施**

实施干预措施是临床试验最重要的特征,干预措施包括新药、新的产品或仪器、新的诊断技术或新的预防方法,也可以是对疾病结局有重要影响的危险因素,例如:吃糖的频率是龋病发生的危险因素,减少吃糖的频率就是一种干预措施。

**(五)前瞻性研究**

实验性流行病学必须是前瞻性研究,以保证收集信息资料的真实性,不能采用历史记录等其他方法或者信息资料。

## 二、临床试验

临床试验(clinical trail)是临床医学中最常用的研究方法,是以人体为研究对象,以医院或其他医疗环境为研究场所,评价诊断技术、治疗方法和措施的临床效果。其在口腔领域中的应用也非常广泛,在研究设计方面应以《赫尔辛基宣言》作为伦理标准和临床试验的基础。口腔领域中临床试验应用于许多方面,例如:控制菌斑和牙龈炎的产品的临床试验、抗牙本质敏感的临床试验、种植体的临床试验、根管治疗领域的临床试验和口腔治疗药物的临床试验等。临床试验的类型主要有以下几种:

1. 随机对照临床试验(randomized controlled clinical trail)　指在知情同意条件下,根据纳入和排除标准筛选得到合格的研究对象,随机分成试验组和对照组,试验组给予某种干预措施,对照组不给予干预措施或者给予对照措施,随访观察一段时间后,比较各组临床观察疗效的差别,评价临床干预效果的一种前瞻性研究方法。随机对照临床试验受偏倚因素影响较小,研究结果的真实性和可靠性较高,是目前各种临床试验中科学性最强的一种研究方法。

2. 同期非随机对照试验(concurrent non-randomized controlled trial)　指以一个家庭、一个车间、一所学校、一个病区等作为试验的一个观察单位,每个单独的观察单位由研究者分配到试验组和对照组,分别接受不同的治疗措施。例如:评价口腔健康促进对龋病预防的作用,以一所学校为观察单位,选择同期非随机对照试验就比较合适,可以指定一所学校为试验组,另一所学校为对照组。如果不采取这种方法,那么具体实施时可行性差,而且沾染和干扰也是不可避免的,从而影响研究结果的可靠性。

3. 历史对照临床试验(historical controlled clinical trial)　指将历史上做过的同类患者的临床试验结果作为对照组,现在进行的临床试验只设立试验组,以评价某种新药或者新技术的效果。该方法是非随机、非同期的对照试验,可能存在组间差异,但是可以避免伦理方面的争议。

4. 自身对照临床试验(self-controlled clinical trial)　指不设立单独对照组,观察同一组研究对象试验前后评价指标的差异。自身对照消除了个体差异对研究结果的影响,同时能减少一半的样本量,适用于病程较长且病情较为稳定的疾病。口腔科、皮肤科、眼科也存在一种特殊的自身对照。例如:窝沟封闭防龋的研究就可以采用自身对照,一侧牙进行窝沟封闭,另一侧牙给予对照措施以观察疗效。

5. 交叉设计临床试验(cross-design clinical trial)　指将研究对象随机分为试验组和对照组,观察一个疗程后,洗脱一段时间,然后两组交换处理措施,再观察一个疗程后比较干预措施的疗效。从试验原理上来说,交叉设计既有同期随机对照,又有自身对照,是最为规范和严谨的研究设计,但仅适用于病程较长和干预效果持续时间较短的临床试验。

6. 单病例随机对照试验(number of one randomized trial, N-of-1 RCT)　是以患者自身作为对照,根据疾病特点设置 3 个周期或以上的试验。随机分配的对象不是患者,而是所使用的各种药物,通过随机的方法确定各组药物的使用顺序,得出一种药物的试验结果后,经过洗脱期再进行另一种药物的研究,最后进行统计学分析,得出最终结论。单病例随机对照试验主要适用于病情相对稳定的慢性疾病,治疗药物能快速起效。

## 三、现场试验

根据研究对象的基本单位,现场试验(field trial)可分为社区试验和个体试验。

1. 社区试验(community trial)　指以社区为研究单位开展的干预性试验。社区的概念包括整个居民社区、某家工厂、某所学校或幼儿园,也可以是学校的某个班级、工厂的某个车间等,试验组给予某种干预措施,对照组不给予该措施,前瞻性观察两组人群疾病发生的情况,评价干预措施的效果。例如:某研究评价氟化食盐预防老年人根面龋的效果,可以将养老院作为研究单位分为试验组和对照组,随访 2 年后,评价氟化食盐对老年人根面龋的预防效果。

2. 个体试验(individual trial)　指以个体为单位随机施加干预措施,随机分配到试验组的个体均给予干预措施,分配到对照组的个体不给予干预措施或者施加对照措施,随访观察,评价干预措施的效果。例如:如果研究某疫苗对龋病的预防作用,就可以在某个社区以个体为单位随机分成试验组和对照组。

虽然现场试验和队列研究有相似之处,但是在研究方法上有本质的区别。例如:现场试验需要对研究对象施加干预措施,队列研究不采取任何干预措施;现场试验需要将研究对象随机化分组,而队列研究是按照研究对象原有的暴露因素分组。现场试验是在严格控制试验条件下进行的,避免了队列研究无法排除的混杂因素,和队列研究相比,其研究因果假设的能力更强。

（台保军　江　汉）

## 参 考 文 献

1. 傅华. 预防医学. 7 版. 北京:人民卫生出版社,2018.

2. 冯希平. 口腔预防医学. 7 版. 北京:人民卫生出版社,2020.

3. 孙颖浩,贺佳. 临床研究设计与实践. 北京:人民卫生出版社,2017.

# 第三章　抽样方法和样本量的计算

## 第一节　调查研究的样本抽样

在进行科学研究时,往往要面对庞大、复杂的研究对象,但是实际实施时,往往不方便、不必要,也不可能调查每一名研究对象。比如,要了解中国人群的牙周健康情况,不会真的调查全国所有人,而是从中抽取一部分人进行调查,通过对样本进行调查,推断总体的情况。抽样过程就是实现由部分认识总体的必要手段。

目前绝大多数的科学研究是在被研究的总体中抽取一定数量的样本来进行调查研究,这就涉及样本抽样。样本抽取的好坏直接关系到抽取的样本是否能够代表研究总体,因此,有人把样本抽样称作"数据统计质量的灵魂"。

### 一、抽样原则

1. 随机性　随机性指在抽样时,总体中的每一个个体是否被抽取,并不由研究者主观决定,而是每个个体按照概率原理被抽取的可能性是均等的。样本抽样应该做到随机性,目的是减少由于抽样导致的随机误差。抽样的随机性对于科学研究会产生重要影响,非随机抽样很难保证研究质量和结果的真实性。

2. 可实施性　实际开展调查研究时,在某些情况下,因受到条件限制,不能做到完全随机,也可以采取限制某些条件,有条件地应用非随机方法。例如,对于发病率非常低的疾病,新发、突发疾病,可以在限定地区,在严格控制纳入标准和排除标准的情况下,非随机抽取样本开展调查研究。

### 二、抽样方法

#### (一) 随机抽样

随机抽样又称概率抽样,包括简单随机抽样、系统抽样、分层抽样、整群抽样等。

1. 简单随机抽样　简单随机抽样是最基本的抽样方法,也是其他抽样方法的基础。简单随机抽样原理简单,最能体现随机抽样的原则。简单随机抽样能够保证总体中的每一个个体都有同等的机会被作为样本。

常用的抽取方法有随机数字法。例如:拟抽样调查某学校 12 岁儿童患龋率。经了解,该学校共有 12 岁学生 200 名。经计算,最小调查样本为 50 人。那么,实际抽样时,将全校 200 名儿童作为一个抽样总体,分别编号为 1~200 号,采用随机数字法抽取出 50 个随机数字,对应的 50 名儿童即调查样本。该方法能够保证每一名学生被抽取的概率是完全相同的。

简单随机抽样适用于较小范围的调查。其缺点为当总体较大时,难以将总体中的个体一一进行编号,且抽取的样本高度分散,不容易组织实施。

2. 系统抽样 系统抽样又叫机械抽样、等距抽样。这种抽样方法和简单随机抽样的区别在于,系统抽样是先将个体排序,然后根据总体和样本量计算抽样距离,按照抽样距离自动抽取样本。例如:拟调查某学校 12 岁儿童的患龋率。经了解,该学校共有 12 岁学生 1 000 名。经计算,最小调查样本为 100 人。实际抽样时,先将学生按照出生日期进行编号,第一个样本采用简单随机抽样方法产生(假设是 6),抽样距离 = 1 000/100 = 10,那么,编号为 6、16、26……的样本就被顺序抽取出来。

一般来讲,系统抽样比简单随机抽样更加简便易行,节省时间,也具有良好的样本代表性。但需要注意,系统抽样的间隔接近总体中个体类别分布的间隔时,或者总体中的观察单位按照顺序有周期性增加或减少的趋势时,常常产生周期性偏差。

3. 分层抽样 将总体中的所有个体按照某种特征(如城乡、性别、经济状况)分成若干类型,再在每个类型中分别抽取子样本,然后将子样本合并起来构成总样本,这种方法叫分层抽样(图 3-1-1)。分层抽样一般要满足每层内部同质性强,不同层之间异质性强的特征。

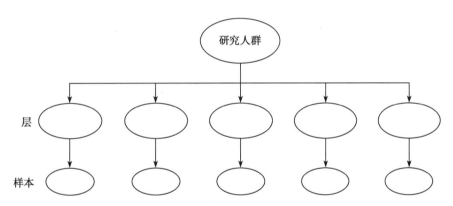

图 3-1-1 分层抽样示意图

例如:拟调查某学校 12 岁儿童的患龋率。经了解,该学校共有 12 岁学生 1 000 名,其中男生 500 名,女生 500 名。经计算,最小调查样本为 100 人。实际抽样时,由于既往研究结果发现不同性别儿童患龋率有明显差异,于是首先将研究个体分为男生、女生两层,再在男生层和女生层分别抽取一定样本,最后合并成 100 人的总样本。

分层抽样中涉及比例问题。分层抽样的方式分为等比例抽样和非等比例抽样。等比例抽样是指各层中抽取的个体比例与该层在总体中所占的比例相同。如:在总体中,男生:女生为 3∶1,那么在抽样时,抽取的男生与女生比例也是 3∶1,也就是说大层多抽,小层少抽。非等比例抽样则不同,比如总体中男生:女生为 3∶1,但在抽样时,实际抽取的男生数量和女生数量一样多。

分层抽样的优点是样本具有较好的代表性,抽样误差比较小。各层内部还可以采取不同的抽样方式,比较灵活。统计分析的层次比较丰富,既可以对不同层内部特征进行分析,也可以分析不同层之间的差异。但需要注意,分层变量的选取要合适,层间变异应较大,如果层间变异较小,则失去了分层的意义。

4. 整群抽样 整群抽样是以群为基本单位的抽样方法。先将总体分成若干群,从总体中随机抽取若干群,然后对所抽群中的所有个体进行调查(图3-1-2)。群可以根据调查需要界定,如可以是一个乡镇、一个班级等。各群之间人数差距不宜过大,可以通过拆分过大的群或者合并过小的群来进行调整。

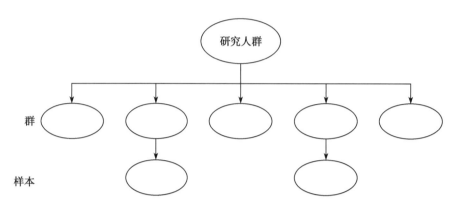

**图 3-1-2 整群抽样示意图**

整群抽样要求群之间的差异小,而群内的差异可以很大。这与分层抽样有所不同,分层抽样要求子群体也就是层之间的差异大,而子群体内部差异小。

例如:拟调查某学校12岁儿童的患龋率。经了解,该学校共有12岁学生1 000名,分布在20个班级。经计算,最小调查样本量为100人。实际工作中,了解到20个班级中学生的患龋率或影响因素(性别、经济状况等)分布是均匀一致的,并无明显差异。因此在抽样时,不采取直接从1 000人中抽取100人的简单随机抽样方式,而是在全校20个班级中,随机抽取出2个班级,然后对这2个班级的全部同学进行调查,这就是典型的整群抽样方法。

整群抽样的优点是便于组织,节约调查成本。缺点是当样本量一定时,抽样误差比较大。

5. 多阶段抽样 多阶段抽样是将抽样过程分为若干个阶段,在初级抽样单位中抽取二级抽样单位,在二级抽样单位中抽取三级抽样单位,以此类推。当抽样的面很广,没有一个包括所有总体单位的抽样框,或者总体范围太大无法直接抽取样本时,需要采用多阶段抽样。在实际调查中,很多研究由于总体规模较大,抽样过程往往需要分几个阶段才能完成。比如我国先后开展的几次全国口腔健康流行病学调查,均采用了多阶段抽样方法。由于每一抽样阶段都会产生误差,因此阶段越多,误差越大,经多阶段抽取的样本代表性就越差。因此使用多阶段抽样时,应非常谨慎,严格控制每一阶段简单随机、系统、分层、整群抽样的误差,提高各阶段抽样的精确度。

**(二) 非随机抽样**

非随机抽样又称非概率抽样,带有极大的随意性,容易产生选择偏倚,因此一般不宜采用。非随机抽样由于不能计算抽样误差,其研究结果应谨慎对待,但以下情况,非随机抽样作为一种无奈之举的抽样方式,仍然可以适用:①调查对象总体边界不清无法制作抽样框,导致严格的随机抽样无法实施;②调查目的仅仅是初步探索或者发现线索,不需要由样本推断总体;③经验丰富的研究人员判断总体各单位间离散程度不大。非随机抽样主要包括以下几种:

1. 偶遇抽样 又称便利抽样,例如:调查人群的口腔卫生行为,采取在街头拦截的方式进行问卷调查。

2. 判断抽样　又称目的抽样,例如:调查人群同性性行为,因无法估计总体,故选择在同性恋人群中进行调查。

3. 配额抽样　按照总体特征进行分层,然后在每一层按照实际分配的比例或者数量,采用偶遇抽样或者判断抽样的方法选取样本。

4. 雪球抽样　从能够找到的少数个体入手,请他们介绍其他符合条件的人,如同滚雪球的方式,直至达到需要的样本量。常用于吸毒等隐蔽性的调查。

5. 空间抽样　在农业、林业等资源调查中常常使用。卫生领域的调查一般极少使用。

## 三、抽样过程

### (一) 抽样过程

抽样过程包括确定抽样总体、确定抽样范围、确定样本量、抽取样本、评估样本质量。

1. 确定抽样总体　要对从中抽取样本的总体的范围和界限进行明确确定。

2. 确定抽样范围　也就是准备抽样框,要收集调查总体中全部抽样单位的名单,并建立可以用于抽样的抽样框。

3. 确定样本量　要选择正确的抽样方法,计算出能够满足要求的最小样本量。

4. 抽取样本　按照抽样方法,抽取符合要求的样本。

5. 评估样本质量　对抽取样本的质量、代表性、偏差等进行初步评估。

### (二) 抽样过程举例

例如:拟调查某市常住老年人口的牙留存情况。

第一步:明确总体范围。如:总体范围为调查时所有在本市居住时间大于6个月且年满60周岁的老年人。

第二步:准备抽样框。如果采取简单随机抽样,则需要收集全市所有符合条件的老年人名单作为抽样框。如果采取两阶段抽样,即先抽取一定的居委会,然后在每个居委会抽取一定的样本,则需要收集全市居委会的名单作为第一阶段的抽样框,然后将抽取的居委会中全部符合条件的老年人名单作为第二阶段的抽样框。

第三步:根据抽样方案,计算能够满足调查需要的最小样本量。样本量计算方法具体见本章第二节。如:经计算,最小样本量为500人。

第四步:抽取样本。假如采取二阶段抽样方法:①收集全市36个居委会名单,用随机数字表方法,从全市36个居委会中随机抽取5个居委会;②分别收集抽中的5个居委会中符合条件的老年人名单,从每个居委会中随机抽取100人。全市共抽取出500人。

第五步:评估样本质量。如:对照全市年满60岁老年人的总体分布,对抽取的500人样本的代表性、偏差进行检验。如果抽取的样本与总体出现明显偏差,需要认真分析原因。如果是抽样方案存在缺陷所致,应调整或重新制订抽样方案,重新进行抽样。

# 第二节 常见研究方法的样本量计算

## 一、现况研究的样本量计算

在调查研究时,经常会涉及样本量计算的问题。那么,到底从总体中抽取多少样本进行调查研究才是最适宜的呢? 理论上来讲,样本量越大,通过样本调查得到的结果越接近总体的真实结果,但是实际情况是,研究者掌握的资源比如时间、经费、人力等往往不足以支撑无限扩大的样本量,这时就需要在现有资源条件下,计算出能够满足调查需求的最小样本量,实际调查研究时,以不低于最小样本量的人数来开展。

什么是适宜的样本含量? 调查研究一般抽取一定的研究样本,力求以样本结果推断总体特征,因此样本含量是影响其代表性的非常重要的因素。样本量过小,则抽样误差较大,抽样结果的可靠性较差,所得的变量值往往使检验效能低,结论缺乏充分的依据,常常导致总体中本来存在的差异没有被检测出来,即出现了假阴性的结果。样本量过大,会造成人力、物力、时间等的过度消耗,由于盲目追求大样本,也会在实施过程中增加一些其他的偏倚,导致不良结果的出现。因此,只有最适宜的样本含量,才能使研究结果正确估计总体参数及范围,同时又能保证调查研究的可行性。

在调查研究设计中,需要根据设计类型、抽样方法,以及结局变量的性质,采用适当的公式估计样本量。

### (一)简单随机抽样的样本量估计

简单随机抽样是最典型、最基础的随机抽样方法,采用这种抽样方法,总体中的任意个体都具有同等的概率被抽中。

1. 估计样本量之前,需要明确以下几项参数:

(1)估计总体率($p$)或变异系数($CV$):在开始某项研究前,一般应通过查阅文献、开展小范围预调查等途径,对所研究群体的总体率或变异系数进行大致估计。

在计数资料中,需要估计总体率。如:研究某单位职工的刷牙率,通过对 50 人进行预调查,得知某单位职工刷牙率大约为 70%,则估计 $p=70\%$。

在计量资料中,需要估计变异系数。变异系数是标准差与均数之比。如:研究某学校学生的患龋均数,通过预调查,调查人群龋均(DMFT)的均数和标准差分别为 3.6 和 1.8,则 $CV=1.8/3.6=0.5$。

(2)置信水平($1-\alpha$):由研究者根据问题背景自行设定。通常取 90%、95%、99%。置信水平越高,需要的样本量越大;置信水平越低,需要的样本量越小。根据置信水平,可以通过查表的方法得到对应的 $Z$ 值。

(3)相对误差($\varepsilon$):反映精度的要求,即测量值与真实值之差与真实值的比值,一般由研究者根据问题背景自行设定。通常取值 5%、10% 等。相对误差越大,需要的样本量越小;相对误差越小,需要的样本量越大。需要注意的是,若研究问题的估计总体率较高,则相对误差不宜过高,否则将失去研究意义。

明确了以上几项指标,根据公式,就可以计算样本含量了。

2. 总体率估计所需的样本量

(1) 总体率估计的样本量计算公式:

$$n = \frac{Z_{\alpha/2}^2 (1-p)}{\varepsilon^2 p}$$

其中,$p$ 为估计总体率,常通过查阅文献获得,或者通过预调查,以获得的样本率代替估计总体率。

(2) 举例:某单位共有 5 000 名职工,拟开展一项针对本单位职工刷牙率的调查,需要抽取一定数量的职工完成此项调查,预调查刷牙率为 70%。欲使相对误差不超过 10%,保持置信水平 95%,最少需要调查多少名职工?

解答:$Z_{\alpha/2} = 1.96, p = 0.7, \varepsilon = 0.1$,代入公式

$$n = \frac{1.96^2 \times (1-0.7)}{0.1^2 \times 0.7} = 164.64 \approx 165$$

因此,至少需要调查 165 名职工。

说明:以上公式适用于目标事件的发生概率(估计总体率)为 0.2~0.8。当目标事件的发生率过小(如低于 20%)或过大(如高于 80%)时,则适宜对公式中的率采用平方根反正弦变换,适用公式为:

$$n = \left\{ \frac{57.3 Z_{\alpha/2}}{\arcsin\left(\varepsilon p / \sqrt{p(1-p)}\right)} \right\}^2$$

3. 总体均数估计所需的样本量

(1) 总体均数估计的样本量计算公式:

$$n = \left( \frac{Z_{\alpha/2} CV}{\varepsilon} \right)^2$$

(2) 举例:在某校 1 000 名学生中抽取 40 名学生作为样本进行口腔检查,结果发现,龋均为 3.6,标准差为 1.8。为调查该校学生的龋均水平,基于上述信息,欲使相对误差不超过 10%,保持置信水平 95%,采取简单随机抽样,所需的最小样本量是多少人?

解答:$Z_{\alpha/2} = 1.96$,已知龋均为 3.6,标准差为 1.8,则 $CV = 1.8/3.6 = 0.5, \varepsilon = 0.1$,代入公式

$$n = \left( \frac{1.96 \times 0.5}{0.1} \right)^2 = 96.04 \approx 97$$

因此,至少需要调查 97 名学生。

**(二) 系统抽样的样本量估计**

系统抽样并没有专用的标准误计算公式,可以按照简单随机抽样的计算公式估算样本量。

**(三) 分层抽样的样本量估计**

分层随机抽样的样本量计算与简单随机抽样类似。不同的是,计数资料中,估计总体率需要根据各层的估计总体率进行加权合计;计量资料中,样本均数和样本方差需要根据各层的均数和方差进行加权合计。

1. 总体率估计所需的样本量

(1) 总体率估计的样本量计算公式:分层抽样的总体率估计所需的样本量计算公式同简单随机抽

样,即:

$$n = \frac{Z_{\alpha/2}{}^2(1-p)}{\varepsilon^2 p}$$

公式中的各项指标含义与简单随机抽样相同,唯一不同的是,分层抽样的 $p$ 值为各层 $p$ 值加权后的结果。

(2) 举例:某单位共有 5 000 名职工,拟开展一项针对本单位职工刷牙率的调查。如果将总体分为男性、女性两层,总体中男性有 3 000 人,女性有 2 000 人,预调查男性刷牙率为 40%,女性为 60%。欲使相对误差不超过 10%,保持置信水平 95%,采用分层随机抽样,男性、女性各需要调查多少人?

解答:$Z_{\alpha/2} = 1.96, \varepsilon = 0.1$

计算估计总体刷牙率 $p = (3\,000 \times 0.4 + 2\,000 \times 0.6)/5\,000 = 0.48$

以上数据代入公式

$$n = \frac{1.96^2 \times (1 - 0.48)}{0.1^2 \times 0.48} = 416.17 \approx 416$$

按照比例分配,则需要调查的男性与女性的人数分别为:

$$n_1 = 416 \times 3\,000/5\,000 \approx 250 \qquad n_2 = 416 \times 2\,000/5\,000 \approx 167$$

2. 总体均数估计所需的样本量

(1) 总体均数估计的样本量计算公式:分层抽样的总体均数估计所需的样本量计算公式同简单随机抽样,即:

$$n = \left(\frac{Z_{\alpha/2} CV}{\varepsilon}\right)^2$$

公式中的各项指标含义与简单随机抽样相同,唯一不同的是,分层抽样的 $CV$ 值为各层加权后的结果。

(2) 举例:调查某校 1 000 名学生龋病患病情况。其中男生为 400 人,女生为 600 人,预调查得到男生与女生的龋均水平分别为 $x_1 = 3.0, x_2 = 4.0$,标准差分别为 $s_1 = 2.0, s_2 = 1.0$。欲使相对误差不超过 10%,保持置信水平 95%,采用分层随机抽样,男生、女生各需要调查多少人?

解答:$Z_{\alpha/2} = 1.96, \varepsilon = 0.1$

计算估计总体均数与标准差的平方

$$\bar{x} = \frac{3.0 \times 400 + 4.0 \times 600}{400 + 600} = 3.6$$

$$\bar{s} = \sqrt{\frac{400 \times 1.5^2 + 600 \times 2.0^2}{1\,000}} = \sqrt{3.3} = 1.82$$

$$则,CV = \frac{\bar{s}}{\bar{x}} = \frac{1.82}{3.6} = 0.51$$

以上数据代入公式

$$n = \left(\frac{1.96 \times 0.51}{0.1}\right)^2 = 99.9 \approx 100$$

按照比例分配,则需要调查的男性与女性的人数分别为:

$$n_1 = 100 \times \frac{400}{1\,000} = 40 \qquad n_2 = 100 \times \frac{600}{1\,000} = 60$$

### (四) 整群抽样的样本量估计

整群抽样实施方便,操作比较简单,适用于群间差异较小的情况。比如采取抽样方法调查某学校学生家庭收入状况。由于已知各个班级学生之间的家庭收入差异较小,则可以采取整群抽样的方式,抽取 $n$ 个班级,将所抽班级中的全部学生作为调查对象。整群抽样的抽样误差较大,一般在计算样本量时,在简单随机抽样估计样本量的基础上,增加50%的样本量。

### (五) 多阶段抽样的样本量估计

大型的流行病学调查常常采用多阶段抽样。多阶段抽样的每一个抽样阶段都可以采用简单随机抽样、系统抽样、分层抽样、整群抽样或其他抽样方式。

复杂样本要考虑设计效率 $Deff$ 值,$Deff$ 值定义为任意抽取方式下的抽样方差除以简单随机抽样方式下的抽样方差的商,反映了复杂抽样设计的效率或相对精确程度。一般来讲,简单随机抽样的 $Deff = 1$,分层随机抽样的 $Deff < 1$,整群抽样的 $Deff > 1$,系统随机抽样的 $Deff \approx 1$。多阶段抽样的 $Deff$ 通常取值 $1 \sim 4$,或者在正式调查之前进行预调查,对 $Deff$ 进行合理测算。我国已经开展的多个全国性多阶段 PPS 抽样,设计效率 $Deff$ 取值一般为 $2 \sim 4$。在样本量计算时,应在估算样本量的基础上,乘以相应的 $Deff$ 值。

## 二、队列研究的样本量计算

队列研究是从因到果的研究。其目的是研究某种暴露因素对某种疾病的发病率或死亡率的影响。队列研究可分为前瞻性队列研究、回顾性队列研究、双向性队列研究。

### (一) 影响样本量的主要因素

队列研究所需样本量通常受到以下因素影响:

1. 对照组人群所研究疾病的发病率($p_0$)。

2. 暴露组人群与对照组人群发病率之差($d$)。

暴露组人群与对照组人群发病率之差($d$)是暴露组人群发病率($p_1$)与对照组人群发病率($p_0$)之间的差值。$d$ 值越大,所需样本量越小。

3. 显著性水平　显著性水平是检验假设时的假阳性错误值,即 $\alpha$ 值。$\alpha$ 值越大,所需样本量越小。队列研究中,通常取 $\alpha = 0.05$ 或 $\alpha = 0.01$。

4. 把握度　把握度又称效力,即 $1-\beta$,其中 $\beta$ 为出现假阴性的概率,$1-\beta$ 则为避免出现假阳性的概率。$\beta$ 越小,所需样本量越大。$\beta$ 由研究者视情况确定,通常 $\beta$ 取 $0.10$,这种取值下把握度为90%。也可以取 $0.05$ 或 $0.20$ 等,对应把握度分别为95%和80%。

### (二) 样本量计算

1. 样本量计算公式　通常情况下,队列研究的暴露组与对照组的样本量相等。应用下式计算各组所需样本量:

$$n = \frac{(Z_{1-\alpha/2}\sqrt{2\overline{p}\,\overline{q}} + Z_\beta\sqrt{p_0 q_0 + p_1 q_1})^2}{(p_1 - p_0)^2}$$

其中，$Z_{1-\alpha/2}$ 和 $Z_\beta$ 分别为 $\alpha$ 和 $1-\beta$ 对应的标准正态分布的临界值，可以通过查表得出；$p_0$ 为对照组的预期发病率；$p_1$ 为暴露组的预期发病率，可通过 $p_0$ 和 $RR$ 获得，$p_1 = p_0 \times RR$；$q = 1-p$；$\overline{p} = (p_0 + p_1)/2$；$\overline{q} = (q_0 + q_1)/2$。

2. 举例　拟开展某地吸烟与牙周病是否相关的病因研究，进行为期 5 年的队列研究。若一般人群 5 年牙周病发病率为 0.003，吸烟者发生牙周病的相对危险度（$RR$）为 2.5。按照 $\alpha = 0.05$（双侧），$\beta = 0.10$，吸烟者（暴露组）和非吸烟者（非暴露组）分别需要多少人？

解答：根据公式，$Z_{1-\alpha/2} = Z_{0.975} = 1.96$；$Z_\beta = Z_{0.10} = 1.28$（查表）；$p_0 = 0.003$，$q_0 = 0.997$；$p_1 = 0.003 \times 2.5 = 0.007\,5$，$q_1 = 0.992\,5$；$\overline{p} = (0.003 + 0.007\,5)/2 = 0.005\,25$，$\overline{q} = 0.994\,75$。代入公式计算，得到 $n = 5\,420$ 人，即吸烟者和非吸烟者分别需要 5 420 人。

### 三、病例对照研究的样本量计算

病例对照研究是由果到因的研究，是在结局发生之后追溯可能的原因，其因果关系论证的强度低于队列研究。病例对照研究分为一般性病例对照研究、匹配性病例对照研究。

**（一）影响样本量的主要因素**

病例对照研究所需样本量通常受到以下因素影响：①研究因素在对照组人群中的暴露率（$p_0$）；②研究因素与疾病关联强度的估计值，即比值比（$OR$）；③显著性水平；④把握度。

**（二）样本量计算**

1. 一般病例对照研究的样本量计算

（1）一般病例对照研究的样本量可按照下式进行计算：

$$n = \frac{\left[Z_{1-\alpha/2}\sqrt{2\overline{P}(1-\overline{P})} + Z_\beta\sqrt{P_1(1-P_1) + P_0(1-P_0)}\right]^2}{(P_1 - P_0)^2}$$

其中，$Z_{1-\alpha/2}$ 和 $Z_\beta$ 分别为 $\alpha$ 和 $1-\beta$ 对应的标准正态分布的临界值，可以通过查表得出；$P_0$ 为对照组的暴露率；$P_1$ 为病例组的暴露率，可以通过 $P_0$ 和 $OR$ 值进行推算，推算公式为：$P_1 = (P_0 \times OR)/(1 - P_0 + P_0 \times OR)$；$P = (P_0 + P_1)/2$。

（2）举例：拟进行一项某地吸烟与牙周炎关系的病例对照研究，查阅文献得知该地一般人群吸烟率为 20%，预期吸烟者的比值比为 2，按照 $\alpha = 0.05$（双侧），$\beta = 0.10$，病例组与对照组按照等量设计，病例组和对照组分别需要多少人？

根据公式，$Z_{1-\alpha/2} = Z_{0.975} = 1.96$；$Z_\beta = Z_{0.10} = 1.28$（查表）；$P_0 = 0.20$；$P_1 = (0.20 \times 2)/(1 - 0.20 + 0.20 \times 2) = 0.333$；$\overline{P} = (0.2 + 0.333)/2 = 0.267$。以上数值代入公式

$$n = \frac{(1.96 \times \sqrt{2 \times 0.267 \times (1 - 0.267)} + 1.28 \times \sqrt{0.333 \times (1 - 0.333) + 0.20 \times (1 - 0.20)})^2}{(0.333 - 0.20)^2}$$

$= 230.1 \approx 230$，即病例组和对照组至少各需调查 230 人。

2. 1:1配对病例对照研究的样本量计算　1:1配对病例对照研究是指在病例对照研究中,对照组与病例组在某些方面保持一致的情况下,病例组和对照组按照1:1进行匹配。

(1) 1:1病例对照研究的样本量可按照以下步骤进行计算:

第一步,先计算病例与对照暴露状态不一致的对子数($m$)。按照以下公式进行计算:

$$m = \frac{\left[Z_{1-\alpha/2}/2 + Z_\beta \sqrt{P(1-P)}\right]^2}{(P-0.5)^2}$$

其中,$P = OR/(1+OR) \approx RR/(1+RR)$。

第二步,计算调查需要的总对子数($M$)。按照以下公式计算:

$$M = \frac{m}{p_0(1-p_1) + p_1(1-p_0)}$$

其中,$P_0$、$P_1$分别为对照组和病例组的估计暴露率,$P_1 = (OR \times P_0)/(1-P_0+OR \times P_0)$。

(2) 举例:欲开展高糖饮食与乳牙龋关系的1:1配比病例对照研究,已知一般人群中高糖饮食的暴露率为30%,暴露造成的$OR$为2。按照$\alpha=0.05$(双侧),$\beta=0.10$,龋病组和非龋病组各需观察多少人?

解答:本题中,$Z_{1-\alpha/2}=Z_{0.975}=1.96$;$Z_\beta=Z_{0.10}=1.28$(查表);已知$OR=2$,则$P=2/(1+2)=0.667$;则$m = \frac{(1.96 \div 2 + 1.28\sqrt{0.667 \times 0.333})^2}{(0.667-0.5)^2} = 89.88 \approx 90$。又已知$P_0=0.3$,$P_1=(2 \times 0.3)/(1-0.3+2 \times 0.3)=0.46$;则

$M = \frac{90}{0.3 \times (1-0.46) + 0.46 \times (1-0.3)} = 185.95 \approx 186$。因此,需要调查的对子数至少为186对,即病例组和对照组分别调查186人。

3. 1:$r$配对病例对照研究的样本量计算　1:$r$配对病例对照研究是指在病例对照研究设计中,按照1个病例、$r$个对照的比例进行配置。比如,1:3配比的病例对照研究,对照人数是病例人数的3倍。

(1) 1:$r$配对病例对照研究的样本量可按照以下公式进行计算:

$$n = \frac{\left[Z_{1-\alpha/2}\sqrt{(1+1/r)\overline{P}(1-\overline{P})} + Z_\beta \sqrt{P_1(1-P_1)/r + P_0(1-P_0)}\right]^2}{(P_1-P_0)^2}$$

其中,$P_0$、$P_1$分别为对照组和病例组的估计暴露率。

$$P_1 = (P_0 \times OR)/(1-P_0+P_0 \times OR)$$

$$P = (P_1 + rP_0)/(1+r)$$

(2) 举例:欲开展乳牙龋病与高糖饮食的1:3配对病例对照研究,其他条件与前例均相同。请问龋病组和非龋病组各需观察多少人?

解答:$Z_{1-\alpha/2}=Z_{0.975}=1.96$;$Z_\beta=Z_{0.10}=1.28$(查表);$P_0=0.3$,$OR=2$,则$P_1=(0.3 \times 2)/(1-0.3+0.3 \times 2)=0.4616$;$\overline{P}=(0.4616+3 \times 0.3)/(1+3)=0.3404$;代入公式

$$n = \frac{\left[1.96 \times \sqrt{(1+1/3) \times 0.3404 \times (1-0.3404)} + 1.28\sqrt{0.4616 \times (1-0.4616)/3 + 0.3 \times 0.7}\right]^2}{(0.4616-0.3)^2} = 118.91 \approx$$

119,即病例组至少需要119人,对照组至少需要357人。

### 四、试验研究的样本量计算

试验研究是指研究者根据研究方案,将研究对象随机分配到试验组和对照组,人为施加某种干预因素,随访一段时间后,观察作用结果,从而判断干预因素的效果。试验研究检验因果关系假设的能力强于其他研究,在临床研究中应用较广。

**(一) 影响样本量的主要因素**

试验研究所需样本量通常受到以下因素影响:

1. 试验组和对照组结局时间指标的差异大小。差异越小,所需样本量越大;差异越大,所需样本量越小。

2. 显著性水平　显著性水平是检验假设时的假阳性错误值,即 $\alpha$ 值。$\alpha$ 值越大,所需样本量越小。

3. 把握度　把握度又称效力,即 $1-\beta$,其中 $\beta$ 为出现假阴性的概率,$1-\beta$ 为避免出现假阳性的概率。$\beta$ 越小,所需样本量越大。

4. 单侧检验或双侧检验　单侧检验比双侧检验所需样本量小。能够肯定试验组效果好于对照组时,使用单侧检验。不能确定试验组和对照组哪个效果更好时,使用双侧检验。

5. 分组　分组越多,所需样本量越大。

**(二) 样本量计算**

1. 计数资料的样本量计算　试验研究中,常常以发病率、死亡率、病死率、治愈率等作为结局变量。

(1) 样本量计算公式:

$$n = \frac{\left[ Z_{1-\alpha/2}\sqrt{2\overline{P}(1-\overline{P})} + Z_{\beta}\sqrt{P_1(1-P_1)+P_2(1-P_2)} \right]^2}{(P_1-P_2)^2}$$

其中,$Z_{1-\alpha/2}$ 和 $Z_{\beta}$ 分别为 $\alpha$ 和 $1-\beta$ 对应的标准正态分布的临界值,可以通过查表得出。$P_1$ 为对照组结局事件发生率,$P_2$ 为试验组结局事件发生率,$\overline{P}=(P_1+P_2)/2$。

(2) 举例:拟研究某干预措施对于某口腔疾病的控制效果,假设对照组该口腔疾病发病率为40%,通过采取某干预措施使其发病率下降到20%才具有推广意义,按照 $\alpha=0.01$(双侧),$\beta=0.05$,试验组和对照组各需纳入多少人?

解答:$Z_{1-\alpha/2}=2.58$,$Z_{\beta}=1.64$(查表);$P_1=0.4$,$P_2=0.2$,$\overline{P}=(0.4+0.2)/2=0.3$。代入公式

$$n = \frac{\left[ 2.58\times\sqrt{2\times0.3\times0.7} + 1.64\sqrt{0.4\times0.6+0.2\times0.8} \right]^2}{(0.4-0.2)^2} = 183.52 \approx 184$$

即试验组和对照组分别至少需要184人。

2. 计量资料的样本量计算　以计量资料为结局变量,如氟斑牙牙数、患龋牙数目、缺失牙数目、存留牙数目、血压水平、血糖水平等。

(1) 样本量计算公式:

$$N = \frac{2(Z_{1-\alpha/2}+Z_{\beta})^2\sigma^2}{d^2}$$

其中，$Z_{1-\alpha/2}$ 和 $Z_{\beta}$ 分别为 $\alpha$ 和 $1-\beta$ 对应的标准正态分布的临界值，可以通过查表得出；$\sigma$ 为估计标准差；$d$ 为试验组和对照组结局变量的差值。

（2）举例：某新品牌漱口水能够使口腔某致病菌菌落总数降低到 1.2CFU/L，常规品牌漱口水平均为 1.8CFU/L，标准差为 1CFU/L，按照 $\alpha=0.05$，$\beta=0.05$，双侧检验，欲使两组差别显著，试验组和对照组各需要多少人？

解答：$Z_{1-\alpha/2}=1.96$，$Z_{\beta}=1.64$（查表）；$\sigma=1.0$，$d=1.8-1.2=0.6$；代入公式，$n=\dfrac{2\times(1.96+1.64)^2\times1.0^2}{0.6^2}=72$，即试验组和对照组分别需要 72 人。

## 五、样本量计算的注意事项

实际工作中，往往在开展的一项研究中同时探索几种因素对于疾病的关系，而根据每种因素及其各自的参数要求所估算出来的样本量是不同的。因此，需要根据每个因素分别估算样本量，然后选择最大的样本量，才能满足所有因素的检验效率需求。

样本量估计的意义是相对的，样本量越大，精确度越好，但样本量过大将会影响调查工作质量，增加经费投入与人力负担，在开展研究时，应根据研究目的和实际情况，综合考虑以上因素。在经费与人力有限的情况下，应明确所开展研究拟解决的主要问题，围绕主要问题计算所需要的样本量，切不可盲目追求大而全的调查研究，造成样本量过大，浪费资源。

研究过程中常常会发生研究对象无应答或者研究对象因为不能坚持等原因而发生的失访现象。为了避免过多的无应答和失访导致最终样本量不足的问题，应该预先估计无应答率或失访率，在样本量计算时适当扩大样本量。如：根据公式计算出样本量为 180 人，若估计无应答或失访率为 10%，则实际所需样本量为 $180\div(1-10\%)=200$ 人。

（王春晓）

## 参 考 文 献

1. 李晓松. 卫生统计学. 8 版. 北京：人民卫生出版社，2017.
2. 詹思延. 流行病学. 8 版. 北京：人民卫生出版社，2017.

# 第四章　问卷调查方法和问卷设计

问卷(questionnaire)是一套经预先设计的有系统、有顺序、有目的的问题表格,是流行病学研究中收集资料的重要工具之一,又称调查表。在口腔流行病学研究中,研究对象的知识、态度、信念、行为和属性等资料常常通过使用问卷调查的方式来收集。因此,问卷所收集信息的质量将直接影响一项研究的整体质量,需要研究者在研究设计阶段就予以重视。本章就问卷调查的方法选择和问卷设计等问题进行讨论,以便在口腔流行病学研究实践中科学运用问卷,起到事半功倍的效果。

## 第一节　问卷调查在口腔流行病学研究中的应用

问卷调查是流行病学研究的重要方法,在口腔流行病学研究中有着广泛的应用。下面主要以第四次全国口腔健康流行病学调查问卷为例,说明问卷调查在口腔流行病学研究中的具体应用。

### 一、收集目标人群的属性资料

属性(attribute)是被调查对象的基本特征数据,包括用来测量被调查者基本情况的问题,如年龄、性别、种族、社会经济地位(职业、文化程度、收入水平)、婚姻状况、家庭规模、居住地区等。可依调查研究目的来决定所需收集的被调查者的基本资料。属性资料也称背景资料或静态资料,即反映一个人的社会人口学及社会经济特征的资料。例如:

您的最高学历是____(只选一个答案)

(1) □没有上过学　　(2) □小学　　(3) □初中　　(4) □高中

(5) □中专　　　　　(6) □大专　　(7) □本科　　(8) □硕士及以上

这类问题往往是各种口腔流行病学调查问卷中必不可少的一部分。因为在一项调查研究中,对研究者而言,这部分结果在进行统计分析时有两大作用:一是研究者可将完成的有效样本与总体进行样本代表性检验,若检验结果显示样本与总体间无显著差异时,表示样本能够代表总体,可根据调查结果推测总体情况,调查才具有解释力及预测的效果;二是研究者可将基本资料与各项问题的回答情形进行交叉分析,以了解不同特质、不同属性人的口腔健康状况、口腔健康知识、态度或行为是否有明显的差异。这类数据通常在访谈最后才收集,但有时因需要先确定受访者是否符合抽样所要求的条件,必须访谈开始时就收集。

## 二、口腔健康知识、态度、行为的研究

口腔健康知识、态度、行为是与口腔健康密切相关的基本资料,收集这些方面的资料是问卷调查在口腔流行病学研究中最基本的应用。

### (一) 口腔健康知识的问题

口腔健康知识:口腔健康知识(oral health knowledge)包括口腔疾病病因的知识、口腔疾病常见症状的知识、口腔保健方法的知识以及牙科服务使用方面的知识等。例如:

您认为下面的说法是否正确?(每小题选一个答案)

| | (1) 正确 | (2) 不正确 | (8) 不知道 |
|---|---|---|---|
| 1) 刷牙时牙龈出血是正常的 | ☐ | ☐ | ☐ |
| 2) 细菌可以引起牙龈发炎 | ☐ | ☐ | ☐ |
| 3) 刷牙对预防牙龈出血没有用 | ☐ | ☐ | ☐ |
| 4) 细菌可以引起龋齿 | ☐ | ☐ | ☐ |
| 5) 吃糖可以导致龋齿 | ☐ | ☐ | ☐ |
| 6) 乳牙坏了不用治疗 | ☐ | ☐ | ☐ |
| 7) 窝沟封闭能预防儿童龋齿 | ☐ | ☐ | ☐ |
| 8) 氟化物对保护牙齿没有用 | ☐ | ☐ | ☐ |

上述问卷中,第 1 题是调查牙周病常见症状的相关知识,第 2、4、5 题是调查牙周病和龋病病因的知识,第 3、7、8 题是调查口腔保健方法的知识,第 6 题是调查牙科服务使用方面的知识。需要注意的是,口腔健康知识方面的问题答案选项里一般应包括不知道,以防止被调查者没有这方面知识时随便选一个答案。其实,对知识的问题而言,不知道本身也是很重要的信息。

### (二) 口腔健康态度的问题

口腔健康态度:口腔健康态度(oral health attitude)是人们在长期的社会实践中,逐渐形成的对口腔健康各个方面的看法和观念。人们的健康态度是怎样形成的?健康态度在多大程度上影响他们的健康行为?健康态度的形成受哪些因素影响?健康态度及其影响因素是一种怎样的依存关系?诸如此类的问题是流行病学研究者极感兴趣的。例如:

您对以下说法的看法如何?(每小题选一个答案)

| | (1) 同意 | (2) 不同意 | (8) 无所谓 | (9) 不知道 |
|---|---|---|---|---|
| 1) 口腔健康对自己的生活很重要 | ☐ | ☐ | ☐ | ☐ |
| 2) 定期口腔检查是十分必要的 | ☐ | ☐ | ☐ | ☐ |

3）牙的好坏是天生的,与自己的保护关系不大 □ □ □ □

4）预防牙病首先靠自己 □ □ □ □

由于态度问题往往涉及个人内心深处的东西,其构成较知识、行为更为复杂,并且任何人都具有一种本能的自我防卫心理,难以在这些问题上吐真言,甚至不愿发表意见。所以,对于态度和信念的了解很难用单一的指标进行测量,应从不同的角度多问几个问题,尤其是涉及敏感的问题时更应如此。

### （三）口腔健康行为的问题

口腔健康行为:口腔健康行为(oral health behavior)是口腔健康相关的各种行为,其描述了口腔卫生习惯、营养偏好和个人使用牙科服务的方式对个人口腔健康的综合影响。通过调查研究这类问题,研究者可以掌握某一事物或人们某一行为的历史及现状、程度、范围和特征等多方面的情况。

1. 口腔卫生习惯　个人的口腔卫生习惯包括刷牙,使用牙线、牙签和漱口水等日常口腔保健行为。例如:

您使用下列方法清洁牙吗?（每小题选一个答案）

| | （1）每天≥2次 | （2）每天1次 | （3）每周2~6次 | （4）每周1次 | （5）每月1~3次 | （6）很少/从不 |
|---|---|---|---|---|---|---|
| 1）刷牙 | □ | □ | □ | □ | □ | □ |
| 2）牙签 | □ | □ | □ | □ | □ | □ |
| 3）牙线 | □ | □ | □ | □ | □ | □ |

2. 饮食习惯　在口腔健康流行病学调查中,常通过调查日常饮食习惯相关问题来收集个人营养偏好信息。例如:

您平时进食以下食品或饮料的情况如何?（每小题选一个答案）

| | （1）每天≥2次 | （2）每天1次 | （3）每周2~6次 | （4）每周1次 | （5）每月1~3次 | （6）很少/从不 |
|---|---|---|---|---|---|---|
| 1）甜点心(饼干、蛋糕、面包)及糖果(巧克力、含糖口香糖) | □ | □ | □ | □ | □ | □ |
| 2）甜饮料(糖水、可乐等碳酸饮料,橙汁、苹果汁等果汁,柠檬水等非鲜榨果汁) | □ | □ | □ | □ | □ | □ |
| 3）加糖的牛奶、酸奶、奶粉、茶、豆浆、咖啡 | □ | □ | □ | □ | □ | □ |

3. 就医行为　就医行为(health-seeking behavior)是指人们觉察到身体不适,产生病态感觉或身体出现疾病症状、体征之后,采取的寻求医疗帮助的行为或活动,即一系列改善自感疾病状态的治疗行为。如

个体针对自我症状可能采取喝"凉茶"或中草药治疗等家庭治疗方式,或自行购买药品等方式进行自我治疗。就医行为作为一种主观决策行为,受多种因素影响。通过对某个群体的就医行为及影响因素进行调查,了解该群体对卫生服务的需求,可帮助研究者从中找出改善群体就医行为的有效方法。有关口腔就医行为影响因素的问题如:

您过去 12 个月内没有看过牙的原因是什么?(可多选)

(1) □牙没有问题　　　　　　(2) □牙病不重

(3) □没有时间　　　　　　　(4) □经济困难,看不起牙

(5) □看牙不能报销　　　　　(6) □附近没有牙医

(7) □害怕传染病　　　　　　(8) □害怕看牙疼痛

(9) □很难找到信得过的牙医　(10) □挂号太难

(11) □其他原因

### 三、评价口腔健康教育的近期和中期效果

口腔健康教育的效果是通过教育提高人们对口腔健康知识的认识,树立正确的口腔健康观念,改变不良的口腔健康行为,建立健康的行为习惯,以降低各种口腔疾病的发病率,促进口腔健康。这些效果相对来说是无形的、潜在的,难以用临床检查等方法评价,而其最终效果,如人们口腔健康状况的改善和相关生活质量的提高等难以在短期内显现。因此,口腔健康教育的近期效果评价着重于近期的影响,主要是通过问卷调查收集和分析教育前后口腔健康知识、态度、信念,口腔卫生资源、技术等,评价这些促成行为改变的因素和鼓励或抑制某些行为的强化因素是否发生变化。中期效果评价主要是通过问卷调查研究口腔健康行为的变化。问卷的内容一般包括社会人口学背景方面的问题,口腔健康知识、意识、态度和行为的问题,口腔卫生资源、技术等促成行为改变的因素和鼓励或抑制某些行为的强化因素的问题,以及对健康教育的反应方面的问题。

### 四、研究与口腔健康相关的生活质量

口腔健康相关生活质量(oral health-related quality of life,OHRQoL)是反映口腔疾病及其防治对患者的生理功能、心理功能及社会功能等方面影响的综合评估指标。口腔健康相关生活质量正越来越多地被用于口腔健康、保健与治疗需要,以及口腔健康结果的多维评价研究中。目前口腔健康相关生活质量测评主要应用于三个方面:①测评一般人群及特定口腔疾病患者 OHRQoL;②测评某些口腔疾病治疗前后患者 OHRQoL 的变化,作为临床疗效的重要评价标准或补充资料;③用于不同方法治疗效果的对比研究,如对牙列缺损的不同修复方法的评估和比较等。OHRQoL 的测评有利于治疗方法的选择和患者预后的监测,以及口腔健康危险因素的追踪等。按照其内容和目的,生活质量的测定可有不同的方法,其中标准化的量表评定法是目前广为采用的方法,即依赖经考察具有较好信度、效度和反应度的标准化量表进行评定。

## 五、研究牙科畏惧症

牙科畏惧症(dental fear)又称牙科焦虑症(dental anxiety),是害怕牙科诊治过程或其中某些环节,甚至由此而产生焦虑情绪,是人们对牙科服务特有的心理状态和行为表现。牙科畏惧症患者的口腔疾病早期诊治率及治疗质量均较普通人群显著下降,且更易出现牙科服务使用不足的情况。研究牙科畏惧症的流行情况、防治措施及其对口腔健康知识、态度、行为的影响是口腔流行病学研究的重要内容之一。对牙科畏惧症在人群中的出现率、程度进行调查,对某些防治措施效果的评价等通常应用量表来进行问卷调查。例如,目前应用于成人最常用的是 Coarh's 牙科焦虑量表(Coarh's dental anxiety scale,CDAS)和牙科畏惧调查表(dental fear survey,DFS)。

## 六、研究口腔疾病的病因

在当今生物-心理-社会医学模式思想的指导下,流行病学病因学研究正在越来越多地考虑社会和心理因素的作用。应用问卷收集受访者的基本资料、行为、心理特征、危险因子的暴露等资料,进而结合临床检查结果进行相关分析,寻找口腔疾病的相关社会心理致病因素,是病因学研究的重要方法。

## 七、研究口腔卫生服务使用状况及其影响因素

口腔卫生服务是公共卫生服务的重要组成部分,了解口腔卫生服务需要、使用状况,是合理配置和使用口腔卫生服务、评价口腔卫生系统工作效率和潜力、解决口腔卫生服务供需矛盾及提高口腔卫生事业社会效益和经济效益的有效手段。

有关个体口腔卫生服务需求的问题例如:

您对自己的牙和口腔状况评价如何?(只选一个答案)

(1)□很好　　　(2)□较好　　　(3)□一般

(4)□较差　　　(5)□很差

反映口腔卫生服务使用状况的问题例如:

您上一次看牙的费用是否可报销?(可多选)

(1)□城镇职工基本医疗保险　　　(2)□城镇居民基本医疗保险

(3)□新型农村合作医疗　　　(4)□商业保险

(5)□公费医疗　　　(6)□没有报销(全部自费)

了解口腔卫生服务需要的问题例如:

您过去12个月内没有看过牙的原因是什么?(可多选)

(1)□牙没有问题　　　(2)□牙病不重

(3)□没有时间　　　(4)□经济困难,看不起牙

(5)□看牙不能报销　　　(6)□附近没有牙医

(7)□害怕传染病　　　(8)□害怕看牙疼痛

（9）□很难找到信得过的牙医　　　（10）□挂号太难

（11）□其他原因

### 八、研究各类口腔医疗保健服务的患者满意度

在生物-心理-社会医学模式中,患者的主观满意度是对各种口腔医疗保健服务效果最直接的评价,是影响患者依从性和再次使用口腔医疗保健服务的重要影响因素。因此,利用患者满意度问卷研究患者对各类口腔医疗保健服务的满意度及其影响因素也是口腔流行病学研究领域的重要课题。

# 第二节　问卷的基本结构

调查问卷一般具备以下几个基本成分:标题、封面信、指导语、调查问题和答案、编码、结束语等。其中,调查问题和答案是问卷的核心部分,其他部分则可根据调查的实际需要灵活设置。

## 一、标题

标题是对调查内容的高度概括。一个恰当的标题能够使被调查者很快了解调查的目的,增强应答的兴趣或责任感,帮助调查者有效提高问卷的应答率。因此,拟好一份调查问卷的标题十分重要。好的标题既要求与调查主旨一致,又需要充分考虑对被调查者的影响。

问卷标题在文字上要求通俗易懂、简明扼要、用词客观准确,应注意避免使用模糊不清或产生歧义的标题。如"牙状况调查"就过于笼统,可能使被调查者失去兴趣而放弃应答。而"2015年第四次全国口腔健康调查问卷(学生)"就能帮助被调查者很快了解调查的对象、范围和主要内容。

## 二、封面信

问卷的封面信是一封致被调查者的短信。封面信的内容一般包括:调查的主办单位或调查者个人身份介绍,调查的主要内容、目的和意义,选择调查对象的标准及方法,调查的方式和所需时间,调查的自愿和保密原则,感谢语等。例如:

女士/先生/同学:

您好!

我们正在进行由国家卫生计生委和中华口腔医学会组织的第四次全国口腔健康流行病学调查,即对人群的口腔健康状况、知识和行为进行调查,为制定我国口腔保健计划提供依据。××省卫生计生委、××单位承担我省的调查工作。

经随机抽样,您被邀请参加此项调查,希望能得到您的配合。请您于_____年____月____日____时在____(地点)参加免费的口腔健康检查和问卷调查(如果您平时刷牙,请带上您正在使用的牙膏)。

谢谢您的合作!

××单位

××年××月××日

根据调查目的、方式、规模、对象,封面信的结构和内容可以有所变化。一般情况下,可以用较概括的方式来说明调查的主要内容和调查的主要目的。比如"对人群的口腔健康状况、知识和行为进行调查,为制定我国口腔保健计划提供依据"。总而言之,封面信的撰写要简明扼要、通俗易懂,能引起被调查者的重视或兴趣,并争取得到被调查者的支持与合作。

### 三、指导语

指导语是用来指导被调查者正确填答问卷及访谈员正确完成问卷调查工作的一组陈述语。指导语的质量将对整个问卷调查的顺利进行产生不可忽视的影响。指导语有卷首指导语和卷中指导语之别。

卷首指导语又称填表说明,是对填表的要求、方法、注意事项等的总说明。2015年第四次全国口腔健康调查问卷(儿童家长)的卷首指导语如下:

> **注意**:只有孩子的父母和祖父母/外祖父母才能完成本问卷!
> **要求**:请在选择题相应选项前面的"□"内划"√"。

卷中指导语一般是针对某些较特殊的问题所做出的特定指示。下面举例说明指导语(带下划线部分)的作用。

您的孩子出生时的体重是＿＿＿斤。(请保留一位小数,<u>不知道或拒绝回答的填写"N"</u>)

您的孩子刷牙吗?(<u>只选一个答案</u>)

(1)□刷牙　　(2)□偶尔刷或从来不刷

当一份问卷涉及数个类别的话题时,为避免被调查者感到突然或厌倦,可在不同类别的题目中插入过渡性语句。过渡性语句应简洁明了,语气平缓。例如:

**接下来了解一些您孩子喂养及饮食的情况:**

您每天夜晚给孩子哺喂几次?

(1)□没有　　(2)□1~2次　　(3)□3次以上

指导语起着指示被调查者或调查者顺利选择回答项目的作用。因此,问卷调查中常采用斜体或字体加粗加大等方式使指导语更清晰、醒目、易于阅读。设计良好的指导语应该做到使访谈员及被调查者能够清楚地理解调查问卷的意思,顺利完成问卷的填写工作。

### 四、调查问题和答案

#### (一) 问题的类型

根据设置答案的不同,可将问题分为开放性问题、封闭性问题和半封闭性问题。

1. 开放性问题　开放性问题又称自由回答式问题,是指题目本身不给出可供选择的答案而由被调查者自由作答的问题。例如:

你现在使用的牙膏名称是什么?

你有没有全身性疾病？如果有,请说明。

2. 封闭性问题　封闭性问题由设计者预先设计好问题的几种可能的答案,将这些答案全部列在问题的下面,被调查者只需要在提供的答案中,选择最接近自己情况的一种或几种答案。例如:

在过去的 12 个月内,您洗过牙吗?

（1）□是　　（2）□否

您上一次看牙的费用是否可报销?（可多选）

（1）□城镇职工基本医疗保险　　（2）□城镇居民基本医疗保险

（3）□新型农村合作医疗　　　　（4）□商业保险

（5）□公费医疗　　　　　　　　（6）□没有报销(全部自费)

3. 部分封闭性问题　部分封闭性问题又称混合性问题或半开放性问题,是封闭性和开放性问题的结合。问题后面给出几种可供选择的答案,同时也允许被调查者超出这些答案,用自己的语言来回答问题。研究者比较清楚、有把握的问题可作为封闭性问题。调查者尚不十分明了的问题可作为开放性问题,但数量不能过多。经调查,在积累一定材料的基础上,问卷中的某些开放性问题就有可能转变为封闭性问题,这也是问题设计时常常使用的技巧。一般是在封闭性回答方式的同时,加上一项"其他,请注明",并请被调查者填答具体内容。例如:

你是否曾经患过由医生确诊过的下列慢性病?（可多选）

（1）□中风　　　　　　　　　（2）□糖尿病

（3）□高血压　　　　　　　　（4）□心脏病

（5）□慢性阻塞性肺部疾病　　（6）□其他,请注明_____

（7）□没有　　　　　　　　　（8）□不知道

**（二）开放性问题与封闭性问题的比较**

开放性问题的优点是可允许回答者按自己的方式自由发表意见,灵活性大,所得的资料也往往比封闭性问题更加丰富全面。其主要的缺点是答题难度较大,要求应答者有较高的文化水平和表达能力。其次,由于开放性问题的填写往往需要花费更多时间,有可能降低应答率和问卷的回收率。并且,开放性问题的答案标准化程度低,后续资料整理和分析相对困难。

封闭性问题的主要优点是对受访者的要求低,完成问卷相对容易,所收集的资料十分集中,所得的资料便于进行统计处理和定量分析。封闭性问题的主要缺点是问题的答案由问卷设计者预先设定,使被调查者的作答限制在现有的选项内,限制了调查的深度和广度。对于一些复杂的问题,仅靠有限的数个选项难以收集全面的信息,可能会导致重要信息遗漏。

正是由于开放性问题与封闭性问题具有各自不同的优缺点,所以在口腔流行病学研究中,开放性问题主要适用于探索性研究中的定性分析或作为设计正式调查问卷前的参考。封闭性问题则是目前较大规模的口腔流行病学调查和各种变量定量分析中应用最广泛的一种类型。

## 五、编码

编码是将问卷的内容转换成便于识别的数码,这样做的目的是便于研究者对调查资料进行数据分析。

编码的工作根据问卷问题的类型,既可以在设计问卷时进行(这种方式称为预编码),也可在问卷收回后进行(这种方式称为后编码)。由于开放性问题的答案不能事先预估,所以研究者常在问卷回收、分类整理之后进行编码,即后编码。封闭性问题的备选答案是预先设定好的,编码简单,因此常用预编码的方式。问卷的编码涉及调查者和被调查者的编码、问题和答案的编码等内容。通过填写相应的被调查者ID号和调查者编号就可以赋予调查者和被调查者唯一的编码。在封闭性问题中,题干前面的数字就是每个题目的代码,每个答案"□"前的数字是答案分别对应的代码。需要注意的是,在设计编码或代码时应根据填答的潜在位数来确定其位数。如调查者的数目是个位数,编码则仅需要一个数码位置。例如:

---

被调查者ID号:□□□□□□□□□□□ 被调查者姓名:_____

调查日期:20□□年□□月□□日 调查者编号:□

要求:请在选择题相应选项前面的"□"内划"√"。

您的最高学历是什么?(只选一个答案)

(1) □没有上过学 (2) □小学 (3) □初中 (4) □高中

(5) □中专 (6) □大专 (7) □本科 (8) □硕士及以上

---

对于开放性问题,例如:"你现在使用的牙膏名称是什么?"需要待收回问卷逐一阅读后,将所有的回答划分成若干类别,再根据回答类别数目的位数确定编码位数,之后的编码方式即与封闭性问题一致。

## 六、结束语

结束语一般设置在问卷的最后,用来简短地对被调查者的合作表示衷心的感谢,如"十分感谢您的合作!"。结束语同时可以提醒被调查者检查问卷填写有无遗漏或征询其对问卷设计和问卷调查本身的看法和感受。例如:

---

最后十分感谢您的支持、理解和积极参与! 感谢您对口腔健康的关注!

您对我们的调查有什么建议、意见和要求,欢迎写在下面:

_____

---

# 第三节 问 卷 设 计

## 一、问卷设计的原则

问卷设计是影响问卷调查质量的关键。一份合格的问卷必须围绕调查目的来设计,同时能将问题的信息准确无误地传达给被调查者,而被调查者也容易回答这份问卷。因此,在问卷设计时应当遵循一定的原则。

**（一）围绕调查目的设计问卷**

在明确问卷调查目的的基础上，依据调查目的，遵从一定的理论（如某种口腔疾病病因模型），从实际出发拟定需要调查的问题。在问卷设计中，提什么问题，不提什么问题，如何提这些问题，都必须与调查目的统一。不同的调查一般有不同的目的，因此不同的调查使用的问卷通常也不一样。一般不能简单地采用之前其他调查的问卷，包括全国性调查问卷。

**（二）结构合理有逻辑**

问卷中问题的排列应有合理的结构并遵循一定的逻辑顺序，符合被调查者的思维习惯和心理要求。问题的设置一般遵循先易后难、先简后繁、先具体后抽象、先一般后特殊的顺序。如涉及需回答个人收入等敏感性问题时，被调查者容易产生种种顾虑，影响真实回答。这类问题如有需要则可以尽量设置在问卷的最后，减少出现因被调查者过早遇到类似问题产生心理负担而放弃作答的情况。

**（三）通俗易懂**

问卷用语要亲切，符合被调查者的理解和认知能力范畴。应注意避免使用专业术语，努力做到让被调查者一目了然。例如：

请问您是否有牙科畏惧症？

（1）□有　　（2）□没有　　（3）□不知道

这个问题的题干中涉及牙科畏惧症这一专业术语。因为不知道什么是牙科畏惧症，大多数被调查者会选不知道，而有些被调查者可能有牙科畏惧症却选择了没有，这些人给出的答案就没有意义，所得的结果有明显误差。因此应将上面的问题改为"请问您是否害怕看牙？"更易于理解。

**（四）控制问卷的长度和复杂度**

问卷的长短及复杂程度将直接影响被调查者应答的信心。一份合格的问卷应避免以下两个方面的错误：①问卷篇幅很长，问题太多，需要填答的量太大；②问卷中要求被调查者进行难度较大的回忆和计算。一般来说，问卷的回答时间应控制在20分钟以内。问卷应在满足调查内容、方式和人员要求的情况下尽可能简短、精炼，易于应答。

**（五）便于资料的统计分析**

不同资料的处理和分析方法对问卷设计者有着不同的要求。例如关于受教育程度，如果采用等级变量，则询问其最高学历；如果采用连续性变量，则可询问其受教育年限。

## 二、问卷设计的步骤

为使问卷具有科学性、规范性和可行性，一般问卷设计包括问卷设计的准备、设计问卷初稿、问卷试用、问卷修改和问卷版面设计几个步骤。

**（一）问卷设计的准备**

在问卷设计的准备阶段，问卷设计者首先要明确问卷调查的目的，需要收集的资料。以低龄儿童龋的影响因素研究为例，设计者首先必须明确：该问卷主要研究的是儿童早期龋的影响因素，研究假设中涉及的变量，根据假设和变量应收集的资料，研究的类型是定性研究还是定量研究，根据研究的目的和样本的特征应该采用的问卷调查方式等。在这一步骤中设计者应列出初步的问卷项目清单。

### （二）设计问卷初稿

设计问卷初稿既涉及各种问题的具体表述、答案的安排等方面内容,也涉及问题的排列顺序、整个问卷的逻辑结构、对回答者的心理影响、是否便于被调查者回答等多方面因素。因此,需要一种尽可能统筹兼顾的眼光和具体办法。在传统的问卷设计中,常采用两种方法,一种是卡片法,另一种是框图法,两者各有优缺点。卡片法是根据探索性工作所得到的印象和认识,把每一个问题写在一张卡片上。框图法是根据研究假设和所需资料的内容,画出整个问卷的各个部分及前后逻辑顺序的框图。下面综合上述两种方法,简要描述在电脑上直接编写问卷初稿的方法。

第一步,根据研究假设和所需资料的逻辑结构,建立整个问卷的各个组成部分及其前后顺序的文件;第二步是设计者根据专业知识结合访谈中的印象、认识或记录,把通过探索性工作得到的问题及答案建立 PowerPoint 问卷,每张 PowerPoint 只写一个问题及其答案,并按照问题的主题内容把 PowerPoint 分成几部分,即把询问同一类事物、同一方面问题(例如有关口腔健康知识)的内容放在一起;第三步是按照一定的逻辑结构,对 PowerPoint 中每一个组成部分的问题进行排序;第四步分别从回答者阅读和填写问卷是否方便、是否会造成对回答者的心理影响等方面,反复检查问题的关联性和前后顺序,对不妥当之处逐一调整。最后,当各方面都比较满意时,再按此结构和顺序将 PowerPoint 上的问题转换成 word 文件,加上封面信、指导语、编码等内容,即形成问卷初稿。

### （三）问卷试用

问卷试用的具体方法有两种,一种为客观检查法,另一种为主观评价法。

1. 客观检查法　将设计好的问卷初稿打印 20~40 份,然后按正式调查的要求和方式发放问卷,进行试用。由于调查的对象、方式,以及所用的问卷等都与正式调查相同,所以在正式调查中将会出现的问题绝大部分都会在试调查中出现,客观上起到了对问卷设计工作的检查作用。它主要包括收回问卷后的检查和分析工作,检查内容包括:

（1）回答不全的情况:如果是从某个问题开始,问卷的后半部分都没有填写,那么,一种可能是前半部分的问题太难回答;另一种可能是中断部分连续出现几个很难回答的问题,使被调查者放弃继续填答问卷。

（2）填答错误的情况:填答错误包括内容错误和形式错误两类。内容填答错误往往是由于被调查者对问题含义不理解或误解造成的。因此,要仔细检查问题的表达和语言是否简明易懂,概念是否清楚、明确、具体等。形式填答错误指被调查者在填答问题的方式方法上出现的错误,往往是由于问题形式过于复杂,或者是指示不清楚造成的。

（3）回答无变化的情况:常见有两种情况,一种是绝大部分被调查者对某些问题都选择了完全同样的答案,出现了一致的结果。此时要对问题进行仔细分析,特别注意该问题是否带有倾向性,问题的答案分类是否合理、恰当等。另一种回答无变化的情况则是指某个或某些被调查者对所有或大部分问题的回答选择的是同一个号码的答案。这种情况的出现往往是被调查者应付差事的结果,应认真检查调查方式、封面信等方面的问题。

2. 主观评价法 直接依靠人们对问卷本身结构、问题、答案等的主观评价。其具体做法是:在问卷初稿设计好后,可复印若干份(10~20 份),请该研究领域的专家、学者,研究者的同行,实际调查部门的研究人员及典型的被调查者等,从各自的角度对问卷的各个方面提意见,然后根据意见进行分析和修改。

在有条件的情况下,最好把这两种方法都用于问卷的试用中。如果在试调查中发现问卷初稿的缺点很多,对问卷初稿进行了相当大的改动,那么,对修改后的新问卷还要重新进行试用。因为旧的缺点虽然已经改正了,但是很可能又会产生出新的问题。特别需要说明的是,问卷设计者应亲自参与问卷初稿的访谈,这种直接的试用会给设计者新的启示,也会使其发现问卷的一些潜在问题。

### (四) 问卷修改

问卷的修改工作实际上贯穿于整个设计过程中,除了设计初稿时经常性的修改,以及结合问卷的试用结果进行的修改,还应对整个问卷从头到尾再审核和修改一遍。此时的审核和修改主要集中在两方面:一是整体结构和问题顺序;二是删除不必要的问题。

问卷整体结构方面首先要注意有无遗漏重要内容;其次要注意每一部分的比重是否合适,尽量使各个部分的问题数目大体相当。如果某一部分内容太多,可以考虑将其再细分为不同的部分。问题的顺序则要以问卷能顺利阅读为标准,要特别注意不同部分之间转换的自然性和流畅性。问卷中可有可无的问题应一律删除,以确保问卷中的每一个问题都对研究者所需的信息或调查的顺利进行有所贡献。

### (五) 问卷版面设计

除了问卷的内容,一份印刷精美、方便调查、录入和收藏的问卷会在很大程度上提高调查质量,减少录入错误。问卷的版面设计需要注意以下事项:

1. 推荐使用双面印刷 一般来说,一份问卷应是双面印刷。如果问卷长度超过 4 页,应考虑把它装订成册,使之容易阅读和翻页且不易丢页。

2. 选择高质量的纸张印刷问卷 高质量的纸张可以保证问卷被很多人翻阅、涂改,或转送多次而不受损。

3. 问卷的颜色区分 若在一个调查中,针对不同人群有几类问卷,宜选择不同颜色的纸印刷问卷,以便于区分。

4. 注意版式设计 问卷四周应留有一定的空白,行与列之间不应太紧凑。若是开放性问题,应留有足够的空白,供被调查者填写。问卷的末尾也应留下空白,供调查者完成说明、注释等。

5. 字体和字号 答案和指示语等说明应使用不同的字体和字号,以便于区分。比如问题用黑体,答案用宋体。字号一般不能太大,以免增加问卷的篇幅,多用五号字或小四号字。

6. 归纳整理不同问题 尽可能按问题内容将问卷分为几部分,并总结出标题,使调查者或被调查者看到标题就对问题的内容有大概的了解。同时,也使问卷设计者对问卷内容及结构更加明确,在对问卷资料进行统计分析时也会更加方便。

7. 问题和答案位于同一页 在设计和打印时,要尽量避免问题和答案跨页的情况,使被调查者回答问卷时出现读题不全,造成调查资料不准确的情况。

8. 认真校对 在正式印制问卷之前,一定要认真做好校对工作,避免出现细节性的错误,影响问卷质量及调查资料的准确性。要特别注意有无遗漏问题,认真校对答案及问卷中的数字。

## 三、问题和答案的设计

### (一) 问题的设计

问题及其答案是问卷的主体。问卷中问题和答案的各种形式及其编制要求是问卷设计工作中最具体、最直接,也是最重要的内容。问题的类型在本章第二节已介绍。下面对问卷中常见问题的形式、特点、作用等逐一介绍。

1. 填空式 填空式问句即在问题后面划一短横线,让回答者填写。例如:

您孩子出生时的体重是_____斤。(请保留一位小数,不知道或拒绝回答的填写"N")

填空式一般只用于那些对回答者来说既容易回答,又容易填写的问题,通常只需填写数字,比如被调查者的年龄、身高、体重、家庭人口、子女数目、收入、从事某项活动的时间,以及对事物的评分等。

2. 二项选择式 二项式问句又称是否式问句、伪真式问句。这种问句的回答只分两种情况,即问题的答案只有是和不是或其他肯定形式和否定形式两种,必须二者择一。例如:

您是独生子女吗?(只选一个答案)

(1) □是 (2) □不是

这种问句回答简单明确,可以严格地把回答者分成两类不同的群体,调查结果易于统计归类。但这种问句也有一定的局限性,主要是被调查者不能表达程度差别,回答只有是与否两种选择。若被调查者还没有考虑好这个问题,即对于问题的答案尚处于未确定状态,则无从表达意愿,因而得到的信息量太少,两种极端的回答类型不能了解和分析被调查者中客观存在的不同层次。

3. 列举式 列举式问句是在问题后不提供具体答案,而只提供回答的方式,要求被调查者根据实际情况自行列举若干回答。之所以采用这种问题形式,主要是因为有时设计的问题所能够列举出的答案类别实在太多。例如:

您一般采用什么方法维护牙健康?

_____

4. 多项选择式 多项选择式是对一个问题事先列出三个或三个以上可能的答案,让被调查者根据实际情况,从中选出一个或几个最符合其情况的答案。这也是问卷中采用最多的一种问题形式,包括多项单选式和多项多选式。

多项单选式提供多个选项,只选一个答案,例如:

您对自己的牙和口腔状况评价如何?(只选一个答案)

(1) □很好 (2) □较好 (3) □一般

多项多选式提供多个选项,可选多个答案,例如:

您洗牙费用的报销方式是_____(可多选)

(1) □城镇职工基本医疗保险 (2) □城镇居民基本医疗保险

(3) □新型农村合作医疗 (4) □商业保险

（5）□公费医疗 　　　　　（6）□其他途径报销

（7）□全部自费（没有报销）

需要注意的是,多项多选式的答案编码不是1个,而是多个。即这1个问题的回答结果相当于多个不同问题的回答结果。对这种问题的答案,可以进行频数统计,即将被调查者选择每一个答案的频数汇总起来,计算出其百分比,以比较不同答案被选择的比例,但是无法从这种形式的问题回答中看出被调查者选择的程度差别,即当统计结果显示选择答案1和答案3的比例均为25%时,只能得出这两个动机在被调查者中同等重要的结论,而无法区分和比较它们之间实际存在的程度上或先后顺序上的差别。

5. 顺位式　有时研究者除了希望了解被调查者所选择的答案类别,还希望了解他们对这些类别的看重程度,此时就可以用顺位式问句。顺位式问句是在多项选择式问句的基础上,要求被调查者对问题的答案按照重要程度或喜爱程度进行先后排序。例如:

您为什么（有时候）不刷牙？（最多选择三个答案,并按可能性从大到小顺序填入下面的方框中）

|  |  |  |

（1）□太麻烦

（2）□没时间/太累,懒得刷

（3）□刷牙没什么用处

（4）□无牙,很少牙

（5）□人老了

（6）□刷牙会流血

（7）□没钱买牙刷、牙膏

（8）□没有刷牙的习惯

（9）□其他,请说明_____

顺位式问句的结果既可以像多项多选式那样按3个变量分别进行统计,也可以将这3个变量的结果合并成类似多项单选式那样单一的结果进行统计分析。在将上例的3项回答结果进行合并分析时,需要对答案进行加权平均。

6. 评分式问句　评分式问句的特点是规定10度线段两端的分数分别为10分和1分,例如很好为10分,很差为1分,请被调查者按自己的实际选择一个分数。例如:

假如以10分表示口腔健康状况很好,1分表示口腔健康状况很差,您如何评价自己的口腔健康状况?请在相应的分数上画圈。

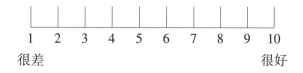

将全部问卷汇总后,通过总分统计,可以了解被调查者的大致自评口腔健康状况,总分越高,表明被调查者的自评口腔健康状况越好。

7. 矩阵式　矩阵式问句是将同一类型的若干个问题和答案排列成一个多行多列的矩阵,被调查者对

43

比后通过数字区间值进行衡量评分。矩阵形式的优点是节省问卷篇幅,同时,由于同类问题集中在一起,回答方式也相同,因此也节省了被调查者阅读和填写的时间。例如:

您是否有以下医疗保障?（每小题选一个答案）

| | 是(1) | 否(2) |
|---|---|---|
| 1）城镇职工基本医疗保险 | □ | □ |
| 2）城镇居民基本医疗保险 | □ | □ |
| 3）新型农村合作医疗 | □ | □ |
| 4）商业保险 | □ | □ |

但要注意的是,矩阵形式具有简明、集中的优点,但并不减少实际问题的数目。比如,此题在问卷中虽然是 1 个问题,但实际上却是 4 个问题。只不过它使用同 1 种提问方式和同一种答案类型提出这 4 个问题。被调查者在填写时较易出现偏倚,即被调查者会将注意力集中于在矩阵中的答案而忽视每个项目的题干。因此,在设计这样的问题时,一定要给出专门的填写说明或填答指导。

设计矩阵式问题时,要注意横标题与纵标题的安排:询问和了解的内容或被评价的事物应放在矩阵的左边,即作为纵标题;而问题的答案类别则放在矩阵的上方,即作为横标题。

8. 过滤式问句　过滤式问句是逐步缩小提问范围,引导被调查者自然而然地对调查的主题做出回答的问句形式。这种询问法不是直截了当,而是采取循序渐进的方法,一步一步地深入,最后引出被调查者对某个所要调查问题的真实想法。这种问句形式通常用于了解被调查者对回答有顾虑或者一时难以直接表达的问题。例如,欲了解家长对孩子矫正牙的意见。若一次性提问(非过滤式提问):

您的孩子不矫正牙是因为费用太高吗?

上述问句会给被调查者一种很唐突的感觉,是不妥的提问法。因为孩子不矫正牙往往是多种原因引起的,很难直接回答,可用如下过滤式问句提出问题:

您对孩子的牙满意吗?

您是否认为牙整不整齐无关紧要?

您认为矫正牙有好处吗?

有人说矫正牙太贵不值得,也有人认为为了孩子牙的美观健康再贵也值得,您是如何看待这个问题的?

从上面的例句可以看到,通过调查人员的逐步引导,使被调查者有一个逐步考虑问题的过程,从而自然真实地回答了调查者的问题。

**（二）答案的设计**

由于大多数问卷主要由封闭式问题构成,而答案又是封闭式问题中非常重要的一部分。故如何设计答案,不仅关系到被调查者能否回答、是否容易回答,同时还关系到问卷调查所得资料的价值大小。因此,答案设计的好坏将直接影响到调查的成功。设计答案时要注意下列原则:

1. 保证答案具有穷尽性和互斥性

（1）穷尽性:是答案包括所有可能的情况,如:

您的性别是＿＿＿＿＿＿＿＿

1）□男　　2）□女

因为对于任何一个被调查者来说,问题的答案中总有一个符合他的情况。但是,如果某个回答者的情况不属于某个问题所列的答案,那么这一问题的答案就一定是不穷尽的。比如:

您认为哪些方法可以预防蛀牙(龋病)?

1）□吃完东西后漱口

2）□刷牙(多刷几次,认真刷)

3）□用含氟牙膏

4）□少吃糖

5）□看口腔科医生

之所以说它不是穷尽的,是因为所列的答案并不是预防龋病的全部方法。因此,会有回答者无法填答这样的问题。因为答案并没有包含他们常用的方法,比如饭后嚼无糖口香糖、窝沟封闭等。解决这类问题的办法是在所列举的若干个主要答案后面,再加上其他,这样那些无法选择所列举答案的人就可以选择这一答案。应该注意的是,如果一项调查结果中选择其他的人数相当多,说明答案的分类是不恰当的,有些主要的、具有普遍性的类别没有专门列出,故难以达到调查目的。

(2)互斥性:是指答案与答案之间不能相互重叠或相互包含,即对于每一个被调查者来说,只有一个答案适合他的情况。如果可同时选择两个或更多的答案,说明该问题的答案不是互斥的,如:

您的职业是____?

1）□教师　2）□医生　3）□企业职员　4）□口腔科医生　5）□其他

以上答案中,医生与口腔科医生不是互斥的。

2. 答案要与问题对应　每个问题的答案必须属于这一问题所涉及的特定的领域,要做到预先设计的答案是针对该问题的答案,不能出现答非所问的情况。这就要求问卷的设计者对问题所涉及的内容范围有十分清楚的认识,并能很好地把握住这一范围中最基本、最主要、最有代表性的方面,恰当地构成问题的答案。

3. 答案只能按一个标准分类　同一个问题的答案只能按一个分类标准来设计,否则会使被调查者感到无所适从。例如:

你们(父母)对子女刷牙的要求是____

(1)□要求严格

(2)□要求不严格

(3)□要求一致

(4)□要求不一致

(5)□没有什么要求

上述答案的分类就涉及要求是否严格、是否一致、有无要求这三个分类标准,被调查者回答起来就会相当困难。

4. 程度式答案应按一定顺序排列　许多涉及调查对象态度的答案具有程度上的意义,这类程度式答案应按一定顺序排列,而且前后应对称。如很愿意、比较愿意、说不清、不太愿意、很不愿意,很满意、比较满意、无所谓、不太满意、很不满意等。如果将答案设计成很愿意、比较愿意、很不愿意或者很满意、很不满意、不太满意、比较满意;无所谓等,就会由于答案不周全或者答案次序凌乱而造成填答困难或产生填答偏差。

5. 注意答案排列方式　对于一般的陈述性问题,一些被调查者常常倾向于选择第一个或最后一个答案。对于具有程度差别的答案类别,大多数被调查者往往倾向于选择非极端的答案。特别是对于收入、消费额等数量答案,被调查者往往倾向于选择偏少的或居中位置的答案。为了防止这类问题的出现,可以采取一些补救的办法。比如,对于一般性的类别答案,可以采用随机化的方法,即将问卷分成几类,每一类问卷中答案的排列顺序不同。对于具有程度差别的答案,特别是收入等数量分组答案,则可以通过扩大类别的范围,增加分组的数量来补救。

6. 注意等级答案的明确性　在问卷中经常会有大量的等级答案,比如经常、有时、偶尔、从不,很好、比较好、一般、不太好、很不好,十分赞同、比较赞同、不太赞同、很不赞同等。只要可能,应该尽量将这些等级类型的答案明确化,以反映被调查者的实际情况。比如,询问被调查者使用牙线的情况,尽管可以用经常用、有时用、偶尔用、从不用来作为答案,被调查者也容易回答,但由于每个人的参考标准不一样,因此有可能同样的频数在不同人的眼里会被当作不同的等级。比如,每周 3 次对于有的人来说可能是经常,但对于其他人来说只能算有时,甚至偶尔。因此,统计得到的各种比例并不能真正反映实际情况。对于这样的问题,最好能够给出具体数字或范围的答案,如将上例的答案改为每天都用、每周 3~4 次、每周 1~2 次、完全不用。

# 第四节　问卷的验证

调查问卷的本质是一种测量工具,用于测量样本人群的某些特征。因此在使用一份问卷开展流行病学研究时,首先需要考虑该问卷是否能有效测量研究的各项变量,以及所收集到的资料的可信程度。问卷的真实性和可靠性是决定问卷设计能否达到研究目的的重要指标。对问卷的真实性和可靠性的验证涉及信度(reliability)和效度(validity)这两个重要概念。

## 一、问卷的信度

信度是指根据测量工具所得到的结果的一致性或稳定性。

### (一)问卷信度的分析方法

由于测量中误差变异的来源有所不同,故各种信度系数分别说明信度的不同层面,从而具有不同的意义。信度分析有两种,即内部一致性分析和稳定性或重复性分析。折半信度、Cronbach α 系数用于评价内部一致性。一般内部一致性系数为 0.70 或更高被认为是可接受的。重测信度、复本信度和评分者信度用于评价稳定性,一般认为稳定性系数大于 0.5 为可接受范围。

1. 重测信度(test-retest reliability)　采用同一份问卷在同一人群中先后测量两次,评价两次测量的相关性,根据调查的结果计算其相关系数,其测量结果的相关系数为重测信度。根据两次测量是否由不同的调查人员进行,重测信度又分为施测者间信度(inter-rater reliability)和施测者内信度(intra-rater reliability)。前者是指两个或两个以上的施测者(rater)在同一时间对同一施测对象施测结果的一致性,测量方式是以相关法为主,由于误差还可来源于调查者对问卷的理解差异及对被测者的影响不同,所以对其信度要求较高,一般要求高于0.85。后者是指同一施测者对相同受测者前后施测的评分是否一致的程度,又称复测信度,其应用最广泛。重复测量有两个缺陷:一是研究对象的特征可能随时间发生变化,故两次测量的差异不只由误差引起;二是重测信度易受练习、记忆或身心成熟度的影响,不一定能真实反映研究对象的特征。因此前后施测时间间隔必须适当,一般以2~4周为宜。避免因时间间隔太短,被测者存在记忆残留效应;或者间隔时间过长,被测者发生性质变化。

一般信度系数大于0.75表示重测信度良好,而低于0.4表示较差。如果统计结果发现某个问卷项目的信度系数低于0.4,则要考虑修改或删除该项目。

2. 复本信度(alternative form reliability)　复本(alternative form)是相对于原本而言的,它是原本的复制品。复本信度指两个平行测验间观察值的相关性。若一个测验有两种以上的复本,则复本可交互使用以避免重测信度的缺点。

使用复本求取信度时使用的复本必须是真正的复本,即在题数、形式、内容、难度及鉴别度等方面都与原本一致,仅在问法与用词方面与原本不同。复本调查可连续或相距一段时间进行。该信度评价方法最接近于平行测试模型,但要设计出真正可互相替代的问卷是非常困难的。连续实施的复本信度又称等值系数。相距一段时间实施的复本信度又称稳定与等值系数。

3. 折半信度(split-half reliability)　重测信度或施测者内信度都需要使用相同测验2次或2次以上。在一种测验没有复本且只能施测一次的情况下可采用折半信度法,以了解对该测验问题回答的一致性程度。通常的做法是将测验题分为前后各半或单双号各半,再根据每个人这两部分的总分计算其相关系数,从而得到折半信度。

折半信度可检查问卷或量表中所询问的问题是否都针对同样的研究内容。整个问卷的信度 $r_{xx}$ 并不是在折半信度 $r_{hh}$ 上乘以2就可以了,而是必须用 Spearman-Brown 预测公式校正: $R = 2R_1/(1+R_1)$。式中 $R_1$ 为两个半表的相关系数。以上是在假定两个分半问卷方差齐的条件下进行的。若两方差不齐,则须用下式: $R = 2[1-(\sigma_O^2+\sigma_E^2)/\sigma^2]$,其中 $\sigma_O^2$、$\sigma_E^2$、$\sigma^2$ 分别为奇数问卷(或其中一个分半问卷)、偶数问卷(或另一个分半问卷)和整个问卷的方差。折半信度的不足之处在于:由于同一组问题可能会存在多种组合方式,从而导致折半信度的计算带有一定的随机性。

4. Cronbach α 系数　最常用的方法是将折半信度的概念延伸,求各题目间的相关性,即整个测验的内部一致性,以计算 Cronbach α 系数,其几乎应用于所有的信度分析中。Cronbach α 系数可避免折半信度的缺点,它对问卷的内部一致性进行更为慎重的估计,因为它相当于将任一条目的结果同其他条目的结果进行比较。Cronbach α 系数的应用条件为:问卷中的所有问题应该是平行的,具有共性的,即所有问题须测验同一现象,并以相同程度解释该现象的变异。口腔健康调查问卷的内容一般同时包含被调查者的属性、口腔健康知识、态度、行为等几个领域,宜分别对其估算 Cronbach α 系数,否则整个问卷的内部一致性较低。一般 Cronbach α 系数以大于 0.7 为宜。Streiner 和 Norman 认为 Cronbach α 系数不宜高于 0.9,以避免人为地通过增加项目数量的方法达到提高该系数的目的,而这种项目数量的增加是仅靠同一问题以差异甚微的不同方式多次出现于问卷中实现的。

**（二）影响问卷信度的因素**

在结构化、标准化程度较高的问卷测量中,信度主要受随机误差的影响,随机误差越大,信度越低。随机误差的来源主要有:

1. 被调查者　如被调查者是否耐心、认真、专注,不受情绪影响。一般来说,调查时间越长,提出的问题越多、越复杂,信度越低。

2. 调查者　如调查者是否按规定程序和标准行事,是否有意或无意对被调查者施加影响,记录的认真程度等。

3. 测量内容　如提问的措辞含糊不清、不易理解,各个题目的内部一致性低,题数少等。

4. 测量环境和时间　如研究人员对被调查者有较大干扰,他人在场,两次测量的时间间隔太长等。

## 二、问卷的效度

效度就是正确性的程度,即问卷在多大程度上反映了想要测量的概念的真实含义。效度越高表示测量结果越能显示所要测量对象的真正特征。

**（一）对问卷进行效度检验的含义**

效度是对问卷所示结果的真实性的检验。对真实性的检验包括两层含义:其一是用来测量某一现象或观念的指标是否恰当;其二是测量结果是否正确反映研究的客观现实。

1. 问卷的指标恰当　既指问卷中的问题是否是要研究的现象,也指选择答案能否全部概括所有的类别。

2. 测量结果正确反映研究的客观现实　流行病学研究中,为评估一种检测方法能否反映真实情况,可选用一种公认的标准检测方法(其检验结果被视为“金标准”,即客观情况就是这样),用标准方法的检验结果与该方法比较,从而产生了敏感度和特异度两个指标,用以判断对真实情况检测出来的能力和确定不属于这种情况的能力。在问卷调查表中有部分问题,特别是有关属性的问题以及少数行为问题是可以使用这种办法来判断的。但是问卷调查表中的很多问题,特别是有关态度、信念及一些行为问题要使用另外两种方法来判断。第一种方法是查看使用问卷调查表得到的结果与该领域目前公认的知识、理论是否吻合。例如吃糖会使患龋的概率增加,这点已经成为医学界公认的结论,假若使用该问卷得到的结果与此相反,则该问卷结果的真实性是值得怀疑的。第二种方法是通过追踪调查对象的行为来判断问卷中有关态度、信念及一些行为问题的回答是否真实。

**（二）问卷效度的分析方法**

效度是一个多层面的概念,是相对于特定的研究目的和研究侧面而言的。因而,检验效度必须针对其特定的目的、功能及适用范围,从不同的角度收集各方面的资料分别进行。检验效度的方法大体有以下几种:

1. 内容效度　内容效度(content validity)是指测验内容适当的程度,包括想研究概念的测验内容是否足以涵盖重要的概念元素,以及测验内容对重要概念元素的分配比例是否适当。

内容效度实质上是一个判断问题。贝利在《现代社会研究方法》中指出,内容效度必须考虑两个主要问题:①测量工具所测量的是否正是调查人员所想要测量的那种行为;②测量工具是否提供了有关的那种行为的适当样品。

第一个问题涉及研究者的主观判断能力或定义性的判断。第二个问题取决于研究者对研究变量的全面了解。检查内容效度就是检查由概念到指标的经验推演是否符合逻辑,是否有效。对此只能凭借人们的主观判断和共同定义,因为对一个概念的理解是因人而异的,但在科学研究中,需要以大多数科学家所接受的概念定义为标准。

2. 效标关联效度　效标关联效度(criterion-related validity)又称准则效度。准则是被假设或定义为有效的测量标准,符合这种标准的测量工具可以作为测量某一特定现象或概念的效标(criterion)。对同一概念的测量可以使用多种测量工具,其中每种测量方式与效标的一致性称为效标关联效度。用几种不同的测量方式或指标对同一变量进行测量,将其中一种测量方式或指标作为标准,其他测量方式或指标与该标准比较,如果有相同的效果,则其他测量方式或指标也具有标准效度。值得注意的是,作为标准的第一次测量必须至少具有内容效度,才能作为评价另一个测量是否有效的标准。效标关联效度又可分为同时效度(concurrent validity)和预测效度(predictive validity)。同时效度是指测验结果与当前的效标相关的程度,通常以相关法来计算。例如:已知量表A(效标)能有效评估口腔健康相关生活质量,现在要设计一份新的量表B,设计者可同时给予受访者两种量表,计算测验分数与效标材料的相关度,从而得出同时效度。预测效度是指测验结果与未来有关方面表现之间的相关程度。例如:设计一种有预测效度的测量工具,以了解是否可用乳牙龋的患病情况预测以后恒牙患龋的可能性。施测者需先测患儿乳牙龋的患病情况,并追踪其以后恒牙龋的患病情况(效标)。比较二者的相关程度,从而判定此测验的预测效度。效标关联效度可以用两种测量工具得出的观测值之间的相关系数来衡量,而不是靠主观判断,但它的局限性是有些作为效标的测量工具只是假定有效的,它本身是否真正有效并没有理论依据。

3. 建构效度　建构效度(construct validity)是指测验能测量理论的概念、结构或特征的程度。建构(construct)是心理学上所说的抽象且属假设性的概念,例如智力、焦虑、动机等。这些概念的建构效度并不容易获得,且非单一的研究就能建立,必须累积许多研究结果才更全面。考查建构效度就是要了解测量工具是否反映了概念和命题的内部结构,这种方法常在理论研究中使用。由于它是通过与理论假设比较来检验的,因此建构效度也称为理论效度。理论假设一般是陈述两个概念($x$ 和 $y$)之间具有相关性的,那么在经验层次上对 $x$ 的测量与对 $y$ 的测量也应当是相关的。测量同一个概念可以用多个指标。当用多个指标来测量两个概念之间的关系时,如果不同指标的测量都反映理论所假设的关系,那么这些测量就具有建构效度。

建构效度的建立通常由理论架构而来,提出相关假设,运用适当的测验,然后分析施测结果以验证测验题目是否符合理论。若不符合理论,则需修改测验题目再施测,但有时也需考虑理论及假设的合理性,以决定其是否需要修改,经过多次反复的过程得到有建构效度的测验。获得建构效度可用相关法、实验法、因子分析(包括探索性及验证性)等各种可能达到目的的方法。

4. 内在效度和外在效度 测量涉及具体的时间、地点和调查对象。如果在一项具体研究中,对内容效度、效标关联效度、建构效度的检查没有发现问题的话,就可以认为这一研究具有内在效度,其结论可以有效解答所研究的问题。但是,这一研究结论的有效性是否适用于其他时间、地点和调查对象吗?这就涉及外在效度的问题了。可以说,内在效度是指一项研究的结论的有效性,外在效度是指这种研究结论的普遍有效性。例如1993年从我国一些城市抽取几百名工人进行研究,发现工人的口腔健康知识普遍贫乏,那么,这一结论适用于我国所有城市,还是仅适用于这几百名工人呢?它适用于20世纪90年代,还是进行研究的当年呢?由这一例子可以看出,对外在效度的检查要考虑样本的代表性和特殊性,以及研究时间、地点、情境和研究内容的普遍意义。

### (三) 影响问卷效度的因素

一般测量时容易产生误差的原因中,来自研究者的因素包括测量内容(遣词造句、问题形式等)不当、情境(时间长短、气氛、封面信等)以及研究者本身的疏忽(听错、记错等),来自被调查者的因素则可能是其个性、年龄、受教育程度、社会阶层及其他心理因素等。

所有影响信度的因素也必然影响效度。除随机误差外,效度还受系统误差和其他变量的影响。这些影响可主要考虑两个方面:

1. 测量工具 测量的效度在很大程度上取决于问题的效度。因此,在设计问卷时,要谨慎考虑调查的项目和内容,并对概念的定义和问题的内容效度进行检查。

2. 样本的代表性 样本的代表性是影响外在效度的重要因素。要提高研究的外在效度,就有必要采用概率抽样的方法,而且当研究总体的异质性很高时,还应加大调查的样本量。

## 第五节 问卷的发放与回收

问卷调查实施阶段的主要工作就是问卷的发放与回收。最常使用的方式是自填式问卷调查(self-administered questionnaire)和访谈式问卷调查(interview-based questionnaires)两大类。

自填式问卷调查又可分为:①送发式问卷调查,问卷直接发到被调查者手中,当场填答后收回;②邮寄式问卷调查,问卷通过邮寄送到被调查者手中。被调查者按照问卷上的问题选择答案自己填写,再寄回发出单位。随着互联网的发展,还可以通过网络和电子邮件进行问卷调查。

访谈式问卷调查包括:①面对面访谈(face-to-face interview),是由调查者当面向被调查者询问问卷上的问题,被调查者回答,调查者进行记录的一种调查方式;②电话访谈(telephone interview),调查者通过电话向被调查者传达问卷上的问题和答案,被调查者回答,调查者进行记录的一种调查方式。

在口腔流行病学研究中应用较多的是送发式问卷调查和面对面访谈,因此本节着重介绍这两种发放问卷方式的组织与实施,其他问卷调查方式仅简单介绍。

## 一、送发式问卷调查

送发式问卷调查就是调查者亲自或派人将问卷送给被调查者,待被调查者填答完毕后,当面或派人收回问卷,也可由被调查者通过邮局寄回问卷。

### (一) 送发式问卷调查的实施方式

送发式问卷调查的具体实施方式有两种,一是个别送发;二是集体送发。

1. 个别送发　个别送发又称直接送发,即调查者亲自或派人直接将问卷派送给被调查者,待其填答完毕后当面回收问卷,或请被调查者通过邮局寄回问卷,也可以在发完问卷之后,隔一段时间再登门回收问卷。

个别送发问卷的优点是便于调查者当面向被调查者解释该次调查的目的、意义,说明问卷填答的方法和要求,有利于了解和分析影响回答的因素。其缺点是要将问卷一份一份地送发给被调查者,因而调查费用较高,花费的时间也较多。

2. 集体送发　集体送发又称间接送发,是指调查者通过某些组织如学校、工厂等,间接地将问卷送发给被调查者,然后回收问卷。回收问卷仍可以通过组织途径回收,也可由被调查者自行寄回问卷。一般来说,只有当被调查者隶属于某组织,才能利用该组织发放问卷。

集体送发问卷的特点是问卷发放集中、统一、便捷。一般来说,口腔流行病学调查问卷的研究部门应尽量与相关组织联合,采用集体送发方式,节省调查费用和调查时间,回复率也比较高。

### (二) 送发式问卷调查的特点

1. 回复率高　问卷应答率有两个含义,一是问卷中每一个问题的应答率,提高这一应答率主要应在问卷设计上多下功夫,仔细推敲。另一个含义是,回收的问卷份数与发出份数的比例,有时也称为问卷的回复率(response rate)。在几种问卷调查方式中,送发式问卷调查的回复率与访谈式问卷调查的回复率是最高的,如果采用组织发放、组织回收问卷的实施方式,回复率有可能达到100%。高回复率十分有利于调查资料的统计分析。

2. 综合性　从某种意义上说,送发式是邮寄式和访谈式的结合,因而兼有两者的优点。例如,送发式问卷由被调查者自己填写,因而具有匿名性强的优点。问卷可由被调查者自行邮寄回收,因此具有邮寄式问卷调查自填问卷的特点。同时,送发式问卷调查有利于向被调查者进行口头宣传和解释,便于解答填答过程中出现的问题,可以减少无效问卷,因而又具有访谈式问卷调查应答率高的特点。因为是当面将问卷发送给被调查者,因而在调查费用和调查时间的花费上,送发式也介于邮寄式和访谈式之间,即比邮寄式高,比访谈式低。

3. 应用范围广　按照调查的范围,问卷调查可分为全面调查(即普查)和部分调查,部分调查又可分为偶遇调查、专家调查和抽样调查。从适宜应用的范围来看,邮寄式适用于偶遇调查、专家调查和抽样调查;访谈式适用于偶遇调查、抽样调查及小规模全面调查;电话式适用于偶遇调查和抽样调查(在电话普及率高的条件下);送发式适用于所有的调查类型,但有一个限制,即被调查者必须识字,否则无法自填问卷。

## 二、访谈式问卷调查

访谈式问卷调查是调查者按照统一设计的问卷向被调查者当面提出问题,调查者根据被调查者的口头回答来填写问卷。

### (一) 访谈式问卷调查的组织与实施

在所有的问卷调查方式中,访谈式问卷调查的实施工作是最复杂的。实施调查的第一步是组建调查者队伍。访谈式问卷调查的工作量相当大,仅有几个调查研究者是难以完成这一工作的,必须有一批调查者。第二步是培训调查者。调查者在调查开始前,往往没有调查经验,也缺乏专业技能训练,因此需要专门培训。第三步是调查并回收问卷。调查者携带问卷和被调查者的名单、住址,面对面进行调查,调查完毕后再由调查者带回问卷。

访谈式问卷调查不仅要求调查者有良好的专业素质,还要求出色的组织能力,能够顺利、高质量地完成调查工作。调查者的来源主要是在职工作人员,例如当地卫生部门或机构的工作人员,他们熟悉调查区域,能较快完成调查工作。也可采用招聘的方式,例如招聘在校大学生等。

### (二) 访谈式问卷调查的特点

1. 他填式　访谈式问卷调查是由调查者根据问卷发问,被调查者回答,再由调查者根据其回答填写问卷并当场回收问卷。这种形式与邮寄式和送发式不同,是一种他填式问卷调查(电话式也是如此)。他填式问卷特别适宜文化水平低的被调查者,他们的文字能力可能较差,但可以通过言语沟通。例如,2015年开展的第四次全国口腔健康流行病学调查主要采用的就是这种问卷调查方式。另外,如果被调查者对所提的问题不理解,调查者还可当面进行解释,有利于控制访谈过程,避免错填或漏填。

2. 回复率高　与送发式问卷调查一样,访谈式问卷调查的回复率也很高。面对面调查只要方式、方法适当,一般不会遭到被调查者拒绝。

3. 匿名性差　访谈式问卷调查采用的是一问一答的调查方式,匿名性差。虽然口腔健康调查较社会调查遭拒绝的可能性较小,但调查者仍应与被调查者建立良好的人际关系,并强调保密原则。此外,由于匿名性差,在问卷中不宜涉及家庭隐私问题,否则,被调查者可能拒绝回答或给出不真实的回答。

4. 费用高　在调查规模相同的条件下,访谈式问卷调查所花费的时间和经费比其他调查方式都要多。因此,采用这种方式应考虑人力、物力、财力的条件。如果采用抽样调查,由于被调查者的名单是预定的,要是某个被调查者不在家,调查者还需再次甚至数次登门拜访,才能完成一份问卷的填答,这样就有可能延长调查时间。访谈式问卷调查一般适用于偶遇调查、抽样调查和小规模的全面调查,尤其适宜于文化水平不高的被调查者。

### (三) 问卷调查访谈技巧

与无结构访谈调查不同,问卷调查是一种有结构的调查,调查内容和提问顺序都已印制在统一的问卷上,无须调查者临场发挥。因此,与无结构访谈调查相比,问卷调查(指送发式和访谈式)的访谈技巧相对简单。

1. 如何与被调查者沟通　调查者遇到的第一个问题就是如何接近被调查者。如果是非随机抽样调查,还有涉及如何选择被调查者。如果采用随机抽样调查,调查者只要根据事先抽选的被调查者的名单与地址找到被调查者就可以开始访谈。

第一步是与被调查者打招呼。一般来说,称呼要入乡随俗、亲切大方。称呼没有统一的模式,要根据当地的风俗习惯,根据被调查者的年龄、身份等实际情况灵活运用。

第二步是介绍来意。打过招呼之后,调查者应主动自我介绍,并说明自己的来意。成功地介绍来意是得到被调查者理解与合作的关键。一般来说,问卷设计者应为调查者设计统一的介绍词并印制在问卷上,介绍词的内容要简明、诚恳、亲切。但调查者也可根据具体情况适当变更,介绍的一般程序是:先自我介绍,介绍自己的姓名和身份,再简要介绍本次调查的目的和意义,以及一些基本的要求,最后表示恳切希望被调查者给予积极的配合。下面就是一份问卷的介绍词部分:

---

×××先生/女士:

您好!

我们是中山大学附属口腔医院的医生,在×××地区开展口腔健康教育活动,如果能占用您半小时的时间,同您谈谈有关牙保健的问题,我们将十分感谢。我们这次调查根据科学的方法抽选了一部分居民作为调查对象,您是其中的一位。所以,您所谈的情况将代表许多与您一样的居民。我们的调查不记姓名,您所谈的内容只用于统计分析,调查资料也将严格保密,因此您不必有顾虑。您只要根据实际情况如实回答,就达到了调查目的,没有对与错。您所谈的情况将为当地居民的口腔保健提供所需要的信息,帮助我们了解口腔健康教育活动的社会效果。在此先向您表示衷心的感谢! 下面请您根据实际情况回答问题。

---

2. 提问要领 如果采用送发式问卷调查,介绍完毕就可将问卷交给被调查者。如果是采用访谈式问卷调查,介绍完毕才开始调查,调查的方式是一问一答。问卷调查的前提是给所有被调查者以相同的信息,然后记录其反应。所以,原则上调查者必须严格遵守问卷的措辞与提问的顺序。当被调查者不明白提问的意思时,应该尽量按原来的表达方式慢慢地重复。必要时可以对问题进行解释,但应避免暗示。下面着重介绍提问时应注意的几个问题:

(1) 调查者的举止和态度:调查者的举止和态度对被调查者影响很大,因此适当的举止和态度是调查成功的关键之一。一般来说,调查者的举止和态度应做好以下五点:①态度必须友好,但应公事公办;②保持客观,对于被调查者的任何回答,不能表达个人看法;③对任何问题都保持相同的语气和声调;④说话清楚,语速不慌不忙,给人信任感;⑤除调查者角色外,不应扮演其他角色。

关于口腔健康问题的问卷很可能被调查者会咨询很多关于口腔健康的问题。调查者应谨记自己调查者的身份,不是医生或其他角色。切记不要给被调查者妄下诊断,正确的做法是告诉被调查者看医生。

(2) 保证一对一访谈:问卷调查的调查对象是个人(或家庭),在调查时,应该只有调查者与被调查者在场,进行一对一交谈。如果交谈时有其他人在场,难免会产生一些顾虑和影响,这时调查者应请其他人回避。

（3）避免被调查者看到问卷：因为问卷上的答案可能会产生诱导作用，造成回答误差。一般来说，被调查者关心并窥视问卷是因为调查者本人不熟悉问卷，其过分注意问卷时容易出现这种情况。

（4）灵活宣读问卷：访谈式问卷调查的原则之一是要求调查者按照问卷内容一项一项地向被调查者宣读，并如实记录被调查者的回答。应严格按照调查表上的问题问，不增添语言，不改变句子的结构，严格按照调查表中的原话，逐字逐句地念出，特别注意不要通过加词，把一些中立性的问题变成有倾向性的问题。假若调查者任意改变问题，该被调查者的回答就难于与其他被调查者的回答相比较，从而影响整个调查的质量。若被调查者不能理解调查表中的问题，调查者应以稍慢的速度重读该问题，若被调查者仍不理解或是从他的回答中感到他未理解，可以给予解释，但不要使用专业术语，应参考调查者手册，尽可能给予直截了当的解释。

（5）对被调查者回答有疑问时的处理：若调查者对被调查者的回答有疑问，不用再问一遍，而应重复一遍答案，以验证其回答无误。

（6）正确使用探查语句：当被调查者没有按照问题下面的选择答案回答，或者是一个不确定的回答时，为进一步明确答案，可以使用探查语句。但是不要过度使用探查语句，也就是说一般情况下不使用探查语句，以免使用不当，从而影响调查结论。

探查必须是中立的，以免影响被调查者的回答，具体说来，问题应无倾向性，没有暗示。如：您能再解释一下您的意思吗？请您具体描述一下，好吗？等等。

（7）提问结束表达谢意：提问结束，调查者应再一次表示感谢，可重新浏览一遍问卷，确认将漏记的和不明确的地方并及时补充完整。有时，由于被调查者不在家或抽不出时间接受调查，调查者可约定下次调查的时间，进行第二次甚至第三次登门调查。

### 三、邮寄式问卷调查

邮寄式问卷调查是调查者将设计好的问卷装入信封，通过邮局寄发给选定的调查对象，并要求被调查者按照规定的要求和时间填答问卷，然后将填答完毕的问卷寄还给调查机构。邮寄式调查问卷一般采用抽样法确定调查对象。因此，应先确定调查对象，并收集调查对象的通信地址。对于邮件收寄困难的地区，不宜采用邮寄式问卷的方法。

邮寄式调查问卷的回收也通过邮政系统。调查者可以在寄回问卷的信封上贴邮票，也可由调查者到邮局办理有关手续，只需在信封上贴上某一标志而无须贴邮票，由调查者统一向邮局支付邮资。

与送发式和访谈式问卷调查相比，邮寄式问卷调查的主要优点是节省人力、物力、财力，且一般都不要求被调查者署名，故匿名性强。其主要缺点是应答率低，使得统计结果与设计的样本总体可能相差较多，因此，相对于送发式和访谈式问卷调查方法，这种方法在口腔流行病学研究中的应用较少。

### 四、电话调查

电话调查是调查者通过电话，按照问卷的项目逐一询问被调查者进行调查的一种方式。随着访谈式问卷调查的成本越来越高，人口的快速流动以及被调查者的戒备心和出于对调查者安全的考虑，加之智能手机在我国的快速普及,通过电话开展流行病学调查不仅可能,而且可行。目前,电话调查在我国公共卫生领域的应用正逐步增加。其中,行为危险因素监测、满意度调查以及传染病流行病学调查等已成为电话调查的经典案例。电话调查的主要形式有传统的纸笔访谈式调查(paper and pencil interview,PAPI)和计算机辅助式电话调查(computer assistant telephone interview,CATI)。前者只是通过电话进行调查,而在抽样、问卷编印与记录、资料录入及资料管理方面还是采用传统的人工方式处理。后者是通过计算机系统实施的电话访谈。相对于传统的电话调查,CATI 调查只需要访问人员坐在计算机终端前,戴上耳机式电话,根据计算机所显示的调查问题,对被访问者进行询问,然后将被访问者的回答录入系统中即可,更加便捷与高效。

## 五、基于网络的问卷调查

基于网络的问卷调查是调查机构或个人通过网络邀请被调查者参与回答问卷以获取研究信息的一种调查方式,属于在线调查的一种。随着我国互联网和智能终端的应用普及,网络问卷调查已成为目前广泛运用的一种问卷调查形式。通过将预设好的问卷在网络上发布或通过网络传送,受访者可以便捷地在网络终端完成问卷的填写。这种问卷形式的优势是方便、快捷、成本低廉、隐私性强且不受时间和空间的限制。但由于对可能出现选择性无应答和所获得数据的可靠性不足等方面的问题,基于网络的问卷调查目前在流行病学研究中仍不多见。

根据所采用的技术,网络问卷调查一般有两种方式:一种是站点法,即将问卷放在网络站点上,被调查者自愿填答。被调查者填写这类问卷时,只要在网页上点击或输入各题答案再点击提交,即可完成一份网络问卷的填写。这种方法是守株待兔式的,即调查者根据调查目的设计问卷,建立数据库,被调查者填答完成后可自动将答案保存并统计结果。一些基于站点的网络问卷还兼具实时查看结果的功能,交互性较强。另一种是电子邮件法,即使用电子邮件将问卷发送给被调查者,被调查者完成问卷填写后再将已填好的问卷通过电子邮件发回给调查者。从操作上看,电子邮件法是一种更为主动的调查形式。首先,电子邮件法与站点法不同的是,被调查者可以将问卷下载后离线填写,完成问卷后再发送至调查者的邮箱。该方法对网络的依赖性更低,填答时间灵活性更强。其次,通过控制电子邮件发送对象的地址,可以实现对调查样本特征、数量的总体控制,使调查更加科学严谨且利于大型跨区域调查的实现。但是需要注意的是,随着现在网络垃圾文件和病毒文件的增多,作为电子邮件发送的调查问卷也有可能被调查者当作垃圾文件而直接删除,导致调查问卷的回收率达不到设计要求,影响整个网络调查的研究质量。

总之,网络问卷调查作为一种新兴的问卷调查方式既有优势,也有一定的局限性,在实际应用中需要扬长避短。

## 六、提高问卷调查回复率的方法

提高问卷的回复率十分重要,直接关系到调查的成败。下面介绍一些提高回复率的方法:

1. 问卷问题不宜过多　一份问卷的问题不宜过多。文字表达要简明清楚,问卷最好采用画圈、打勾等选择形式,不应要求填写者书写过多,以免被调查者因被占用较多时间而失去填写问卷的兴趣。

2. 版面设计要整洁醒目 问卷版面应美观,容易阅读,这有助于提高应答率和回答的可信度。

3. 权威性机构实施调查 由权威的非营利性质的调查机构(如大学)实施调查,回复率较商业机构高。这种方法不仅适用于网络问卷,也适用于其他问卷调查方式。权威性强的机构的号召力较强,容易引起被调查者的重视。被调查者可能认为自己反映的情况有用而乐意填答问卷。

4. 事先送达调查通知书 被调查者事先对研究目的和意义有所了解会更乐意接受调查。但是在电话调查中,有学者认为预告信对于提高回复率并不显著。

5. 为被调查者提供邮寄方便 为被调查者提供方便可提高回复率。例如,在寄给被调查者一份问卷的同时,附上回函用的信封,信封上应写明回收问卷者的邮政编码、地址和姓名,还应贴足邮票。

6. 激励措施 赠送口腔保健用品、纪念品等有助于提高应答率。向被调查者提供因调查产生的费用报销或补贴是另一类可考虑的激励措施,既表明了调查者的恳切希望,也是向被调查者的合作表达谢意的一个好方式。但是,激励措施也可能会产生样本选择偏倚,破坏被调查者的匿名性,并且增加调查成本,因此需要慎重考虑。

7. 落实责任 如果采用集体送发方式,负责送发问卷的组织应高度重视,用层层负责的方式分发和回收问卷。例如,在某学校采用集体送发方式进行问卷调查,首先应该得到校领导的高度重视,由其指定专人负责,然后根据被调查者的人数,将问卷分发到各年级,各年级也应指定专门负责人,如果有必要还可指定班级的专门负责人。如果采用个别送发方式,回复率与调查者的素质与访谈技巧有很大关系,应该注意对调查者的培训。

8. 寄提示信 在问卷寄出一段时间以后,例如半个月以后,若问卷回复率还未达到调查研究要求的回复率,调查者可考虑向未回函的被调查者寄一封提示信。提示信的内容主要是提醒被调查者填答问卷,尽快回函。同样,提示信的措辞应该礼貌、诚恳,切忌生硬的态度和催促的语气。有时,寄出提示信后,问卷回复率仍不理想,可考虑寄第二封提示信。第二封提示信一般可在问卷寄出之日的一个月以后发出,在第二封提示信中应同时附上一张问卷,以防被调查者因丢失原先收到的问卷而无法回函。

9. 通过电子邮件开展调查时,需注意避免使用垃圾邮件语言。邮件内容尽量使用个性化信息,如称呼应使用被调查者的姓名而非通用称呼。此外,还应简要附上邀请信息,如介绍研究者获得被调查者电子邮件地址的途径、调查目的、调查内容、是否匿名答卷等,以提高被调查者者的兴趣和接受程度。

(陶 冶 涂家珍 林焕彩)

## 参 考 文 献

1. AHMED S M, ADAMS A M, CHOWDHURY, et al. Gender, socioeconomic development and health-seeking behavior in Bangladesh. Soc Sci Med, 2000, 51(3):361-371.

2. CAREY R N, REID A, DRISCOLL T R, et al. An advance letter did not increase the response rates in a telephone survey: a randomized trial. J Clin Epidemiol, 2013, 66(12):1417-1421.

3. DRAPER H, WILSON S, FLANAGAN S, et al. Offering payments, reimbursement and incentives to patients and family doctors to encourage participation in research. FamPract, 2009, 26(3):231-238.

4. EDWARDS P J,ROBERTS I,CLARKE M J,et al. Methods to increase response to postal and electronic questionnaires. Cochrane Database Syst Rev,2009,3（3）:MR000008.

5. INGLEHART M R,BAGRAMIAN R A. Oral health-related quality of life. Chicago:Quintessence publishing co. ,2003.

6. KIRCH W. Encyclopedia of public health:oral health behavior. Dordrecht:Springer,2008.

7. MCDOWELL,IAN. Measuring health:a guide to rating scales and questionnaires. Oxford:Oxford University Press,2006.

8. NUNNALLY J C,BERNSTEIN I H. Psychometric theory. 3rd ed. New York:McGraw-Hill,1994.

9. STREINER D L,NORMAN G,CAIRNEY J. Health measurement scales:a practical guide to their development and use. Oxford:Oxford University Press,2015.

10. VAN GELDER M M,BRETVELD R W,ROELEVELD N. Web-based questionnaires:the future in epidemiology? Am J Epidemiol,2010,172（11）:1292-1298.

11. 窦相峰,林晖,王小莉,等.计算机辅助电话调查技术在传染病防控中的应用.首都公共卫生,2010,4（02）:61-63.

12. 郝爱华,李翠翠,潘波.广东省居民对国家基本公共卫生服务项目的知晓率和满意度调查研究.中国全科医学,2019,22（04）:407-412.

13. 李灿,辛玲.调查问卷的信度与效度的评价方法研究.中国卫生统计,2008（05）:541-544.

14. 孟雪晖,朱静辉.社会调查与统计分析实验教材.杭州:浙江大学出版社,2016.

15. 许国章,张涛.社区现场调查技术.上海:复旦大学出版社,2010.

16. 栾荣生.流行病学研究原理与方法.2版.成都:四川科学技术出版社,2014.

17. 王兴.第四次全国口腔健康流行病学调查报告.北京:人民卫生出版社,2018.

18. 周扬帆.统计调查中CATI系统的实验应用.统计与决策,2019,35（24）:73-76.

19. 肯尼思·D·贝利.现代社会研究方法.许真,译.上海:上海人民出版社,1986.

# 第五章　口腔健康知识、态度、行为的关系

口腔健康知识、态度、行为是口腔流行病学的基本资料,在评价目标人群口腔健康状况、确定目标人群有待解决的口腔健康问题等方面都具有不可替代的作用,也是制定口腔健康教育和促进计划、评价口腔健康教育和促进效果最基本的资料。

## 第一节　口腔健康知识

### 一、口腔健康知识的概念

**（一）口腔健康知识的定义**

知识是指人们在改造世界的实践中所获得的认识和经验的总和。口腔健康知识(oral health knowledge),是指人们在工作、学习和生活实践中所获得的对于口腔健康的认识和经验的总和。

**（二）口腔健康知识的主要内容**

口腔健康知识包括很多方面,以下仅列举常用知识简要说明:

1. 口腔的基本结构和功能的知识　例如:①人的一生有乳牙和恒牙两副牙,牙的功能包括咀嚼、美观、言语(发音)。②"六龄牙"的知识:什么是"六龄牙"? "六龄牙"为什么很重要? "六龄牙"为什么易患龋? 如何保护"六龄牙"? ③"智齿"的知识:什么是"智齿"? 阻生"智齿"有什么危害? 为什么阻生"智齿"需要拔除?

2. 自我口腔保健(口腔卫生)的基本知识　自我口腔保健是采用一切有利于口腔健康的措施,以提高自身的口腔健康水平,其基本知识内容包括刷牙、使用牙线、饮食与口腔健康的关系、自我口腔检查判断是否患牙龈炎等方面的基本知识。

（1）刷牙方面的知识:①乳牙一旦萌出,家长就需要为婴幼儿刷牙。②家长可以教2岁大的幼儿自己刷牙,但承担刷牙任务的主体仍是家长。③家长帮婴幼儿刷牙使用的方法是最简单的圆弧刷牙法。④应用正确的刷牙方法刷牙,使用适合自己的牙刷和含氟牙膏。

（2）牙线的基本知识:①什么是牙线? ②牙线有什么作用? ③如何使用牙线? ④正确使用牙线是安全有效清洁口腔的方法,建议每天至少使用一次牙线。

（3）饮食习惯与口腔健康关系的基本知识:①糖是龋病的重要致病因素之一,世界卫生组织建议游离糖摄入量降至摄入总能量的10%以下。②尽量减少每天进食含糖食品的总量和次数,避免在两餐之间

进食含糖食品,不喝碳酸饮料。③睡前不吃东西。④不咬过于坚硬的东西。⑤均衡饮食、不挑食等。

（4）自我口腔检查判断是否患牙龈炎的知识:①刷牙时刷毛带血迹,吐出的泡沫带血。②咬过的食物有血迹等。③照镜子发现牙龈边缘发红,轻微肿胀。

3. 各种口腔常见病的知识 包括口腔常见病(龋病、牙龈炎、牙周炎、牙外伤等)的病因、发病机制、症状和防治措施方面的知识,重点是龋病和牙周病的知识。

（1）病因的知识:①牙菌斑及其致病作用;②甜食的致龋作用;③吸烟、过量饮酒对口腔健康的危害;④唾液与口腔健康的关系。

（2）症状的知识:①冷热酸甜等刺激引起不适提示牙可能患龋;②牙龈出血、肿胀、牙松动移位提示牙龈炎或牙周炎。

（3）预防措施的知识:①氟化物的知识,知道什么是氟化物,氟化物能防龋,含氟牙膏和其他氟化物防龋的应用途径(氟化水源、氟化牛奶、含氟漱口水、含氟涂料和含氟凝胶等);②窝沟封闭的知识,知道什么是窝沟,什么是窝沟封闭,哪些牙需要做窝沟封闭;③前牙外伤的知识,好发年龄及应急处理的知识。

4. 口腔健康与全身健康关系的知识 口腔健康是全身健康不可分割的组成部分,口腔疾病会引起多种多样的全身病变,轻者导致食欲不振、消化不良、发育障碍等,重者导致肾炎、心脏病等,严重影响全身健康。另外,全身健康状况不良,如内分泌疾病、血液病、营养不良等全身性疾病也会导致罹患口腔疾病的风险增加。

5. 专业口腔保健知识 知道口腔需要定期检查,隔多长时间应该检查口腔,多长时间应进行口腔洁治,孩子第一次看牙应在什么时候等。

## 二、口腔健康知识的来源

口腔健康知识可来源于人们的工作、生活和学习等实践活动,其来源广泛,但由于各个国家的社会经济发展水平、文化传统、口腔保健服务体系的不同,口腔健康知识的主要来源各不相同。

### （一）新媒体

新媒体的出现极大地改变了人们的生活方式,使得人们的生活变得越来越便捷。新媒体对各种信息的传播也使得人们的知识越来越丰富,成为人们获取知识的重要途径。

1. 新媒体的概念 联合国教科文组织对新媒体下的定义:以数字技术为基础,以网络为载体进行信息传播的媒介。新媒体(new media)是利用数字技术,通过计算机网络、卫星等渠道及电脑、手机等终端,向用户提供信息和服务的传播形态。目前新媒体以网络新媒体、移动新媒体、数字新媒体等为主,拥有数据性、互动性、超文本、虚拟性、网络化、模拟性六个特征。

2. 新媒体下健康知识传播的特点

（1）传播渠道及形式多样化:我国的互联网络发展迅速,形成了健康网站、手机应用程序(APP)等共同发展的局面。特别是手机 APP 的广泛应用、智能手机的普及使人们可以随时随地搜寻健康信息,阅读、获取健康知识。新媒体的传播方式涵盖了人内传播、人际传播、群体传播、组织传播、大众传播等形式,弥补了传统媒体照顾不到的信息空位,传播速度和广度都得到了前所未有的提升,使健康教育的相关信息得以快速传播。

（2）传播的及时性和互动性增强:数字化的互联网传播,能将图文、视频等整合在一起,使健康信息实现瞬时传播,成本低、效率高。

（3）信息容量大:新媒体信息容量大的特点能满足受众对健康知识信息量的需求。

（4）形式灵活多样:新媒体的形式多样,不同的健康知识可选择适合的类型,以满足各类受众的需求。

### （二）电视、广播等传统大众传播媒介

电视、广播等大众传播媒介在世界各国都是口腔健康信息的重要来源之一。在许多发展中国家随着电视的广泛普及,制作口腔健康教育视听材料,并通过该渠道开展口腔健康教育活动,无疑仍是普及大众口腔健康知识的良好途径。

### （三）报纸、杂志、书籍

报纸、杂志、书籍作为印刷媒体,是口腔健康信息的重要来源之一。作为传统媒体,国家监管严格,其权威性和可信度较高,虽然在网络新媒体时代其传播效果有所下降,但仍有不可替代的重要作用。

### （四）医院的卫生宣传栏

医院的卫生宣传栏包括口腔健康宣传橱窗,供患者自行取阅的口腔健康教育小册子、报纸等,以便患者在等候就诊期间阅读。此外,还有就诊期间医生、护士结合患者所患疾病给予的有针对性的宣教,往往能取得事半功倍的效果。这是一种能快速提高患者口腔健康知识水平、口腔健康意识的方法。

### （五）口腔医生、护士

在发达国家,通过口腔医生、护士等专业人员获得口腔健康知识是非常重要的渠道,也是老师和家长获得口腔健康知识的重要途径。但是在许多发展中国家,通过口腔医生等专业人员获取口腔健康知识的比例较低,其原因主要是:①大众口腔健康知识少、口腔健康意识淡薄,没有对口腔疾病加以预防及时治疗。患者只有在忍受不了疾病带来的痛苦时,才去就医,甚至任由牙病自然发展。因此口腔卫生服务使用率低。②口腔医务工作者往往只注意对患牙进行治疗和修复,忽略了对患者自我保健知识的宣传和教育。③部分口腔医务工作者自身缺乏对口腔保健知识的了解,缺少接受新知识、新事物的机会,不能为患者提供及时准确的口腔健康信息。因此,口腔医生应该改变重治疗轻预防保健的观念,不断更新自己的知识结构,为大众提供准确、科学和全面的口腔健康知识,并开展各种形式的口腔健康教育和促进活动,努力提高大众的口腔健康意识,指导、促进大众建立良好的口腔健康行为。

### （六）现场咨询

现场咨询是面对面的健康教育,直接针对患者口腔存在的健康问题及迫切想解决的口腔健康相关问题给予现场指导,更易取得患者的信任,口腔保健效果较好,但现场咨询活动受限较多且受众面小,只能作为普及口腔健康知识的辅助途径。

### （七）父母

父母是孩子获得口腔健康知识的重要途径,父母的态度、行为是孩子无声的榜样。Vallejos-Sánchez 等

在墨西哥的一项研究表明,母亲对孩子口腔健康持积极态度的儿童更有可能对口腔健康持积极态度。

### (八) 老师

由于学生大部分时间在学校度过,中小学、幼儿园老师与医务人员的密切配合和言传身教是做好学校口腔保健工作的关键,老师是学生口腔健康知识的主要来源之一。

## 三、口腔健康知识的影响因素

### (一) 国家、地区

由于世界各国社会经济发展水平、口腔保健服务模式、文化、价值观等的差异,口腔健康知识有很大的差别。总体而言,发达国家人群的口腔健康知识水平高于发展中国家。例如 2017 年在美国加利福尼亚大学和马里兰大学的牙科诊所进行的口腔健康素养研究发现,参与者对龋病预防等的知晓率为 86.8%。我国第四次全国口腔健康流行病学调查结果显示,在 2005—2015 年的 10 年间,我国居民健康知识水平有一定的提高。例如 5 岁儿童家长对窝沟封闭可以预防龋病的知晓率由 9.4% 升至 21.9%,35~44 岁年龄组对刷牙出血是否正常的知晓率从 64.4% 提高到 68.7%。

### (二) 性别

女性往往更关注自己的健康情况,对有关的健康知识、信息更感兴趣,因此,女性往往比男性拥有更多的口腔健康知识。各国的许多研究都证实女性的口腔健康知识水平高于男性。不仅如此,家庭中母亲的健康知识水平还会影响全家人的健康知识水平和父亲的健康行为。

### (三) 年龄

由于世界各国普遍重视青少年的口腔保健,开展了各种形式的基于学校的口腔健康教育活动,青少年的口腔健康知识比中老年人多。青少年随着年龄的增长,口腔健康知识逐渐增多。世界各国老年人的口腔健康知识普遍缺乏。

### (四) 社会经济地位

社会经济地位一般包括收入水平、职业地位或声望和受教育水平。虽然各指标之间有一些共性,但每个指标都可以从不同侧面反映一个人在社会阶级结构中的地位。社会经济地位是一个人社会阶层最精确的反映。关于健康和疾病状况的研究中,收入水平反映了一个人的消费能力,职业可以反映一个人的社会地位、责任感、体力活动情况和与工作相关的健康风险的情况,受教育程度代表了一个人获取积极的社会、心理和经济资源的能力。

1. 收入水平　收入水平与口腔健康知识呈正相关关系,收入越高,一般口腔健康知识水平也越高,经济收入偏低家庭中母亲的口腔健康知识较缺乏,较富有的人口腔健康知识水平较高。

2. 受教育水平　受教育水平(文化程度)是影响口腔健康知识水平的重要因素之一,良好的教育能促使人活得更健康,也能提高一个人解决问题的能力。调查表明,高中以上文化程度者口腔健康知识水平高于初中文化程度者,初中文化程度者又高于小学文化程度者或文盲,这说明口腔健康知识与受教育水平呈正相关关系,受教育水平越高,一般所拥有的口腔健康知识也越多。原因可能是文化水平较高者比较关心自己的健康状况,接受能力较强,获得口腔健康信息的途径更多。

**（五）城乡居民**

在发展中国家,一般城市居民的口腔健康知识水平高于农村地区的居民,且差别较大,如在我国广东、四川、安徽、贵州等地区所做的研究均支持这一点。在发达国家,城乡之间也存在着差别,但差别不如发展中国家明显。

# 第二节 口腔健康信念和态度

## 一、口腔健康信念

### （一）口腔健康信念的概念

信念(belief)是指自己对某一现象或某一物体的存在是确信无疑的,也就是自己认为其确信的看法。口腔健康信念(oral health belief)是自己对口腔健康问题的确信无疑的看法。通常可将信念分为正确和错误两类。相信科学的口腔健康知识的人,无疑会促进口腔健康行为的形成。正确的口腔健康信念如:我确信吃糖对牙是有害的,龋病、牙龈炎是可以预防的,健康的牙可以伴随终生等有利于口腔健康。反之错误的信念如:刷牙与牙健康无关;牙好坏是天生的,治也没有用等,不能促进口腔健康行为的建立,无法改变其错误的行为。

### （二）常见的口腔健康信念

常见的口腔健康信念包括以下几个方面:①牙的重要性(importance);②牙病的易感性(susceptibility);③牙病的严重性(seriousness);④牙保健的有益性(benefits);⑤自我效能(self-efficacy)。自我效能是相信自己有能力去完成达到一定结果的行为。常见的正确和错误信念见表5-2-1。

表 5-2-1 常见的口腔健康信念

| 分类 | 正确的信念 | 错误的信念 |
|---|---|---|
| 牙的重要性 | 牙不好会影响人的外表,我的牙好不好对我很重要 | 牙不好对我不重要;保留自己原来的牙并不重要;假牙比真牙麻烦少;乳牙反正是要换的,烂了也没关系;牙有那么多颗,烂一两颗没什么关系 |
| 牙病易感性 | 如果不注意预防,将来得牙病的概率很大;我担心以后孩子会患龋病;我觉得以后孩子患龋病的概率很大;孩子过去患龋病,以后患龋病的可能性很大 | 就像生老病死一样,人老掉牙是必然的;牙好坏是天生的,与自我保护关系不大;患牙病只是运气不好;患牙病只是偶然的;某些人天生牙不好才易得牙病;牙病是遗传的,预防也没用;无论做什么,孩子都可能患龋病 |
| 牙病严重性 | 龋病是一种严重的疾病,牙龈炎(牙周病)是一种严重的疾病,牙病会影响全身健康 | 龋病不是病,牙龈炎(牙周病)不是病,牙病不会影响全身健康 |
| 牙保健有益性 | 定期看口腔医生能保持牙健康,牙病是可以预防的,认真刷牙可以保持口腔健康 | 定期看牙浪费时间,没什么意义;刷牙浪费时间;无痛无病看牙浪费时间;看牙浪费钱 |
| 自我效能 | 我能够保护好自己的牙,我能刷干净自己的牙,我能控制孩子吃糖,我能让孩子每天刷2次牙 | 我不能刷干净;牙就是脏的,不可能刷干净;我无法控制孩子吃糖;我无法让孩子每天刷2次牙 |

## 二、口腔健康态度

### （一）口腔健康态度的概念

态度是指人们对事物较为固定的看法和观念，是行为改变的准备状态，是对人、对事、对物的评价及心理与情感倾向，即人们支持或反对某件事。态度的形成既有社会交往过程的影响，又有心理过程的作用，态度一旦形成就具有固定性，成为一种心理定势，一般不会轻易改变。口腔健康态度（oral health attitude）是人们在长期的社会实践中，逐渐形成的对口腔健康各个方面一定的看法和观念，或接受，或排斥，或同意，或反对。

### （二）信念与态度的关系

信念与态度有时不易区分，一般而言，态度所包含的范围较宽。信念仅仅是一种确信的看法，有对错之分。态度除了对事物的看法、评价，还包括个体的心理及情感倾向。态度不像信念那样具有明确的对错之分，一般将其评价为积极或消极。广义而言态度包含信念，态度代表个人对每一个信念评价的集合。如果某人对正确的信念如"定期看口腔医生能保持牙健康"持肯定的评价，或对错误的信念如"牙病有遗传性，预防也没用"持否定的评价，就是积极的态度，反之就是消极的态度。将这一系列的评价综合起来，就可以评定个人对口腔健康的态度是否积极。口腔健康信念的正确与否是客观的，是以口腔健康知识来评定的，而与持有该信念的人无关。例如，"健康的牙可以伴随终生"的信念是科学、正确的，不是因为持有该信念的人是文盲就认为其是错误的，是大学教授就认为其是正确的。此外，在表达上，一般说某人的口腔健康态度是积极的，因为态度是他所做出的评价而不是别人所做出的，但不能说某人的口腔健康信念是正确的，而只能说某人持有正确的口腔健康信念，因为这种信念并不是他独有的，也不是他所创造的，是人人都可以持有的。

## 三、口腔健康态度的影响因素

### （一）性别

女性一般较为关注健康问题，因此女性大多较男性有更积极的口腔健康态度。研究显示大部分男性青少年都不认为完美的牙是重要的，但女性青少年大多认为完美的牙很重要，说明在青少年阶段，男性对口腔健康的态度不如女性积极。在一个家庭中若女性成员居多，该家庭成员的口腔健康态度会相对较积极。

### （二）年龄

与口腔健康知识的情况一样，一般青少年的口腔健康态度较老年人更为积极。年轻人通常很在意自己的外貌，不管是整体的容貌还是牙的外观，更重视口腔保健。第四次全国口腔健康流行病学调查结果显示，全国 12~15 岁、35~44 岁、65~74 岁人群认为牙好坏不是天生的比例分别为 92.9%、72.9% 和 49.8%。一半老年人认为牙好坏是天生的，这种错误的信念使他们不重视口腔疾病的预防和口腔卫生实践，最终影响其口腔健康状况。

### （三）国家、民族

在不同的国家,口腔健康态度存在不同程度的差异。在同一个国家,各个民族的口腔健康态度也有所不同。Adair 等开展的 17 个国家 27 个地区的大型国际合作研究结果表明,所有国家的父母都对孩子刷牙持积极的态度(从轻度积极到非常积极)。其中北欧国家丹麦和挪威在有关孩子刷牙重要性和意愿、父母的效能及刷牙对龋病预防作用的态度,这三个方面都非常积极,而中国父母在这三个方面态度的积极程度都较低。居住在不同国家的中国人这三个方面的口腔健康态度也不同,居住在英国的父母这三个方面的态度最积极,居住在国内的父母这三个方面态度的积极程度较低。在美国,这三个方面态度不平衡的是墨西哥裔美国人和非洲裔美国人。在孩子刷牙重要性和意愿、刷牙对龋病预防作用方面,墨西哥裔美国人的态度最积极,但在父母效能方面却显得最没有信心,这意味着虽然父母对孩子刷牙有良好的愿望,也知道刷牙的重要性和预防龋病的作用,但实际上孩子每天刷 2 次牙的行为比例较低。有关孩子刷牙重要性和意愿方面的态度,非洲裔美国人的积极性较差,另外两个方面的态度较积极。

### （四）受教育水平

通常受教育水平与口腔健康态度的积极性成正相关关系,即受教育水平越高,对自己的口腔健康就越关心,口腔健康态度就越积极。母亲的受教育水平与口腔健康各个方面的态度:①有关孩子刷牙的态度,即刷牙的重要性和意愿、父母的效能及对预防龋病的作用;②控制孩子吃糖的态度,即控制孩子吃糖的重要性和意愿、父母的效能;③对龋病的态度,即孩子龋病的严重性、孩子患龋病的概率控制、孩子患龋病的外部控制、预防龋病是口腔医生的责任等,都存在一致的相关性,即母亲的受教育水平越高,口腔健康态度越积极。Hooley(2012)等的系统性回顾研究表明,父母受教育程度越低,孩子患龋风险越高;受教育程度较高的父母,有更积极的态度和意愿去控制孩子含糖食物的摄入。

### （五）文化、价值观

健康观是价值观的一种,是文化、价值观在健康领域的体现,因此,口腔健康信念和态度必然受文化、价值观的深刻影响。例如中医具有悠久的历史,是中华文化重要的组成部分,中医的健康观深深植根于中国人的心中,并深刻影响国内外华人的健康信念和态度。早在《黄帝内经》里就有牙和全身健康关联的专业知识纪录。巢元方《诸病源候论》也记载,龋病的原因是餐后不漱口清洁。《礼记》中有言"鸡初鸣,咸盥漱",表明漱口清洁在那时十分普遍。唐朝王焘《外台秘要》中也有以杨枝揩牙的记述。随着社会经济的发展,这种文化、价值观在口腔健康领域所反映的社会规范也会随之发展。

### （六）口腔健康状况

口腔健康状况与口腔健康态度成正相关关系。相关研究结果表明,没有龋病的孩子,其父母的口腔健康态度更为积极。

## 四、口腔健康信念和态度的评价

由于态度较抽象,主观性较强,具有许多潜在的特征,构成又比较复杂,所以很难用单一的指标进行测量。因此,在许多口腔健康调查问卷中,常常可以看到以量表形式出现的复合测量。这种复合测量可以将多项指标概括为一个数值,有效缩减资料数量,区分人们态度上的程度差别。对态度的复合测量又有指数和量表两种主要方式。

（一）口腔健康态度指数

口腔健康态度指数（oral health attitude index）是由多个不同的回答所构成的一个简单累加的分数，它是由一组关于口腔健康的态度或看法的陈述句构成，回答者分别对这些陈述句发表同意或不同意的意见，然后按某种标准将回答者全部陈述句的得分加起来，就是该回答者对口腔健康态度的量化结果。在口腔健康态度指数中，每一个具体的陈述句（也称一个项目）对概念的测量都具有同等地位，占有同等比重，彼此间不存在特定的顺序结构。林焕彩等在广东地区所开展的大型口腔流行病学调查中就应用了以下口腔健康态度指数：

请问你同不同意以下说法？（读出每一句）

| | 同意<br>（1） | 不同意<br>（2） | 不知道<br>（3） |
|---|---|---|---|
| 就像生老病死一样，人老掉牙是必然的 | ☐ | ☐ | ☐ |
| 牙好坏是天生的，与自我保护关系不大 | ☐ | ☐ | ☐ |
| 牙不好会影响人的外表 | ☐ | ☐ | ☐ |
| 牙好不好对我很重要 | ☐ | ☐ | ☐ |
| 保留自己原来的牙并不重要 | ☐ | ☐ | ☐ |
| 牙病可以影响全身健康 | ☐ | ☐ | ☐ |
| 假牙比真牙麻烦少 | ☐ | ☐ | ☐ |
| 定期看口腔医生能保持我的牙健康 | ☐ | ☐ | ☐ |

这个指数由强调口腔健康的8个陈述句构成，每一个陈述句后都有三种答案。凡回答为积极态度者，记1分；回答为消极态度者，记0分。这样，将一个回答者对这8个陈述句的得分相加，就得到他在这一问题上的态度的总得分。在此例中，总分最高者为8分，表明被调查者对口腔健康有最积极的态度；总分最低者为0分，表明被调查者对口腔健康的态度最消极。需要注意的是，每一个态度的表述都具有同等的效果，即它们在反映人们的态度方面是等值的，不同的表述之间不存在重要性的差别。只有在这样的假定下，才能说那些总得分为4的回答者具有同样程度的口腔健康态度。同样，也只有在这样的假定下，才能分辨出得8分者比得5分者有更积极的口腔健康态度。

（二）口腔健康态度量表

量表（scale）是一种具有结构强度顺序的复合测量工具，即全部陈述句或项目都按照一定的结构顺序，反映所测量的概念或态度的程度。例如口腔态度问卷（dental attitude questionnaire，DAQ）就是由8个分量表组成（6个内容分量表，2个效度分量表，每个分量表都由8个问题组成）的口腔健康态度量表，用于评价被调查者对口腔健康服务的态度。该量表目前仍然是测量口腔健康态度的有效而可信的工具。在口腔健康调查中，态度量表的分类法应用较多的是李克特（Likert）5度分类法，与前述指数相比，这种形式的量表也由一组对某事物的态度或看法的陈述句组成，不同的是，不是简单地将这些陈述句的回答分成同意和不同意两类,而是分成非常同意、同意、不知道、不同意、非常不同意五类,或者赞成、比较赞成、无所谓、比较反对、反对五类。由于答案类型的增多,就能更清楚地反映人们在态度上的差别。

# 第三节　口腔健康行为

## 一、健康行为与口腔健康行为的概念

### (一) 健康行为

健康行为(health behavior)是指个人的特质(信念、期望、动机、价值观、感觉和其他认知元素)、个性特征(情绪和情感状态和特性)及有关健康维持、健康恢复和健康促进的明显的行为类型、活动和习惯。健康维护和促进有赖于正确的健康行为,即有利于身心健康的行为或生活方式。医学社会学家把健康导向的行为分为两大类:健康行为与患病行为。健康行为指自认为健康的人为了防止出现健康问题而主动采取的行动。患病行为则是指感觉身体不适的人为了确认患病和寻求解除病痛而主动采取的行动。

### (二) 口腔健康行为

口腔健康行为(oral health behavior)是指人们为了维持和促进口腔健康而进行的各种活动,如良好的口腔卫生习惯、健康的膳食习惯、平衡的营养等。Freeman 和 Linden 等学者认为口腔健康相关行为和口腔健康直接行为不同。其差别在于口腔健康直接行为是对自身口腔健康直接有益的行为,如使用牙线控制菌斑。口腔健康相关行为可能并非为了促进口腔健康,但却取得了较好的口腔健康效果,如为了控制支气管炎而戒烟,并且有助于口腔健康。口腔健康实践相关行为可以分为两大类:自我保健行为和专业保健行为。最重要的自我保健行为是与口腔卫生相关的行为,即刷牙、牙线和其他牙间隙清洁工具的使用等口腔卫生行为。专业的口腔保健开始于第一次看牙和随后的定期就诊,即口腔卫生服务的使用。本节主要介绍口腔卫生行为、与口腔健康相关的生活方式、行为习惯及口腔健康行为的影响因素。

## 二、口腔卫生行为

### (一) 刷牙

刷牙(tooth brushing)是控制菌斑、保持口腔清洁最主要的自我口腔保健措施,是个人的一种日常卫生习惯。菌斑紧紧附着在牙面上,漱口一般不能去除,因此,每个人都应养成每日刷牙的良好习惯。刷牙可去除菌斑和软垢,牙刷的按摩作用还可促进牙龈组织血液循环和上皮组织角化,有助于增强牙周组织对局部刺激的防御能力,维护牙龈健康。近几十年来,牙刷、牙膏、刷牙方法、与刷牙有关的个体与群体观念和行为问题,已成为口腔预防医学研究的重要课题。与其他口腔预防措施相比,刷牙是被广泛接受的机械控制菌斑的措施,因而具有普遍的公共卫生意义。某一群体的刷牙行为方式与习惯,在一定程度上影响该群体某些口腔疾病的流行倾向。

英国卫生安全局等机构均指出预防口腔疾病的关键是正确刷牙,建议每天刷牙 2 次,每次至少 2 分钟。Vysniauskaité 应用 Logistic 回归分析,在控制了各种自我保健措施和背景因素后,发现刷牙频率是解释保留 21 颗以上天然牙的唯一的具有统计学意义的因素($OR$ 2.0,95% CI 1.2~3.3,$P$=0.01)。尽管有许多其他牙辅助清洁措施,但典型的个人牙清洁方法仍然只有刷牙这一种。通过刷牙控制牙菌斑是预防和控制牙周疾病、维持牙周组织健康、巩固牙周治疗效果最主要的自我口腔保健措施。虽然现有的证据尚不能证实刷牙本身有防龋作用,但含氟牙膏的防龋效果是非常明确的。过去 20 年,牙病尤其是龋病在大多数工业化国家呈下降趋势,主要原因是氟化物尤其是含氟牙膏的广泛使用。

1. 刷牙频率　越来越多的研究证据表明为了达到预防龋病的目的,必须每天用含氟牙膏刷牙 2 次。这也是维持良好的牙龈健康所要求的刷牙频率。发达国家青少年每天刷牙 ≥2 次的比例较高,发展中国家青少年每天刷牙 ≥2 次的比例较低。例如:Graca(2019)调查发现欧洲国家如瑞典、葡萄牙的青少年每天刷牙 ≥2 次的比例分别为 89.2%、87.9%。而发展中国家如印度的青少年每天刷牙 ≥2 次的比例为 12.4%。根据第四次全国口腔流行病学调查情况,我国青少年每天刷牙 2 次或以上的比例较低,为 32.6%,与口腔保健服务发达的国家如瑞典、葡萄牙等相比差距很大。因此,应加强口腔健康教育和促进工作,培养青少年良好的口腔卫生习惯。

2. 刷牙时间　虽然目前尚无非常一致的刷牙时间的标准,但是有研究认为刷牙 2 分钟或以上是比较合理的。

3. 开始刷牙的时间　孩子开始刷牙的时间越早,患龋病的概率越小。Habibian 等于 2002 年开展的前瞻性研究表明,开始刷牙时间与变异链球菌在牙面定居相关,1 岁前开始刷牙的孩子中,只有 3% 可检测到变异链球菌,而 1 岁时还没有开始刷牙的孩子,有 19% 可检测出变异链球菌,两者间存在显著差异。

4. 刷牙方法　刷牙的目的是去除菌斑,维持牙和牙龈健康,因此,好的刷牙方法应当简单易学,去除菌斑效果好,不损伤牙体和牙周组织。虽然刷牙方法很多,但没有一种刷牙方法能适合所有的人。研究表明,不同的刷牙方法在去除菌斑效果方面并无明显的差异。从现有的研究来看,刷洗法(scrub-brush method)是与其他方法效果相当且最简单易学的方法,对手的灵巧性和人的注意力要求最低,因此,在口腔健康教育中适宜向大多数人推荐。对于预防牙龈炎和牙周感染,过去数十年推荐最多的是巴氏刷牙法(Bass method),因为这是一种能有效清除龈缘附近以及龈沟内菌斑的方法。

5. 不恰当刷牙方法的不良后果　如果刷牙方法不恰当,不仅达不到刷牙目的,反而会引起各种不良后果。由于一般人对刷牙的作用认识不足,大都忽略其对牙龈按摩的作用。不恰当的刷牙方法引起的软组织损伤,最常见的是牙龈组织退缩,可引起牙颈部敏感。在牙体硬组织方面所发生的主要损伤多为磨损及牙颈部楔状缺损。

6. 刷牙效果评价　刷牙的主要目的是控制菌斑,因此,一般以刷牙后菌斑残留的程度来评价刷牙的效果。由于肉眼不易辨认菌斑,常需借助菌斑显示剂使菌斑染色。目前常用 O'Leary 菌斑控制记录法来计算菌斑百分率。其方法是记录全口每颗牙的 4 个牙面(唇面、舌面、近中面、远中面),计算有菌斑的牙面数占受检牙面数的百分比,即菌斑百分率。如菌斑百分率<20%,可认为菌斑基本被控制;如菌斑百分率≤10%,则可判断为菌斑控制良好。此外,Turesky 改良的 Q-H 菌斑指数、简化口腔卫生指数等都可用于评价菌斑控制的效果。

### （二）牙间隙清洁

刷牙虽然是维护口腔卫生的主要方法,但不管用哪些方法,单纯刷牙平均只能去除 50% 的菌斑,特别是对清除磨牙和前磨牙邻面菌斑无能为力。Kumar 于 2016 年进行的刷牙频率对龋病发生率和增量的影响的系统回顾表明,单纯依靠刷牙去除牙菌斑减少龋病发生的证据是较为薄弱的,必须采取一些其他的方法以达到维护口腔卫生、保持牙和牙龈健康的目的。这些措施包括牙线、牙签、牙间隙刷、冲牙器等牙间隙清洁工具以及漱口水的使用。

1. 牙线　牙线是清除牙邻面菌斑最有效的工具,是通过擦净技术(rubbing-technique)实现的,不管是使用卷轴牙线还是带柄牙线,都可以清除磨牙龈下 2mm 的菌斑。为了避免患口腔疾病,1988 年美国牙医协会就推荐每天使用牙线,但是由于缺乏相关的知识,加上使用较为困难,需要花费较多时间、金钱,世界各国的研究均表明目前牙线的使用率仍相当低。根据第四次全国口腔流行病学调查结果,我国 12 岁年龄组仅 0.6% 的人每天使用牙线。Kuusela 等的研究表明,青少年每天使用牙线比例最高的是加拿大,匈牙利、芬兰和斯洛伐克的青少年极少使用牙线(表 5-3-1)。

表 5-3-1　不同国家/地区青少年每天使用牙线的比例

| 国家/地区 | 每天使用牙线 | 国家/地区 | 每天使用牙线 |
|---|---|---|---|
| 加拿大 | 25% | 奥地利 | 7% |
| 挪威 | 17% | 瑞典 | 6% |
| 北爱尔兰 | 15% | 捷克 | 6% |
| 格陵兰岛 | 12% | 斯洛伐克 | 4% |
| 以色列 | 10% | 芬兰 | 3% |
| 丹麦 | 9% | 匈牙利 | 2% |
| 西班牙 | 9% | | |

资料来源:KUUSELA S,HONKALA E,KANNAS L,et al. Oral hygiene habits of 11-year-old schoolchildren in 22 European countries and Canada in 1993/1994. J Dent Res,1997,76(9):1602-1609.

Kuusela 等(1997)对西方国家 11 岁学生口腔卫生习惯的研究表明,女生使用牙线比例高于男生。例如,在加拿大,男女学生每天使用牙线的比例分别为 20% 和 30%;在挪威,男女学生每天使用牙线的比例分别为 13% 和 20%。此外,Tada 等(2004)报告日本男性青少年和女性青少年使用牙线的比例分别为 30.7% 和 38.3%。

2. 其他牙间隙清洁工具　在牙龈乳头退缩或牙周治疗后牙间隙增大时,使用尖的三角形牙签清洁牙邻面是一种适宜的方法。对于牙龈乳头丧失的邻间区以及暴露的根分叉区,使用牙间隙刷去除牙颈部和根面附着的菌斑不仅比牙线和牙签更有效,而且比牙线更简便。

Marchesan 等评估了牙间隙清洁行为与牙周病之间的关联,发现进行牙间隙清洁者的牙周病和骨丧失水平较低,缺牙数量较少。刷牙和牙间隙清洁的低依从性与许多行为和人口学特征包括性别、受教育水平、家庭收入等因素具有联系。口腔医生介绍牙线或其他口腔卫生方法时,应针对患者整体而不是仅考虑牙,应将可能影响患者接受口腔卫生知识的因素全部考虑在内。

### 三、生活方式、行为习惯与口腔健康

#### (一) 生活方式与口腔健康

1. 生活方式和健康生活方式 生活方式(lifestyle)是指作为社会主体的人,为生存和发展而进行的一系列日常活动的行为表现形式,是人们一切生活活动的综合,是一种更为持久的行为模式,是社会和文化背景的一种复合表达。健康生活方式(healthy lifestyle)是人们根据自己的生活机会中可供挑选的方案所选择的健康相关行为的一些集合模式。一个人的生活方式由社会经济地位、年龄、性别、种族、民族及其他影响选择生活方式的因素决定。根据这些因素所选择的各种行为将对人们的身心健康产生正面或负面影响。但无论如何,各种健康行为会形成总体模式,而生活方式就是由各种健康行为组成的。健康生活方式以及健康生活方式下促进自身健康的行为模式已日益成为现代社会生活的重要组成部分。

健康生活方式包括找医学专业人员进行身体检查及预防保健活动,但是大多发生在卫生保健提供体系之外。这些活动包含根据个体的认识程度所采取的各种行为的选择和实践过程,范围很广,如刷牙、系汽车安全带、健身等。就口腔专业领域来说,健康生活方式包括如何选择膳食,怎样保持个人口腔卫生,如何应对意外风险,如何应对紧张、吸烟、饮酒等对口腔健康的危害,以及是否进行口腔检查等。

生活方式通常以精神状况、饮酒习惯、吸烟习惯、饮食习惯、身体活动、社会活动及有无全身性疾病等方面的问题来评价。Harada 提出了一系列测量生活方式的变量及其分度,现将其归纳如下供读者参考(表 5-3-2)。

**表 5-3-2 生活方式变量及其分度**

| 概念类别 | 变量 | 分度 |
| --- | --- | --- |
| 精神状况 | ①目前的精神健康状况 | 好、相对好、相对差、差 |
| | ②睡眠时间 | (小时) |
| | ③为睡眠而喝酒或服药的频率 | 没有、有时、每天 |
| | ④睡眠克服疲劳的效果 | 好、相对好、相对差、差 |
| | ⑤精神紧张 | 从不、很少、有时、经常 |
| 饮酒习惯 | 每周喝酒的频率 | 每天、3 次或更多、少于 3 次、不喝 |
| 吸烟习惯 | 目前吸烟状况 | 不吸烟、经常吸烟、有时吸烟、戒烟 |
| 身体活动 | ①工作时间主动运动 30 分钟的频率 | 每天、有时、很少、从不 |
| | ②闲暇时间额外的体育锻炼 | 每天、有时、很少、从不 |
| 社会活动 | ①参加社会志愿活动的频率 | 经常、有时、很少、从不 |
| | ②生活是否有意义 | 是、否 |
| | ③亲密的亲戚和朋友的数量 | (人) |
| 饮食习惯 | ①吃早餐的频率 | 每天、每周 3~5 次、每周 1~2 次 |
| | ②对饮食结构的关注 | 总是、有时、很少、从不 |
| | ③对摄入糖和盐数量的关注 | 总是、有时、很少、从不 |
| 全身性疾病 | 癌症、高血压、心脏病、糖尿病 | 有、无 |

2. **生活方式与口腔健康** 不良的生活方式和不健康的行为是现代社会中引起多种疾病的重要危险因素。目前,慢性病已超过传染病成为全世界第一位的健康问题,这是由高糖饮食、吸烟、饮酒等不良生活方式导致的。口腔健康作为全身健康的一部分,与这些生活方式的关系非常密切。例如过去20年的研究发现牙周破坏与吸烟有关。如 Baharin 等在英国的研究发现随着年龄增长,吸烟者的牙周病越来越严重,会出现更多牙槽骨骨质流失。

有利于口腔健康的主要生活方式包括:每年至少检查一次牙而不是牙有问题才看;建立良好的个人口腔卫生习惯;每天用含氟牙膏刷牙2次或以上;每天使用牙线;养成良好的饮食习惯:保持营养均衡,少吃含糖食品,不在两餐间吃零食;少喝含糖饮料等;不吸烟;不饮酒或少饮酒。

**(二)习惯行为的特征**

习惯行为就是日常生活中习以为常的行为。习惯行为是构成生活方式的表观内容。习惯行为的重要特征在于其动力定型,即人们在完成习惯行为时不必耗费很多心智和体力。习惯行为常是非常轻松自如的,有时甚至是在无意的状态下进行的,如吸烟、饮食等。个人生活习惯行为的总和构成了社会生活方式。不良生活方式包括生活过于贫乏或过于密集,即生活频度大于或小于群体的一定标准差的范围,导致心理超负荷或信息输入不足,或者是出现任何一种不利于健康的行为。

习惯行为具有以下4个特征:

1. **潜袭性** 习惯行为长期作用于人,而人对其危害却一点也不知晓。例如糖对牙的危害,并不是吃一两次就会患龋,而是长期作用的结果,但是一旦等到发现患龋却为时已晚。正因为习惯行为影响健康是潜袭性的,所以不良生活习惯对健康的危害很难为公众所认知。因此,改变不良生活习惯相当困难。

2. **累积性** 习惯影响健康是在无意中长年累月完成的,一般不会造成急性健康影响。但其造成的影响非但不能在短期内消失,而且很容易积累下来,直到最后产生严重后果。例如吸烟对牙周病的影响就是长期累积的结果。

3. **可塑性** 由于习惯行为对健康的即时影响较小,且许多影响每次的持续时间也不长,如能及时中止不良行为,就可遏制损害健康的源头。例如喝含糖碳酸饮料的习惯会造成患龋风险增加,在患龋之前若能及时纠正这种不良行为,即可消除这种危害。

4. **泛影响性** 许多习惯行为对健康影响都无特异定位,例如吸烟可造成身体多个器官包括口腔患癌的风险增加,其影响范围很大。

**(三)常见的影响口腔健康的行为习惯**

1. **饮食行为** 民以食为天是我国人民自古以来对饮食重要性的高度概括。吃什么? 何时吃? 怎样吃? 这里面就涉及不同的饮食内容与饮食模式或饮食行为。饮食是龋病四联因素中的重要因素,碳水化合物在龋病发病过程中具有重要的作用,它们作为细菌代谢的底物,在代谢的过程中,为细菌生存提供营养,其终末产物又可造成牙的破坏。碳水化合物对龋病发病的影响与进餐频率有关,进餐次数越多,龋病活跃性越强。由于零食和饮料一般都含有糖,且多在两餐间进食,大大增加了患龋的风险,因此吃零食和喝饮料是影响牙健康的不良习惯。龋病的发生还与食物的精细程度相关。粗糙食物对牙面的机械性摩擦与清洗,在某种程度上有抑制龋病发生的作用。现代食品日益精细,使牙的运动量减少,不利于对牙体、牙周组织的生理刺激,导致牙和颌骨出现功能性退缩,从而降低了抗龋能力。

2. 吸烟行为　吸烟是影响全身健康的不良行为,也是影响口腔健康的主要不良行为之一。烟的煤焦油中有许多致癌物质,如亚硝胺、多环芳香烃等,因此吸烟是口腔癌的主要危险因素之一。此外,吸烟也是牙周病的重要危险因素之一。Leite 等的系统评价分析(2018)表明,吸烟会增加85%患牙周炎的风险。自评口腔健康状况差的比例,吸烟者通常高于不吸烟者。

3. 饮酒行为　过量饮酒不仅影响全身健康,也是口腔癌的重要危险因素,严重影响口腔健康。烟酒对口腔健康的危害还具有协同作用。

**(四) 不良习惯行为的矫正**

1. 培养良好的生活方式　生活方式主要由人的后天生活经历所决定。由于生活方式改变的难度较大,故最好在生活方式形成过程中就注意其对健康的影响。幼儿园、中小学阶段是生活方式形成的主要阶段,要特别注意采取教育培养措施。在培养儿童、青少年的生活方式和行为时,除了从社会方面引导,还需教他们辨别其生活方式和行为是否有益于个人和社会的健康。

2. 营造良好的社会生活方式　利用传播媒介和社会、行政、法律、经济等手段,营造良好的社会生活方式,既有利于克服不良行为,也为下一代发展提供了良好的环境。无论是改变不利于健康的生活方式,还是培养有益于健康的生活方式,环境因素都起着巨大作用。人的生活行为绝大多数都是自觉和不自觉地按照环境所提供的行为模型来完成的,而环境的这种行为模型作用既可通过具体的行为来体现(即人们所看到的,且自认为是可接受的他人的行为),也可通过行为概念来实现(即在内心里认为什么样的行为是可接受的)。因此,可以同时从这两方面入手,充分发挥环境的行为模型作用,改善公众的生活方式,进而改善人群的健康水平。

3. 采取积极的行为矫正措施　在疾病治疗过程中,必要时应对有害健康的行为采取积极的行为矫正措施。比如,对于龋病高危患者,若同时伴有喜吃零食、喝饮料等饮食习惯,则应在治疗龋病的同时,进行生活方式的矫正。

## 四、口腔健康行为的影响因素

**(一) 影响行为的因素分类**

行为流行病学将影响行为的因素分为倾向因素(predisposing factor)、促成因素(enabling factor)和强化因素(reinforcing factor)三大类。

1. 倾向因素　倾向因素又称前置因素,存在于行为之前,是产生某种行为的原因或动机。它们先于行为,是行为者决定实行此行为的原因,包括行为者的社会人口学变量、知识、态度、信念和价值观念。

(1) 性别:与男性相比,女性的口腔健康行为通常更符合口腔健康的要求。为了预防牙病,女性较男性刷牙、使用牙线和看口腔医生的比例更高。Kuusela 对 22 个欧洲国家和加拿大的 21 岁学生的口腔卫生习惯进行了研究,结果表明除法国外,所有国家女性的刷牙频率都高于男性。Skinner(2019)在澳大利亚的研究结果表明,女性刷牙频率明显高于男性。口腔健康行为的性别差异提示,在设计口腔健康教育和促进活动时,要根据目标人群的性别特点实施不同的教育方式和干预措施,才能达到期望的效果。

（2）年龄：总的趋势是青少年一般随着年龄的增长,刷牙频率逐渐增加。根据第四次全国口腔健康流行病学调查结果,59.9%的儿童每天刷牙,86.4%的青少年每天刷牙。

（3）种族、民族：Ronis(1998)在美国的一项研究表明,白人和非洲裔美国人在刷牙和使用牙线的频率方面没有差异,但在刷牙彻底性、使用牙线清洁所有牙、定期检查牙等方面白人的比例都高于非洲裔黑人,从未做过口腔检查的比例为非洲裔美国人明显高于白人。本质上,种族对口腔健康行为的影响主要存在于低收入阶层,起决定作用的是社会经济地位,社会经济地位越高,口腔健康行为受种族因素的影响越小。

（4）社会经济地位：Ronis 等(1993,1998)在美国的研究表明,成年人的日常刷牙行为与受教育水平和收入有显著的相关性,受教育水平和收入越高,每天刷 2 次牙的概率越大。家庭经济状况与青少年的刷牙频率相关,家庭经济状况差和一般的青少年每天只刷一次牙或不刷牙的比例明显高于家庭经济状况好的青少年。

（5）学校表现：青少年在学校的表现与刷牙频率存在相关关系,在校表现差及一般的学生与表现好的学生相比,每天刷牙≤1 次的比例较大。

（6）知识、态度、信念和价值观念：健康的知识和信息、正确的信念、积极的态度和有利于口腔健康的价值观念是改变不健康行为的必要条件,但不是充分条件。例如使用牙线的行为,行为者要重视自己的口腔健康(价值观),有相关的口腔健康知识即知道使用牙线可以帮助清除菌斑从而维护口腔健康,有积极的口腔健康态度和正确的信念,确信使用牙线有利于自己的口腔健康,就会产生使用牙线的愿望。

2. 促成因素　促成因素是促使动机得以实现所必需的技能和资源的因素。在时间先后上,倾向因素在促成因素之前,两者都存在于行为发生之前。倾向因素引发行为者产生实现某行为的愿望,促成因素则提供行为者实现此行为的条件。促成因素包括行为者的个人技能、个人资源及其可以利用的环境资源。

（1）个人技能：有些行为要求行为者必须掌握使用的技能,才能实现该行为,这时个人是否有此技能,就是实现此行为的促成因素之一。这个因素提示在口腔健康教育和促进活动中,对于一般人群应推广简单易用的刷牙方法,例如竖刷法,而不宜推荐技巧性较高的方法,如 Charter 刷牙法。

（2）个人资源：包括时间、经费以及某行为个人必须付出的代价。有了使用牙线的愿望,行为者必须愿意购买牙线,愿意花时间学习牙线的使用方法并学会使用牙线,这些就是使用牙线的促成因素。

（3）环境资源和条件：环境资源和条件是实现某行为的方便性和可行性。例如使用牙线的行为,在当地若能很方便地买到牙线且价格不高,就有利于促进这种行为。反之,若很难买到牙线或牙线价格很高,显然不利于这种行为的推广。

3. 强化因素　强化因素存在于行为产生之后,是对此行为的反馈,影响此行为是否可以继续存在。强化因素包括正性强化因素和负性消除因素。

（1）正性强化因素：是对某行为的奖励、激励和支持因素。比如:使用牙线后牙龈健康状况改善,口气清新,得到了别人尤其是重要的人(口腔医生、父母、老师等)的赞扬,这些是正性增强因素,有助于巩固使用牙线的行为。

(2) 负性消除因素:是对该行为的惩罚、反对和额外代价。比如:使用牙线得不到别人,特别是重要的人的理解,甚至遭到别人的嘲笑、讥讽,或因使用一段时间觉得效果不明显而又需要花费不少时间和金钱,认为得不偿失,这些就是负性消除因素,有可能使行为者放弃使用牙线。

以上三类因素不是相互排斥的,同一个因素可以同时属于两类因素。例如牙线的使用技巧是使用牙线清洁牙的促成因素,一旦掌握之后,该技巧同时又是一种正性强化因素。

任何一种行为均受上述三类因素的综合影响,这些因素编织成"网",彼此影响,其中任何一种因素均可直接或间接地提高或降低某种行为发生的概率。通常人们在接受一个新的行为时,一般要通过感知、兴趣、尝试和采纳四个阶段,最后形成习惯整合到生活方式中。在感知和兴趣阶段,起决定性作用的是倾向因素。在尝试和采纳过程中,促成因素影响较大。在巩固和整合到生活方式的过程中,强化因素的作用最为关键。

**(二) 影响行为的模型**

Inglehart 和 Tedesco 于 1995 年提出了一个影响个体行为和行为改变的模型,列举了影响口腔健康行为的因素并对其进行了分类(图 5-3-1)。

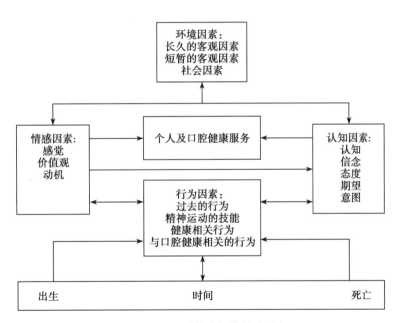

**图 5-3-1  口腔健康行为影响因素**

1. 环境因素  环境因素包括长久的客观因素、暂时的客观因素和社会因素三个方面,具体地说,就是社会人口学因素、社会经济因素和生活事件等。在影响个人口腔健康行为的所有因素中,环境因素也许是最重要的因素。有关社会人口学因素、社会经济因素对口腔健康行为的影响在本章第三节已讨论,因此这里只谈生活事件与健康行为的关系。生活事件对健康行为既有正面的影响,又有负面的影响。那些来自经历了紧张生活事件家庭的孩子的牙及牙周健康状况较差。即使生活事件与健康行为之间没有直接的因果关系,作为口腔专业人员也应该知道和理解每个患者所处的特殊环境,以便制订更为合理的治疗计划。

社会因素主要是指人们所处的社会环境,包括国家的方针、政策,尤其是卫生工作方针和政策对行为的影响。

2. 情感因素　情感方面的因素包括感觉、价值观和动机,例如牙科畏惧症、自尊心、健康控制轨迹、一致性(sense of coherence,SOC)等。Schuller 等研究发现严重的牙科畏惧症患者比较轻的牙科畏惧症患者的口腔健康状况更差;定期口腔卫生服务使用率更低;有问题才看牙的比例更高;过去两年不看牙的比例也更高;虽然刷牙和使用牙线(牙签)的频率方面不存在统计学意义的差异,但总的口腔卫生分数更低。自尊心、健康控制轨迹和自评健康状况不仅与全身健康行为相关,还与口腔健康行为相关。自尊心较强的青少年更可能有规律地刷牙和更多地使用口腔卫生服务。Benyamini 等指出老年人自评口腔健康和全身健康与自尊心及生活满意度相关。一致性是个人所具有的动态的综合自信感觉,具有广泛而持久的特征,通过许多方面与健康相联系,包括健康行为的选择。Maffioletti 等于 2020 年使用前置-促成-需要模型,评估生活在巴西贫困城市 12 岁儿童的口腔卫生服务使用情况,调查结果显示前置父母的 SOC 值与其孩子的口腔健康(龋病、牙周病)及口腔就诊模式相关,父母的 SOC 值越高,其孩子的口腔健康状况就越好,孩子有问题才看牙的可能性就越小。

3. 认知因素　认知方面的因素包括知识、信念、态度、期望和意图等对行为的影响。

4. 行为因素　各种行为之间通常存在相互影响的关系,例如全身健康行为与口腔健康行为之间就存在相关性。Saadeh 等报道的 2015—2016 年美国健康和营养检查调查数据显示,那些在一周内进行中等强度的运动或娱乐活动的人更有可能在过去一年内看牙医,而且更可能每周用牙线。Jordão 等报道健康行为不良者同时存在不良的口腔健康行为。

精神运动技能(psychomotor skills)是指受有意识的精神活动影响(指导)的肌肉运动技能,例如使用牙线就是需要有意识地通过手指的运动技能来实施。与其他健康行为相比,由于口腔健康行为大多(如刷牙、使用牙线等)与手的灵巧性相关,因而精神运动技能对于执行口腔健康行为的重要性更为明显。但是以下情况并不少见,比如口腔专业人员推荐患者使用口腔卫生措施(例如推荐患者使用牙线)时,却忘记检查患者是否有能力实施这种行为,没有给予具体使用技巧的指导,显然,这种口腔卫生的建议很难收到预期的结果。

5. 时间因素　健康行为的建立还需要考虑时间方面的因素,年龄越小,建立健康的行为就越容易;年龄越大,要改变已建立的行为习惯就越难。

# 第四节　口腔卫生服务使用

## 一、口腔卫生服务使用的概念

在口腔健康服务的研究中,经常使用下面三个概念:口腔卫生服务需要(need of dental service)、口腔卫生服务需求(demand of dental service)及口腔卫生服务使用(utilization of dental service)。在口腔健康服务领域,需要是指口腔健康状况不佳,客观上有治疗的必要,不以人的意志为转移,也不会因个人是否意识到或经济上是否有能力承担而存在。需求是一种意愿,即主观上认为是否需要看牙。服务使用是指实际上有没有看过牙。这三者必须明确区分。

口腔卫生服务使用是居民实际上为群众提供的口腔卫生服务量和工作效率。最常用于测量服务使用的变量是人年平均看牙(口腔)次数,另一个较常使用的测量指标是一年内看过牙的人数的比例。使用这两项指标的主要问题是没有考虑所提供服务的数量和质量,而是简单地把所有的服务都同等看待。第一次看牙的时间、最后一次看牙到研究时的时间距离和没有看牙也常作为口腔卫生服务使用的测量指标。看牙和没有看牙的原因也是口腔卫生服务使用研究需要测量的指标。

根据看牙的目的,Todd 把口腔卫生服务使用分为下列三种类型:

1. 定期看牙型  定期看牙型(regular dental visit)也称为定期检查型(attends for regular check-up)。定期检查是维持牙健康的关键措施之一,其他两种措施是刷牙和使用牙线。

2. 有问题看牙型  有问题看牙型(only attends when having trouble)也称为问题驱使看牙型(problem-oriented dental visit),就是发现牙有问题了才看牙,大多数是因为牙疼痛或有其他不适,所要求的治疗主要是拔牙、止痛、补牙等。

3. 不定期看牙型  不定期看牙(检查)型(attends for occasional regular check-up)。介于上述两者之间,看牙的目的是要求检查而不是牙有问题要求治疗,但看牙的时间不像定期看牙型(每年看 1~2 次)那样相对固定,一般是在空闲时、受到别人(家人、朋友等)提醒时或自己觉得需要去检查时才去看牙,间隔时间是不固定的,因此命名为不定期看牙型。

## 二、世界口腔卫生服务使用的研究概况

### (一)发达的工业化国家的口腔卫生服务使用

发达的工业化国家尤其是北欧地区,由于实行全民健康保险,口腔卫生服务使用情况较好,定期使用口腔卫生服务和预防性服务的比例都较高。例如以每年至少看一次牙为指标,Christensen 等(2002)报告,丹麦参加公共牙科服务的青少年口腔卫生服务使用率达到 90.2%。Widström 等(2004)报告在欧洲联盟成员国中,55 岁或 55 岁以上的老年人过去一年看过牙的平均比例为 49%,荷兰最高(79%),比利时最低(20%)。美国没有实行全民健康保险,而是通过公立途径和私立途径提供卫生保健。其公立途径是由公共健康保险尤其是医疗救助(medicaid,向穷人提供)和医疗照顾(medicare,向老人提供)计划所支持的福利医疗体系。但绝大部分(80%以上)口腔卫生服务通过私立牙科保险提供。Manski 等(2017)的研究显示,美国东北部 65 岁及以上的人在过去一年中看过牙医的比例为 62.8%,中西部为 64.8%,南部为 60.1%,西部为 65.4%。日本 2012 年的调查显示过去一年去看过牙医的比例为,60~69 岁的男性为 53.9%、60~69 岁的女性为 56.6%、70 岁及以上的男性为 52.2%、70 岁及以上的女性为 50.8%,70 岁以上老人定期口腔检查的比例为 18.0%,在大阪等经济较发达地区定期口腔卫生服务的使用率才达到 48.9%。

### (二)发展中国家的口腔卫生服务使用

总体而言,发展中国家口腔卫生服务使用率较低,使用类型大多为有问题看牙型,定期检查和使用预

防性服务的比例很低。例如,Okunseri 等(2004)调查尼日利亚 18~64 岁的成人 358 人,过去一年看过牙的比例只有 26%。Taani(2002)报告约旦 20~60 岁的成年人中只有 18.6% 的人定期使用口腔卫生服务。但也有部分发展中国家由于大力发展初级口腔保健计划,口腔卫生服务使用的比例上升,已达到或接近发达国家水平。

根据第四次全国口腔健康流行病学调查结果,3~5 岁、12~15 岁、35~74 岁年龄组,过去 12 个月使用口腔卫生服务的比例分别为 14.6%、23.6% 和 20.1%(表 5-4-1)。其就医原因以补牙、拔牙、镶牙为主,说明绝大多数人尚未建立以预防为主的行为。在 2005—2015 年的十年间,我国居民口腔卫生服务利用率有所提高。例如我国各年龄段的龋补充填比都有明显提高,12 岁年龄组的窝沟封闭率从 1.5% 提高到 5.7%。

表 5-4-1 我国各年龄段人群在过去 12 个月使用口腔卫生服务的百分比

| 年龄段 | 年龄/岁 | 数量/人 | 百分比/% |
|---|---|---|---|
| 3~5 岁<br>(n=40 353) | 3 | 1 285 | 10.4 |
| | 4 | 1 900 | 13.6 |
| | 5 | 2 691 | 19.2 |
| | 合计 | 5 876 | 14.6 |
| 12~15 岁<br>(n=118 592) | 12 | 7 350 | 26.4 |
| | 13 | 7 611 | 24.6 |
| | 14 | 6 876 | 22.4 |
| | 15 | 6 099 | 20.9 |
| | 合计 | 27 936 | 23.6 |
| 35~74 岁<br>(n=13 461) | 35~44 | 875 | 19.8 |
| | 55~64 | 926 | 20.0 |
| | 65~74 | 907 | 20.5 |
| | 合计 | 2 708 | 20.1 |

### 三、口腔卫生服务使用的主要影响因素

在不同国家、不同地区、农村和城市之间,不同口腔疾病及疾病的不同阶段,不同个体、不同种族的患者口腔卫生服务使用行为大不相同,其影响因素多种多样,心理、社会、文化等因素均可对患者的口腔卫生服务使用行为造成影响。因此,口腔卫生服务使用的研究涉及许多范畴和学科,如经济学、社会人口学、地理学、社会心理学、社会文化学、医疗保险,以及医疗机构的质量、可接受性、可用性和可及性等。各种直接或间接影响口腔卫生服务使用的因素可以分为以下四类:患病-健康相关因素(ill-health related factors)、社会人口学因素(sociodemographic factors)、服务相关因素(services-related factors)、态度/主观因素(attitudinal or subjective factors)。这四类因素常用的影响口腔卫生服务使用的具体变量见表 5-4-2。

表 5-4-2　影响口腔卫生服务使用的因素及其常用变量

| 分类 | 变量 | 影响 |
| --- | --- | --- |
| 患病-健康相关因素 | 牙健康状况 | 牙健康状况与口腔卫生服务使用呈正相关关系,保留天然牙越多,口腔卫生服务使用的可能性越大,牙列缺失是不使用口腔卫生服务的主要预测因素 |
| | 看牙不舒服的经历 | 是影响口腔卫生服务使用的障碍之一 |
| | 全身健康 | 自我感觉全身健康状况很好的人口腔卫生服务使用更多 |
| | 活动、功能受限 | 是影响口腔卫生服务使用的障碍之一 |
| 社会人口学因素 | 性别 | 女性使用口腔卫生服务较多 |
| | 年龄 | 中年人、有牙的老年人使用较多,无牙的老年人使用最少 |
| | 居住地 | 城市居民口腔卫生服务使用多于农村居民 |
| | 教育水平 | 与口腔卫生服务使用呈正相关关系 |
| | 收入 | 与口腔卫生服务使用呈正相关关系 |
| | 文化、价值观 | 不同的社会对口腔及口腔保健重要性的认识不同,是影响口腔卫生服务使用的因素之一 |
| | 种族、民族 | 西北欧及北美地区白人使用最多,非洲黑人使用最少,同一国家中少数民族和移民使用较少 |
| | 社会网络 | 缺乏疾病知识和/或缺乏家庭权威是人们获得专业口腔卫生服务的阻碍因素 |
| 服务相关因素 | 可用性 | 当地是否有口腔卫生服务提供系统 |
| | 财政(可接受性) | 服务价格是否过高,有无牙科保险/补偿机制 |
| | 空间与时间(可及性) | 口腔卫生服务提供系统的距离、交通以及等候就诊时间等 |
| | 牙医行为 | 为患者提供优质服务有利于提高他们的依从性 |
| | 保险 | 有牙科保险的人口腔卫生服务使用较多 |
| | 服务价格 | 低服务价格有利于提高患者的就诊率 |
| | 服务满意度 | 能提供使患者满意的服务有利于提高患者的就诊率 |
| | 规则、方针、政策 | 影响口腔卫生服务使用的宏观因素 |
| 态度/主观因素 | 个人口腔健康信念 | 正确的信念有利于提高患者的口腔卫生服务使用率 |
| | 自我感觉需要与否 | 自我感觉需要治疗是口腔卫生服务使用的重要决定因素之一 |
| | 口腔健康的重要性 | 认为口腔健康重要的人口腔卫生服务使用较多 |
| | 焦虑与畏惧 | 牙科畏惧症是口腔卫生服务使用的重要障碍之一 |
| | 自我感觉的经济限制 | 是口腔卫生服务使用的重要障碍之一 |
| | 看牙的满意程度 | 看牙时得到满意的服务有利于提高患者的依从性 |

**（一）患病-健康相关因素**

1. 口腔健康状况　被护理人员察觉到或被牙医评估有口腔健康需要的人会寻求更多的口腔卫生服务,特别是治疗性口腔卫生服务。这些口腔状况不良的原因包括龋病的严重程度、龋齿数目、牙痛。

2. 过去的口腔卫生服务使用行为　过去的口腔卫生服务使用行为是将来口腔卫生服务使用重要的

预测因子之一。Stahlnacke 的研究表明过去与现在的口腔卫生服务使用习惯之间有明显的相关性,过去口腔卫生服务使用较少者现在口腔卫生服务使用仍然较少的可能性很高($OR=4.03$)。

3. 口腔健康知识　患者不知道自己有牙病(即无自知力),他们的家属也不认为患者有牙病,不知道牙需要定期检查,当然就不会就诊。患者及其家属对口腔疾病防治知识的了解程度一定程度上决定了他们所采用的求医方式。Amarasena 等调查了南澳大利亚洲 45~54 岁成年人口腔健康知识与口腔卫生服务使用的关系,发现对龋病和牙周病有较多了解的成年人,更倾向于寻求以预防为导向的口腔健康行为,如牙科就诊和预防服务。其侵入性的牙科治疗如补牙、拔牙、镶牙等的口腔卫生服务率较低。

4. 口腔卫生习惯　刷牙频率是影响人群口腔卫生服务使用的主要因素。Curi 等对 2006—2016 年影响儿童口腔卫生服务使用相关因素的文章进行综述,得出的结论是,经常刷牙的人,特别是每天刷牙 3 次者,预防性口腔卫生服务使用的概率更大。

5. 全身健康　全身健康也是影响口腔卫生服务使用的因素之一。Chi 等的研究表明患有神经、内分泌、颅面或血液系统疾病的人口腔卫生服务使用比患有其他慢性疾病的人少。研究者将这一事实归因于这一类人群在系统性健康需求方面具有较大压力,因此口腔健康的优先级排序较低。Schwendicke 发现对德国 75 岁以上的老年人而言,除了有严重的健康状况者(如严重的胃肠道溃疡以及严重的心功能不全)及阿尔茨海默病患者的口腔卫生服务使用降低,其他人总体口腔卫生服务使用率不受影响。

### (二) 社会人口学因素

1. 年龄　内科医疗服务使用通常呈两头高中间低的"U"形,幼儿和老年人使用较高。与此不同,口腔卫生服务使用却呈中间高两头低的形状。美国、芬兰和土耳其的研究都显示与中年人相比,年轻人和老年人较少使用口腔卫生服务。Manski 等的研究表明美国老年人更有可能在最近 5 年或 5 年以上没有寻求牙科护理。口腔卫生服务使用率在中年时达到顶峰,到 65 岁时急剧下降。有研究认为,影响老年人使用口腔卫生服务的主要因素并不是年龄本身,也不是对口腔健康的关注度下降,而是由于失去了天然牙导致口腔卫生服务使用率下降。Macek 的研究表明有牙的老年人过去一年看牙的比例是 71%,而无牙者口腔卫生服务使用率只有 20%。在有牙的人群里,口腔卫生服务使用率随年龄增加下降的程度很小。Branch 研究发现老年人对口腔保健的态度对口腔卫生服务使用的影响超过包括支付能力的其他任何因素。Kikui 等总结了影响老年人寻求和接受口腔卫生服务的因素,包括年龄、种族、民族、教育程度、收入情况、牙科和医疗保险、健康状况、口腔健康态度、社会支持、心理社会障碍等。

2. 性别　迄今为止所有的研究结果都相当一致,女性口腔卫生服务使用率高于男性,该结果与时间、国家、民族、文化、社会经济地位等因素都没有明显的相关性。

3. 种族、民族　从世界范围来看,欧洲和北美的白人口腔卫生服务使用率最高,亚洲人口腔卫生服务使用率较低,非洲大陆口腔卫生服务使用率最低。通常在同一个国家中,少数民族和移民的口腔卫生服务使用率比主要民族低。移民所具有的不同的文化背景和价值观、通常较低的社会经济地位、语言障碍等,都是他们使用口腔卫生服务的障碍。例如 Kiyak 等的研究发现,在美国,美国白人和少数族裔群体之间口腔卫生服务使用的差异大于美国成年人与其他国家(德国、波兰和日本)同龄人之间的差异。Stahlnacke 等(2005)在瑞典进行的研究发现,大约 6% 的人出生在国外,他们的口腔卫生服务使用率较低,主要是由于存在明显的文化差异,移民群体有适应社会的问题,他们往往有另一套价值标准。

4. 社会网络　社会网络是人们日常生活互动中存在的社会关系,通过互动可以交换观点、信息和情感。典型的社会网络是由人们密切接触的家庭、亲戚和朋友组成。社会网络的角色及其所具有的特定的价值、观点、态度和文化背景,对个人采取或不采取某一行为起建议、指导和强制作用。许多研究表明,决定求医行为的主要因素之一是家庭,尤其是家庭中主要成员的建议。家庭是个人第一个重要的社会群体,是社会价值观的发源地。因此,有关疾病的知识和家庭权威是一个人就医的关键。疾病知识可帮助人们认识疾病症状,家庭权威则迫使患者寻求专业卫生保健服务。因此,缺乏疾病知识和/或缺乏家庭权威就成为人们获得专业口腔卫生服务的阻碍因素。

5. 社会经济地位

(1) 受教育水平:个人及家属的受教育程度是影响口腔卫生服务使用的重要因素。文化水平高的患者及其家属更倾向于到口腔医疗机构就诊,文化水平低加之收入不好的患者常采用"民间疗法"治疗。世界各国的许多研究都得出同样的结论:受教育程度越高,口腔卫生服务使用越多,定期使用口腔卫生服务和预防性看牙的可能性越大。

(2) 经济收入:另一个影响求医行为的主要因素是经济收入。经济因素在很大程度上决定了患者及其家属是否有能力支付医疗费用。穷人之所以口腔卫生服务使用不足,主要原因是无力支付医疗费用。通常情况下,他们会根据自己的生活经验,对有一些"小病"如牙龈炎进行自我治疗(如喝凉茶)或不愿意承认疾病存在,即便确实患有严重牙病也不想把疾病看得很严重。穷人求医的目的主要是缓解症状而不是根治口腔疾病,相反富人往往更注重预防保健以保持口腔健康,不会等疾病症状出现后再寻求口腔卫生保健服务。因此即使穷人的就诊次数增加了,他们的患病率依然较高,且口腔保健的实际需要远没有得到满足。Devaux 报道经济合作与发展组织对 18 个选定国家进行的一项研究,所有国家的经济收入与口腔卫生服务使用都不平等,因此,经济收入是获取预防性健康习惯和口腔卫生服务使用情况的重要预测因素。Echeverria 等在巴西的研究表明,较贫穷的人口腔卫生服务使用较少,获得口腔卫生服务的困难更大。

(3) 职业地位和声望:在一个社会里存在不同的阶层,不同国家对此有不同的划分方法。Maharani 等对印度尼西亚 1999—2009 年不同社会经济地位的人口腔卫生服务使用的调查显示,社会经济地位较高的人口腔卫生服务使用率较高。在伊朗,Rezaei 等的研究表明工作状况与口腔卫生服务使用之间存在重大关联,良好的就业降低了口腔卫生服务使用的不平等。

由此可见,无论是以哪项指标来代表社会经济状况,都与口腔卫生服务使用存在密切的相关性,社会经济状况好的人使用口腔卫生服务较多,且使用的服务多为定期检查;社会经济状况差的人口腔健康状况差,多是有问题才看牙,定期检查的可能性较小,与他们的实际需要相比,口腔卫生服务使用率远远不足。

**(三) 服务相关因素**

1. 医患关系　牙科专业人员与患者良好交流可提高患者对治疗及口腔健康指导的依从性,从而提高患者的满意度和服务质量,最终实现口腔保健的目标。Newton 等在英国进行的一项研究表明,虽然阻碍不同民族的人口腔卫生服务使用的因素各不相同,但对口腔医生的不信任却是共同的因素,说明医患关系是影响口腔卫生服务使用的重要因素之一。由于在相对固定的医患关系中,患者感觉相对舒适,且对医生的诊断能力和治疗技术具有信任感,因此,某一特定医生能否作为该患者固定的保健服务提供者是影响就诊的一个非常重要的变量。Graham 应用电话调查的方式研究了美国低收入少数民族人群信任医生程度与口腔保健的关系,方差分析表明回答者对内科医生和牙医的信任度与他们是否使用口腔保健强烈相关,多重 Logistic 回归分析显示,调整了其他变量的影响后,对内科医生和牙医低度信任者和中度信任者与高度信任者相比,由相对固定的牙医为其提供口腔卫生服务的可能性分别下降 54% 和 52%。Telleen 等的研究表明对于拉丁美洲国家的移民来说,语言是很重要的,专业人员、母亲和儿童之间令人满意的沟通,可提高口腔卫生服务使用率。

2. 口腔卫生服务的可用性、可及性及可接受性　口腔卫生服务的可用性(availability)、可及性(accessibility)及可接受性(acceptability)是口腔卫生服务系统的结构性因素,是影响口腔卫生服务使用的重要决定因素。可用性是指当地是否有口腔卫生服务系统。口腔卫生服务系统是一种控制疾病的社会措施,其布局、资源分配、卫生工作方针、技术水平和服务质量都对人们的就医行为有着直接的影响。

可及性是指口腔卫生服务使用的方便程度,例如距离、交通等。可及性是影响口腔卫生服务使用的一个重要因素。由于口腔疾病初起时没有症状或症状较轻,距离的远近与交通的方便与否就会成为影响人们就诊的主要因素之一。不管是在发达国家还是在发展中国家,居住地都与口腔卫生服务使用相关,城市的口腔卫生服务机构比农村多,交通方便,距离近,因此口腔卫生服务使用率比农村高。

可接受性是指患者是否支付得起所提供的服务。低收入阶层口腔卫生服务使用率低与他们支付不起口腔卫生服务的费用有很大的关系。

在许多发展中国家的广大农村地区,由于口腔医疗机构设置不多,服务质量差、费用昂贵、距离远、交通不便,对口腔疾病未给予高度重视,是导致口腔疾病患者不就诊的重要原因。

3. 费用负担、医疗保险　费用负担是影响口腔卫生服务使用的重要因素之一。根据 Kronstrom 等的报道,在瑞典、丹麦等北欧国家,参加公共口腔卫生服务系统的中老年口腔卫生服务使用率高达 80%,最主要的原因就是这些国家提供了覆盖面比较广的口腔卫生服务医疗保险。Chisick 等报道美国的现役军人口腔卫生服务使用率明显高于平民,主要原因就是军人的口腔卫生服务是免费的,而平民的口腔卫生服务是付费的。在不发达的国家和地区,当口腔卫生服务的费用超过了当地的平均生活费用时,口腔卫生服务被认为是一种奢侈的付出,只有迫不得已时才会使用。例如 Nakahori 等研究发现口腔卫生服务使用对于坦桑尼亚许多家庭产生了重大的财务影响,因此口腔卫生服务使用率很低且大多是有问题看牙型服务。

有无医疗保险也是影响患者看牙医的重要因素。Manski(2002)的研究表明,贫穷和低收入家庭由于经济的原因,没有足够的钱买医疗保险,拥有牙科保险的比例分别只有 14% 和 33%,一旦患有牙病,常常选择自我处理(self-care),除非疾病严重时才可能去口腔医疗机构就诊。而美国中高收入家庭拥有牙科保险的比例分别为 61% 和 70%,他们通常到指定的大型口腔医疗机构就诊。有私人牙科保险的人群(56.6%)每年至少看一次牙的比例是没有牙科保险人群(28.6%)的 2 倍。年平均看牙次数、年均看牙费用也是有私人牙科保险的人群较高。Hanson 等(2003)在美国进行的研究也表明费用(63.2%)和没有医疗保险(51.3%)是低收入人群不寻求口腔卫生服务的最主要障碍。

**（四）态度/主观因素**

1. 自我评价的口腔健康状况与治疗需求 Kuthy 的研究表明,自我评价口腔健康状况很好者口腔卫生服务使用率更高,没有治疗需求是不使用口腔卫生服务的主要因素,那些自认为现在不需要治疗的人使用口腔卫生服务的概率几乎比过去一年里使用过口腔卫生服务的人小 5 倍。Sohn 应用 Logistic 回归分析发现,调整了性别、年龄、收入等社会人口学因素后,自评口腔健康状况与定期看牙有显著的相关性。

2. 口腔健康信念和态度 正确的口腔健康信念和积极的口腔健康态度是口腔卫生服务使用的正面影响因素。"定期看牙对于孩子的牙健康很重要"的信念使低收入家庭继续使用口腔卫生服务的可能性增加。口腔健康信念也是影响患者对牙科专业人员所推荐的口腔卫生措施和就诊方式依从率的主要因素之一。在寻求口腔卫生服务前等待问题发生的消极态度和将拔牙作为解决牙问题的唯一治疗选择,是阻碍低收入人群使用口腔卫生服务的两个主要因素。Bommireddy 等的研究表明,印度农村的老人尽管察觉到牙有问题,但并没有寻求口腔卫生服务,这其中 50% 的人认为口腔健康不是很重要。

3. 牙科畏惧症 Pohjola 等（2007）的研究表明牙科畏惧症对口腔卫生服务的依从性和使用有负面影响。Sohn 等（2005）用自填式问卷方法收集了底特律三个社区 630 个成人（18~69 岁,来自 386 个家庭）有关定期看牙、私人牙科保险、自评口腔健康状况、治疗经历资料,用 Corah' DAS 测量牙科畏惧症水平,用描述性和 Logistic 回归方法进行分析,结果显示 72% 的人有牙科保险（不包括医疗补助）,63% 的人定期看牙,12% 的成人有高度牙科畏惧症（DAS≥13）。Logistic 回归分析发现,调整了性别、年龄、收入等社会人口学因素后,牙科畏惧症、牙科保险状况和自评口腔健康状况与定期看牙有显著的相关性,在有牙科保险的人群中,有牙科畏惧症的成人较少定期看牙,但这种相关性在没有牙科保险的人群中没有显著性。Heima 等的调查表明母亲的牙科畏惧症与儿童早期看牙之间存在负相关关系。儿童口腔卫生服务使用主要依靠父母/监护人的决策,此时母亲的牙科畏惧症可能导致其推迟带孩子去看牙医。这种延迟可能导致儿童龋病发病率增加和随后的侵入性治疗,可能导致儿童牙科畏惧症发作。

综上所述,口腔卫生服务使用受多方面因素的影响,单一因素的改变并不一定会使口腔卫生服务使用情况受到明显的影响。例如,价格是影响口腔卫生服务使用的因素之一,Stahlnacke 等（2005）的研究显示,虽然研究期间服务价格提高了 2 倍甚至 3 倍,但是口腔卫生服务使用率并没有受到明显的影响。各种因素之间还存在相互影响的关系,例如是否有牙科保险与年龄、收入水平、种族、受教育水平相关,年轻人、高收入家庭、白人、受教育水平高者拥有牙科保险的比例较高。

# 第五节 口腔健康知识、态度、行为的关系

## 一、知、信、行理论

知、信、行理论是近几年常用的健康教育理论之一。其英文 knowledge（知识）、attitude（态度）、belief（信念）、practice（行为）简称 KABP 模型,因为态度包含信念,又称 KAP 模型。

KAP 模型的理论是一个从灌输有关知识到改变不良行为的完整过程,包括三个步骤:知识、态度、

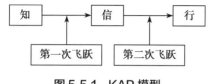

图 5-5-1　KAP 模型

行为及两个飞跃:从知识到态度的飞跃、从态度到行为转变的飞跃(图 5-5-1)。

要改变不健康行为,达到形成健康行为的目的,必须有知识和学习作为基础,有积极的态度和正确的信念作为动力。这种转变并非短期内所能达到的,是一项长期而细致的工作。如要人们戒除喜欢吃零食的习惯,健康教育工作者应通过多种传媒途径和人际交流方法将吃零食对牙的危害、戒除或减少吃零食的益处以及如何戒除、减少吃零食的知识传授给吃零食者,其通过学习具备了这些知识,并对知识进行独立思考,对自己的口腔健康有强烈的责任感,才可逐步形成信念,形成第一次飞跃。当吃零食者相信吃零食对牙健康有害,采取积极的戒除态度,并确信自己有能力戒除时,才能使戒零食成为行动,达到戒零食的目标,完成第二次飞跃。

健康的知识和信息是改变不健康行为的必要条件,但是人们从接受知识信息到行为改变要经历一系列复杂的过程,可能会因教育、社会、心理等种种因素的影响而终止在某一阶段(图 5-5-2)。从理论上分析,拥有更多口腔健康知识的人将有更好的口腔卫生习惯和看牙行为,但实际情况并不是如此简单,而是复杂得多。由于行为的改变受到多种因素的影响,增加口腔健康知识本身并不足以改变行为,但通过口腔健康教育获得的知识为建立良好的口腔卫生习惯提供了一个好机会。知识对于健康行为是很重要的,如果不知道什么是健康行为就很难按正确的方式去做,因此,可以说知识是成年人改变行为的必要条件。然而,知识并不是行为改变的充分条件,许多人对什么是健康行为非常清楚,但还是不能按照正确的方式去做,因为知识本身并不一定改变行为。但并不是说知识没有用,最起码它已经把健康问题摆到了议事日程上,知识是影响健康行为因素的复杂过程的重要部分。对于孩子口腔健康行为的建立,口腔健康知识既不是必要条件,也不是充分条件,因为孩子口腔健康行为的建立往往在获得口腔健康知识之前,主要受父母及其他照顾者口腔健康行为和父母对促使孩子刷牙态度的效能因素的影响,父母的口腔卫生习惯越健康,越有利于孩子建立正确的口腔健康行为,父母对促使孩子每天刷牙两次越有信心,孩子每天刷牙两次的可能性越大。

在接受知识到转变态度这一过程中,影响态度转变的因素主要有以下几个方面:

1. 知识、信息的权威性　知识信息来源越权威,号召力越强,说服力也越强,对目标人群态度改变的可能性也越大,如医务人员对患者及其家属,学校教师对学生的健康教育的权威性与号召力就大。

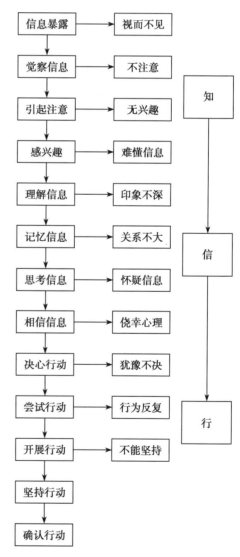

图 5-5-2　知识信念与行为形成过程

2. 知识信息的传播效果　知识信息的可靠性、重复性和传播的感染力越强,越能激发受众的注意力和兴趣,有利于受众思考和态度的转变。

3. 恐惧因素　利用人们对不良行为严重后果的恐惧感,使其相信传播的信息,改变态度,如吸烟致口腔癌、牙周病导致心血管疾病危险性增加等,但要注意,使用时需因人而异,否则会引起极端反应。

4. 行为效果与获益　行为改变后,健康行为的建立使个人或某些群体能获得利益,如减少喝酒能使身体免受酒精的危害、减少开支、改变形象等,不仅有利于强化自己的行为,也能促使信心不足者转变态度。

当接受健康知识后,仍有一些因素会影响行为的改变,如大多数医务人员知晓并确信吸烟有害健康,然而,目前医务人员的吸烟率并不低于一般人群,其主要原因是:

(1) 社会环境影响:为适应所处社会环境或者社会交际需要,如群体之间的相互敬酒,若同伴间不保持行动的一致性,可能会被认为不尊重他人导致受排斥等。

(2) 侥幸心理影响:一些喜吃零食者明知这种行为对牙健康有害,但心存侥幸,认为自己目前牙很好或许这种不健康行为对自己影响不大,或者不是每个人都会因吃零食行为而发生龋病等。

(3) 文化、习俗因素:风俗习惯对人们行为的影响,如一些地区或地域籍贯的人群喜好甜食,不吃就会觉得食而无味,也有些人已形成某些生活方式和个人爱好,要改变需付出艰难的代价,或者觉得进入老龄阶段,再改变健康行为意义不大等。

## 二、口腔健康知识、态度、行为关系的研究

1. KAB 的局限性　传统的 KAB 模型将知识、态度、行为确定为单向的关系,即知识的获得引起态度改变,态度改变进一步改变行为。但是在许多情况下,KAB 模型无法解释口腔健康行为为什么会改变和怎样改变。目前的研究证据表明知识、态度、行为的关系远较 KAP 模型复杂,并不是单向的,而是相互影响的,甚至知识、态度和行为之间可以呈现偏离的现象。例如第四次全国口腔健康流行病学调查结果显示,老年人的口腔健康知识比较贫乏(47.6%),但却有着积极的口腔健康态度,然而口腔卫生服务使用较少且大多数以治疗为主,属于有问题看牙型。

2. 口腔健康态度对知识的影响　口腔健康态度积极者往往持有较多正确的口腔健康信念,这些人通常对口腔健康的信息更感兴趣,更可能主动搜寻、吸收口腔健康知识,因而口腔健康知识较多。例如某人很重视自己的牙保健(态度积极),确信每天规律刷牙两次对牙保健很重要(持有正确的健康信念),对于刷牙相关知识(牙刷、牙膏的选择,正确的刷牙方法等知识)就会有意识地去看、去记忆,也可能主动去寻求这方面的知识,因此这方面的知识肯定更多。不仅如此,态度积极的人接受了知识后较易转化为良好的行为,从而形成良好的习惯。

3. 口腔医疗服务使用增加了获得口腔健康知识的机会　口腔医疗服务使用的目的不仅仅是检查、发现和治疗牙病,同样重要的是有机会定期接受专业人员的健康教育和口腔卫生技巧的指导,每一次使用口腔卫生服务就多一次获得口腔健康知识的机会。因此,口腔卫生服务使用越多者的口腔健康知识一般也越多。

4. 口腔卫生服务使用习惯与口腔健康态度的形成及改变　认识的冲突理论认为态度和行为是相互影响的。一方面态度影响行为,但另一方面态度也可能通过行为的改变而得以发展。因此,对口腔健康及口腔卫生服务使用态度的社会阶层间的差异,可以解释为是经历了不同的口腔治疗、口腔医生和口腔医疗服务系统后产生的,而对口腔医疗服务系统的认识的影响是次要的。

（涂家珍　曹依娜　林焕彩）

## 参 考 文 献

1. AB MALIK N,YATIM S M,LAM O L T,et al. Factors influencing the provision of oral hygiene care following stroke:an application of the Theory of Planned Behaviour. Disabil Rehabil,2018,40(8):889-893.

2. ADAIR P M,PINE C M,BURNSIDE G,et al. Familial and cultural perceptions and beliefs of oral hygiene and dietary practices among ethnically and socio-economicall diverse groups. Community Dent Health,2004,21(1 Suppl):102-111.

3. AMARASENA N,SPENCER A J,ROBERTS-THOMSON K F,et al. Dental knowledge and dental service utilization:a 2-year follow-up study. Community Dent Oral Epidemiol,2018,46(4):336-342.

4. BAHARIN B,PALMER R M,COWARD P,et al. Investigation of periodontal destruction patterns in smokers and non-smokers. J Clin Periodontol,2006,33(7):485-490.

5. BOMMIREDDY V S,KOKA K M,PACHAVA S,et al. Dental service utilization:patterns and barriers among rural elderly in Guntur district,Andhra Pradesh. J Clin Diagn Res,2016,10(3):Zc43-47.

6. CHI D L,RAKLIOS N A. The relationship between body system-based chronic conditions and dental utilization for Medicaid-enrolled children:a retrospective cohort study. BMC Oral Health,2012,12:28.

7. CHISICK M C,POINDEXTER F R,YORK A K. Comparing annual dental utilization rates of active duty U. S. military personnel and their employed civilian cohorts. Mil Med,1998,163(3):148-150.

8. CURI D S C,FIGUEIREDO A C L,JAMELLI S R. Factors associated with the utilization of dental health services by the pediatric population:an integrative review. Cien Saude Colet,2018,23(5):1561-1576.

9. DAVIDSON P L,ANDERSEN R M. Determinants of dental care utilization for diverse ethnic and age groups. Advances in dental research,1997,11(2):254-262.

10. DEVAUX M. Income-related inequalities and inequities in health care services utilisation in 18 selected OECD countries. Eur J Health Econ,2015,16(1):21-33.

11. ECHEVERRIA M S,SILVA A E R,AGOSTINI B A,et al. Regular use of dental services among university students in southern Brazil. Rev Saude Publica,2020,54:85.

12. EGUCHI T,TADA M,SHIRATORI T,et al. Factors associated with undergoing regular dental check-ups in healthy elderly individuals. Bull Tokyo Dent Coll,2018,59(4):229-236.

13. GLICK M,WILLIAMS D M,KLEINMAN D V,et al. A new definition for oral health developed by the FDI World Dental Federation opens the door to a universal definition of oral health. Int Dent J,2016,66(6):322-324.

14. GRAÇA S R,ALBUQUERQUE T S,LUIS H S,et al. Oral health knowledge,perceptions,and habits of adolescents from Portugal,Romania,and Sweden:a comparative study. J Int Soc Prev Community Dent,2019,9(5):470-480.

15. GUPTA B,BRAY F,KUMAR N,et al. Associations between oral hygiene habits,diet,tobacco and alcohol and risk of oral cancer:

a case-control study from India. Cancer Epidemiol,2017,51:7-14.

16. HABIBIAN M,BEIGHTON D,STEVENSON R,et al. Relationships between dietary behaviours,oral hygiene and mutans streptococci in dental plaque of a group of infants in southern England. Arch Oral Biol,2002,47(6):491-498.

17. HALL-SCULLIN E P. Short-term improvement in oral self-care of adolescents with social-cognitive theory-guided intervention. Evid Based Dent,2015,16(4):110.

18. HEIMA M,HEATON L,GUNZLER D,et al. A mediation analysis study:the influence of mothers'dental anxiety on children's dental utilization among low-income African Americans. Community Dent Oral Epidemiol,2017,45(6):506-511.

19. HIRATSUKA V Y,ROBINSON J M,GREENLEE R,et al. Oral health beliefs and oral hygiene behaviours among parents of urban Alaska Native children. International Journal of Circumpolar Health,2019,78(1):6.

20. IKEBE K,NOKUBI T,ETTINGER R L. Utilization of dental health services by community-dwelling older adults in Japan who attended a weekly educational programme. Gerodontology,2002,19(2):115-122.

21. JöNSSON B,BAKER SR,LINDBERG P,et al. Factors influencing oral hygiene behaviour and gingival outcomes 3 and 12 months after initial periodontal treatment:an exploratory test of an extended Theory of Reasoned Action. J Clin Periodontol,2012,39(2):138-144.

22. JORDÃO L M R,MALTA D C,FREIRE M. Clustering patterns of oral and general health-risk behaviours in Brazilian adolescents:findings from a national survey. Community Dent Oral Epidemiol,2018,46(2):194-202.

23. KIKUI M,ONO T,KIDA M,et al. Does the utilization of dental services associate with masticatory performance in a Japanese urban population:the Suita study. Clin Exp Dent Res,2015,1(2):57-62.

24. KIYAK H A,REICHMUTH M. Barriers to and enablers of older adults'use of dental services. J Dent Educ,2005,69(9):975-986.

25. KRONSTROM M,PALMQVIST S,SODERFELDT B,et al. Utilization of dental health services among middle-aged people in Sweden and Denmark. Acta Odontol Scand,2002,60(5):276-280.

26. KUMAR A,TIWARI A,GADIYAR A,et al. Assessment of readiness to quit tobacco among patients with oral potentially malignant disorders using transtheoretical model. J Educ Health Promot,2018,7:9.

27. KUUSELA S,HONKALA E,KANNAS L,et al. Oral hygiene habits of 11-year-old schoolchildren in 22 European countries and Canada in 1993/1994. J Dent Res,1997,76(9):1602-1609.

28. MACEK M D,COHEN L A,REID B C,et al. Dental visits among older US adults,1999-The roles of dentition status and cost. J Am Dent Assoc,2004,135(8):1154-1162.

29. MAHARANI D A,RAHARDJO A. Is the utilisation of dental care based on need or socioeconomic status? A study of dental care in Indonesia from 1999 to 2009. Int Dent J,2012,62(2):90-94.

30. MANSKI R J,GOODMAN H S,REID B C,et al. Dental insurance visits and expenditures among older adults. Am J Public Health,2004,94(5):759-764.

31. MARCHESAN J T,MORELLI T,MOSS K,et al. Interdental cleaning is associated with decreased oral disease prevalence. J Dent Res,2018,97(7):773-778.

32. MEYERHOEFER C D,ZUVEKAS S H,FARKHAD B F,et al. The demand for preventive and restorative dental services among older adults. Health Econ,2019,28(9):1151-1158.

33. NAKAHORI N,SEKINE M,YAMADA M,et al. Socioeconomic status and remaining teeth in Japan:results from the Toyama de-

mentia survey. BMC Public Health,2019,19(1):691.

34. NYAMURYEKUNG'E K K,LAHTI S,TUOMINEN R. Costs of dental care and its financial impacts on patients in a population with low availability of services. Community Dent Health,2019,36(2):131-136.

35. OHI T,SAI M,KIKUCHI M,et al. Determinants of the utilization of dental services in a community-dwelling elderly Japanese population. Tohoku J Exp Med,2009,218(3):241-249.

36. OSTBERG A L,HALLING A,LINDBLAD U. Gender differences in knowledge,attitude,behavior and perceived oral health among adolescents. Acta Odontol Scand,1999,57(4):231-236.

37. PETERSEN P E. Effectiveness of oral health care—some Danish experiences. Proc Finn Dent Soc,1992,88(1-2):13-23.

38. REZAEI S,PULOK M H,MOGHADAM T Z,et al. Socioeconomic-related inequalities in dental care utilization in Northwestern Iran. Clin Cosmet Investig Dent,2020,12:181-189.

39. RISE J,HøLUND U. Prediction of sugar behaviour. Community Dent Health,1990,7(3):267-272.

40. SAADEH R,BOBER-MOKEN I,CHALLA S. Relationship between general health behaviors and oral health behaviors in 2015-2016 NHANES adult population. Eur J Dent,2019,13(3):405-412.

41. SANTOSO C M A,BRAMANTORO T,MINH CHAU N,et al. Factors affecting dental service utilisation in Indonesia:a population-based multilevel analysis. Int J Environ Res Public Health,2020,17(15):5282.

42. SCHWENDICKE F,KRASOWSKI A,GOMEZ ROSSI J,et al. Dental service utilization in the very old:an insurance database analysis from northeast Germany. Clin Oral Investig,2021,25(5):2765-2777.

43. SKINNER J,JOHNSON G,BLINKHORN A,et al. Factors associated with dental caries experience and oral health status among New South Wales adolescents. Aust N Z J Public Health,2014,38(5):485-489.

44. TELLEEN S,RHEE KIM Y O,CHAVEZ N,et al. Access to oral health services for urban low-income Latino children:social ecological influences. J Public Health Dent,2012,72(1):8-18.

45. VALLEJOS-SÁNCHEZ A A,MEDINA-SOLÍS C E,MINAYA-SÁNCHEZ M,et al. Maternal characteristics and treatment needs as predictors of dental health services utilisation among Mexican school children. Eur J Paediatr Dent,2012,13(4):307-310.

46. VYSNIAUSKAITÉ S,KAMMONA N,VEHKALAHTI M M. Number of teeth in relation to oral health behaviour in dentate elderly patients in Lithuania. Gerodontology,2005,2(1)2:44-51.

47. 台保军,冯希平. 口腔健康　从我做起——第四次全国健康流行病学调查结果解读大众版. 北京:人民卫生出版社,2020.

48. 王兴. 第四次全国口腔健康流行病学调查报告. 北京:人民卫生出版社,2018.

49. CHRISTENSEN L B,PETERSEN P E,BASTHOLM A,et al. Utilization of dental health services by Danish adolescents attending private or public dental health care systems. Acta Odontol Scand,2002,60(2):103-107.

50. FREEMAN R,LINDEN G. Health directed and health related dimensions of oral health behaviours of periodontal referrals. Community Dent Health,1995,12(1):48-51.

51. HANSON W L,PERSSON G R. Periodontal conditions and service utilization behaviors in a low income adult population. Oral Health Prev Dent,2003,1(2):99-109.

52. HARADA S,AKHTER R,KURITA K,et al. Relationships between lifestyle and dental health behaviors in a rural population in Japan. Community Dent Oral Epidemiol,2005,33(1):17-24.

53. HOOLEY M,SKOUTERIS H,BOGANIN C,et al. Parental influence and the development of dental caries in children aged 0-6 years:a systematic review of the literature. J Dent,2012,40(11):873-885.

54. KUTHY R A,ODOM J G,SALSBERRY PJ,et al. Dental utilization by low-income mothers. J Public Health,1998,58(1):44-50.

55. LEITE F R M,NASCIMENTO G G,SCHEUTZ F et al. Effect of Smoking on Periodontitis:A Systematic Review and Meta-regression. Am J Prev Med,2018,54(6):831-841.

56. MANSKI R J,MACEK M D,MOELLER J F. Private dental coverage:who has it and how does it influence dental visits and expenditures? J Am Dent Assoc,2002,133(11):1551-1559.

57. MANSKI R,MOELLER J,CHEN H,et al. Disparity in dental out-of-pocket payments among older adult populations:a comparative analysis across selected European countries and the USA. Int Dent J,2017,67(3):157-171.

58. OKUNSERI C,BORN D,CHATTOPADHYAY A. Self-reported dental visits among adults in Benin City,Nigeria. Int Dent J,2004,54(6):450-456.

59. POHJOLA V,LAHTI S,VEHKALAHTI M M,et al. Association between dental fear and dental attendance among adults in Finland. Acta Odontol Scand,2007,65(4):224-230.

60. RONIS D L,LANG W P I,EARGHALY M M,et al. Tooth brushing,flossing,and preventive dental visits by Detroit-area residents in relation to demographic and socio-economic factors. J Public Health Dent,1993,53(3):138-145.

61. RONIS D L,LANG W P,ANTONAKOS C L,et al. Preventive oral health behaviors among African-Americans and whites in Detroit. J Public Health Dent,1998,58(3):234-240.

62. PETERSEN P E. Challenges to improvement of oral health in the 21st century—the approach of the WHO Global Oral Health Programme. Int Dent J,2004,54(Suppl 1):329-431.

63. SOHN W,ISMAIL A I. Regular dental visits and dental anxiety in an adult dentate population. J Am Dent Assoc,2005,136(1):58-66.

64. STAHLNACKE K,SODERFELDT B,UNELL L,et al. Changes over 5 years in utilization of dental care by a Swedish age cohort. Community Dent Oral Epidemiol,2005,33(1):64-73.

65. TAANI D Q. Periodontal awareness and knowledge,and pattern of dental attendance among adults in Jordan. Int Dent J,2002,52(2):94-98.

66. TADA A,HANADA N. Sexual differences in oral health behaviour and factors associated with oral health behaviour in Japanese young adults. Public Health,2004,118(2):104-109.

67. WIDSTRÖM E,EATON K A. Oral healthcare systems in the extended European union. Oral Health Prev Dent,2004,2(3):155-194.

# 第六章　流行病学调查研究中口腔疾病的评价

在口腔流行病学调查研究中,常需要对口腔疾病的范围和程度进行评价,这需要标准化和客观的方法,有特定的诊断标准、清晰的临床检查方法,有时包括影像学、微生物和实验室检查。

流行病学中的评价指标是一类总结性的统计量,用来评价群体的健康水平。在这些评价指标中,有一部分属于指数(index)。指数可用于个体的评价,也可用于群体的评价,它是一组逐渐变化的数值,有上限和下限,不同的数值代表一特定意思或标准。每个个体可以有一个指数数值,每个群体可以用指数的平均值或分布来表示。评价口腔疾病的指数是用一组数值说明口腔疾病在个体或群体中的临床表现,用数量等级和标准方法来阐明和比较疾病的范围和严重程度。事实上,在口腔流行病学中,指数并不单单用于评价口腔健康状况,还用于评价口腔健康相关的知识、态度,甚至社会经济状况等。

一个理想的口腔疾病评价指数应该具备:

(1) 效度和信度好:指数必须能测到真正想测量的东西,并可重复。

(2) 简单:检查者容易掌握,省时,仅需简单器械。

(3) 清楚和客观:容易理解,不会含糊、混乱,不同类别应该互相排斥。

(4) 便于统计分析。

(5) 灵敏度高:能区分细小的变化,特别是用于临床研究时。

(6) 能被检查对象接受。

事实上,没有一个指数是完美的。选择指数主要看调查研究的目的,想要回答什么问题。

## 第一节　龋病的评价

在龋病流行病学调查中,需要选择适当的评价指标,并正确理解和使用。

### 一、流行病学调查中龋病的诊断标准

龋病流行病学调查时,需要有一个标准来确定一颗牙或一个牙面是否患龋。

**(一) 不同时期流行病学调查中龋病的诊断标准**

全国性和大规模的龋病流行病学调查大多采用世界卫生组织(WHO)推荐的标准。迄今为止,WHO已出版了5个版本的《口腔健康调查基本方法》。按照WHO的标准,其所诊断的龋损基本已达牙本质。2002年提出的国际龋病检测与评估系统(international caries detection and assessment system,ICDAS),则可

以检测龋病从早期到晚期各个阶段的病损情况,但该指数使用较烦琐费时,在大规模的流行病学调查中较少被使用。

1. 第一次全国口腔健康流行病学调查诊断标准　1983 年,我国开展了全国学生龋病、牙周疾病流行病学抽样调查,龋病的诊断标准根据牙的色、形、质改变,具体描述为:牙的点隙、裂沟或光滑面有色、形、质三方面改变即可诊断为龋病。牙釉质脱矿、崩解以至成洞为形的改变,当探针插入时感到洞壁或洞底有软化现象为质的改变,形及质的改变是诊断的主要依据。如发现牙釉质上有白垩色斑点或有着色、粗糙的斑点,牙釉质上的点隙或窝沟能卡住探针,但沟底或洞壁无软化现象,此时均不诊断为龋病。

2. WHO《口腔健康调查基本方法》(第 2 版)标准　该书于 1977 年出版。冠龋的诊断标准是:当牙的点隙、窝沟或光滑面出现损害,探查到软的洞底、牙釉质破坏、软的洞壁或者牙有暂充物时,诊断为龋病。邻面损害探针尖必须能确切穿入病损,才诊断为龋病。如存有任何疑问,不应记为龋。龋病的早期阶段,不能明确诊断时应慎重排除在外。在缺乏其他阳性症状时,以下缺陷不应记为龋病:白色或白垩色斑点;着色或粗糙的斑点;牙釉质上有能卡住探针的点隙或窝沟,但没有软化洞底、牙釉质破坏或软的洞壁。

3. WHO《口腔健康调查基本方法》(第 3 版)标准　该书于 1987 年出版,冠龋的诊断标准与第 2 版一样。对不应记为龋病的牙缺陷的描述多了一种情况:暗黑、光亮、质硬、坑凹的牙釉质,表现为中度至重度氟牙症症状者。1995 年第二次全国口腔健康流行病学调查龋病的诊断采用该标准。

4. WHO《口腔健康调查基本方法》(第 4 版)标准　该书 1997 年出版,对冠龋的诊断标准进行了修改,定义为:点隙、窝沟或光滑面有明显龋洞、牙釉质破坏或可探到软化洞底或洞壁。该定义的特点是有明显龋洞,并在检查时使用末端为球形的 CPI 探针代替尖探针。其出发点是认为早期龋可以再矿化,而使用尖探针检查会破坏早期龋的修复。有明显龋洞也可使检查者之间的一致性提高。2005 年第三次全国口腔健康流行病学调查龋病的诊断采用该标准。

5. WHO《口腔健康调查基本方法》(第 5 版)标准　该书于 2013 年出版,冠龋的诊断标准与第 4 版的一样,2015 年第四次全国口腔健康流行病学调查冠龋的诊断采用该标准。对于根面龋,WHO 的诊断与上一版一样,即用 CPI 探针探诊牙根面,有软的或皮革样的病损记为有龋。当病损局限于牙根,记录为根面龋;当同时涉及根部和冠部,判断原发部位予以记录;如无法判断,则同时记录。2015 年第四次全国口腔健康流行病学调查根面龋诊断与此有所不同,当龋损同时涉及根部和冠部时,不用试图去判断原发部位,同时记录冠龋和根面龋。

**(二) 龋病诊断标准与调查结果的关系**

1. 流行病学调查标准与临床诊断标准　流行病学调查中龋病的诊断标准与临床上口腔医生对牙是否患龋的诊断标准不同,一颗在临床上被医生诊断患有龋病的牙,按照流行病学调查标准有可能被诊断为无龋。例如,牙釉质早期龋颜色有改变,牙釉质有小缺损,但未形成明显龋洞、软化牙本质或明显的牙釉质下破坏,临床上可能诊断为浅龋并予以充填,但是按照现行 WHO 的标准应诊断无龋。所以,参加流行病学调查的口腔医生要熟悉和习惯使用流行病学的调查标准,避免把临床上的诊断习惯带到流行病学调查中。

2. 不同时期流行病学诊断标准的差异　由于不同时期 WHO 龋病的诊断标准不一样,同样的患龋水平,在不同时期采用 WHO 标准进行调查,会得出迥异的结果。譬如,中小学生窝沟点隙的可疑龋和早期龋较多,采用WHO《口腔健康调查基本方法》(第3版)标准用尖探针进行检查、诊断和WHO《口腔健康调查基本方法》(第4版)标准用CPI探针进行检查、诊断得出的结果有很大不同。

3. 诊断标准的掌握 即使是同样一个诊断标准,不同的检查者进行检查时也会出现差异。健康的牙和明显的龋洞都容易诊断,然而,当处于两者之间的状况时,则需要有诊断标准,并且检查者在整个检查过程中能一直执行这一标准。因此,检查者必须准确掌握诊断标准,并且有好的可重复性。

## 二、常用龋病评价指标的应用

龋病的评价从数据特点看,可采用的方法有:①二分法(dichotomous),即有或没有龋,采用此方法可以计算龋病的患病率、发病率;②计量方法,估算龋坏(或包括因龋充填和因龋丧失)的牙或牙面数目,采用此方法可以计算龋均、龋面均等;③等级计分法,按照龋病病损的程度记录,可以评估病损的严重程度。

### (一)龋、失、补指数

龋、失、补指数也称DMF指数,是Klein、Palmer和Knutson于20世纪30年代在美国马里兰州Hagerstown龋病研究中首先使用。此后,DMF指数在全球范围内被接纳,成为一项著名的口腔健康指数。DMF指数用于恒牙时用大写字母表示,用于乳牙则用小写字母表示。

DMF中的D(decayed)为龋,代表未充填龋;M(missing)为失,代表因龋失牙;F(filled)为补,代表已充填无龋牙。一个人的DMF值在其一生中只会变大,不会变小。检查32颗牙,以牙为单位进行,得到龋、失、补牙数(DMFT)(数值范围0~32);以牙面为单位进行检查,则得到龋、失、补牙面数(DMFS)(数值范围0~148)。群体DMF值是所有受检者的值的总和除以受检人数,因此可以有小数,分别为龋均和龋面均。乳牙dmft数值范围为0~20,dmfs数值范围为0~88。

龋病检查时,牙冠和牙根患龋情况应分别记录。在计算DMF值时,牙冠和牙根都应计入。牙根患龋情况可另行报告。根面龋常见于中老年人群,随着人口老龄化,根面龋受到越来越多的关注。根面龋可以是有龋未进行充填或已充填无龋的病损。为了方便检测,可使用根面龋补指数(decayed,filled roots,DF-roots)描述。乳牙列的dmf指数适用于换牙前儿童的检查。WHO推荐5岁为儿童乳牙龋检查的代表年龄组。对于混合牙列龋齿的检查,如果儿童处于前牙换牙期而磨牙未开始更换,有人仍采用dmf指数,但仅检查磨牙,更为常见的是使用df或def指数。与dmf指数相比,df不计因龋失牙。在def指数中,d代表未充填龋,e代表因龋需要拔除的乳牙,f代表已充填牙。这两个指数都不记录因龋失牙,因为在替牙期常常很难区分脱落的牙是因龋失牙还是正常的换牙所致。def和df在数值上是相等的,与df不同的是,def将龋损分为两种程度来记录。

自DMF开始使用后的50多年时间里,很少有人对它提出质疑,其原因可能是它在龋病研究中被证明用途广泛。然而,没有一种指数是完美的,DMF指数既有其优点,同时也存在一些缺点。应用DMF指数时应注意以下几点:

1. 恒牙列检查32颗牙 使用DMF指数时,恒牙列必须检查32颗牙。有的调查对成年人只检查28颗牙,不检查第三磨牙,这时个体DMFT≤28。不检查第三磨牙会导致平均DMF值下降,与其他资料比较时应加以注意。例如,调查 35~44 岁的龋病时,如果只检查 28 颗牙,平均 DMFT 值会减小 1~1.5。

2. DMF 指数应报告其构成　在流行病学报告中,DMF 指数的调查结果应分别报告 DT(decayed teeth)、MT(missing due to caries)、FT(filled due to caries)的数值,以便对人群患龋情况有较全面的了解。

3. DMF 值在年龄较大的人群中可能是无效的　因为按照 WHO 标准,30 岁及以上受检者,无论何种原因,只要检查时牙不存在(包括没有萌出的第三磨牙),均计入 MT。年龄较大的人群,龋病以外的其他原因引起的失牙很多,特别是老年人群,DMF 中的 M 不能有效反映因龋引起的失牙。所以在中老年人中,可以使用 DFT 代替 DMFT,以评价患龋情况。

4. 牙科服务较好的地区 FT 值较高　牙充填治疗是基于口腔医生的专业意见和患者的意愿。由于临床上对龋病的判断与流行病学调查标准不一样,一些在流行病学调查中不会被诊断为龋病的牙,在临床上可能进行了充填治疗,这些充填后的牙在流行病学调查中将会计为 FT,而如果它们未进行充填的话则会被诊断为无龋。当对两个不同经济发展水平和牙科服务地区的 DMFT 的数值进行比较时,应注意其中的含义。

5. 一些非龋引起充填会使 DMF 指数偏高　如因牙釉质发育不良、牙隐裂、崩缺、重度磨损等原因所做的充填和它们所致牙髓炎后的充填治疗可能会被计入 DMF 指数。

从现代口腔预防和充填技术来看,DMF 指数已过时。在 DMF 出现的时代,已充填牙被毫无疑问地设定代表发生过龋病。而这一设定在今天已不那么容易被接受。DMF 要对众多牙医所做的不同治疗进行判断,从理论上来说,也是有疑问的。但是在一个新的更好的指数出现之前,DMF 指数还会被继续使用。但是,使用者在对结果进行分析讨论时应注意到它的局限性,及其内在的真正可能的含义。

(二) 患龋率与无龋率

患龋率又称龋病患病率(caries prevalence rate),是指在调查期间某一人群中患龋病的频率,人口基数常以百人计算,故一般以百分数表示。患龋率主要用于描述和比较龋病分布,分析龋病患病的影响因素等。其计算公式如下:

$$龋病患病率 = \frac{患龋人数}{受检人数} \times 100\%$$

上述公式中的患龋人数指受检人群中 DMF 或 dmf 大于 0 的人数,即有一个及以上牙或牙面属于龋、失或补。注意在计算患龋率时分子不能仅包括有龋(未充填龋)的人,这样得出的患龋率将明显偏低。如果认为需要这样计算的话,应对其所指的患龋率计算方法给予特别说明。

恒牙列中,随着年龄增长,DMF>0 的人的占比不断增多。按 WHO 标准,30 岁以上人群任何原因牙缺失都计入 M。第四次全国口腔流行病学调查结果显示,35~44 岁年龄组和 65~74 岁年龄组患龋率分别为 89.0% 和 98.0%。评价患龋状况时,患龋率并非唯一的指标,通常也不是最重要的指标。一般来说,龋均比患龋率更重要,在评价高患龋率的人群(如中老年人)时更是如此。WHO 对世界各个国家(地区)的患龋水平就是以龋均高低进行划分。

与患龋率相对应的是无龋率。无龋率指全口牙均无龋的人数占全部受检查人数的百分比,这里的无龋包括没有未充填龋、没有因龋已充填牙或因龋丧失牙。如果一个人群的患龋率是 70%,无龋率就是

30%。无龋率用来表示一个地区某些人群口腔健康水平和龋病预防措施的效果。

### （三）龋病发病率

龋病发病率（caries incidence rate）通常是指至少在一年时间内，某人群新发生龋病的概率。龋病发病率用于估计龋病流行程度、研究龋病病因和影响因素、评价预防措施效果等。其计算公式如下：

$$龋病发病率=\frac{发生新龋的人数}{受检人数}\times100\%$$

### （四）ICDAS 指数

以往龋病的诊断标准多采用 WHO 诊断标准，即点隙沟或光滑面有明显龋洞，牙釉质破坏，或者可探及底部发软或洞壁的病损。它简便易行，但是对龋的阶段界定不够细化。ICDAS 指数于 2002 年被提出，是一种基于视诊的龋病检测和分级系统，可以检测龋病从早期到晚期各个阶段的病损情况，对牙当前的患龋情况以数字的形式进行等级评分。ICDAS 的应用呈上升趋势，受到世界牙科联盟（FDI）的推荐。

根据龋损发展的严重程度，ICDAS 将龋病编码为 0～6，共 7 个等级，每一个等级之间在视觉表征上仅有轻微的变化（表 6-1-1）。另外，根据牙的表面特征又分为窝沟、平滑面（近中面和远中面）、游离平滑面（颊面、舌面、无邻牙的可直接检查的近远中面）以及伴有修复体或封闭剂四种情况。

表 6-1-1　ICDAS 编码标准

| 龋病编码 | 描述 | 龋病编码 | 描述 |
| --- | --- | --- | --- |
| 0 | 牙表面健康 | 4 | 深部牙本质黑影 |
| 1 | 牙釉质早期视觉改变 | 5 | 暴露牙本质的明显龋洞 |
| 2 | 牙釉质明显视觉改变 | 6 | 暴露牙本质的明显大面积龋洞 |
| 3 | 无牙本质暴露的局限性牙釉质破坏 | | |

下面以唇颊面为例，介绍 ICDA S 的具体检查方法。在检查之前，应先清洁牙面。检查者先在湿润状态下观察牙面，接着吹干观察，必要时辅以 CPI 探针。在持续性吹干后（建议吹 5s），牙釉质未见龋损迹象，记为编码 0。当牙面处于湿润状态下时，未观察到龋损所致的色泽变化，但当持续吹干后（约 5s），可观察到白垩色或褐色病损，记为编码 1。牙面处于湿润状态下时，可观察到白垩色或褐色病损，记为编码 2。持续吹干牙面后（约 5s），发现牙釉质表面完整性明显丧失，而龋损的底部和四壁不能见到牙本质，记为编码 3。透过牙釉质表面见到深部变色牙本质透黑影，这种病变通常在牙面湿润状态下更容易观察到，记为编码 4，此时牙釉质表面可能是完整的。牙面上有明显龋洞，底部牙本质暴露，但龋损不超过牙面的 1/2，记为编码 5。牙面上有明显龋洞，底部牙本质暴露，龋损超过牙面的 1/2，记为编码 6。具体检查流程见图 6-1-1。

与传统的龋病评估工具相比，ICDAS 的优势主要体现为：①牙的检查可具体到每个牙面，因此使用该系统可以对某种特定龋病类型进行评估；②龋的阶段界定足够细化，能体现龋病变化发展过程；③逻辑清晰，便于理解；④国际上较为接受，推广度较高。但也存在检查过程烦琐，耗时长，早期龋损与牙釉质发育缺陷的鉴别存在一定难度等缺点。

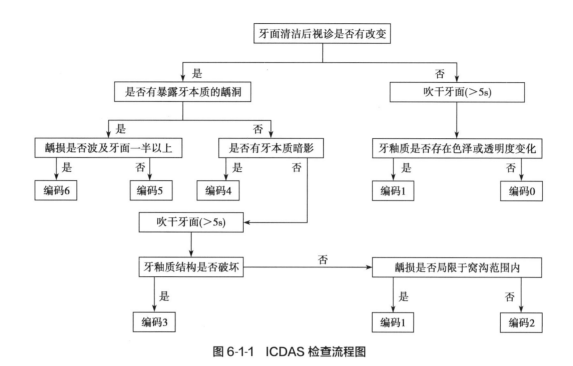

图 6-1-1　ICDAS 检查流程图

# 第二节　牙周健康和口腔卫生评价

## 一、社区牙周指数及其演变

社区牙周指数的发展和衍化经历了三个应用阶段:社区牙周治疗指数(community periodontal index for treatment need,CPITN)、社区牙周指数(community periodontal index,CPI)和改良社区牙周指数(modified community periodontal index,CPI modified)。

### (一) CPITN 和 CPI

1. CPITN 向 CPI 的演变　1979 年,鉴于当时测量牙周健康综合指数的牙周指数(periodontal index, PI)、牙周病指数(periodontal disease index,PDI)存在明显的缺点,FDI 和 WHO 成立了联合工作组,试图寻找一种较好的评估牙周健康状况的方法。经过广泛讨论和测试,于 1982 年提出了 CPITN。1987 年 WHO 在其《口腔健康调查基本方法》(第 3 版)中采用了 CPITN。自其建立后的十多年时间里,CPITN 在国际上被广泛用于牙周健康状况的划分和治疗需要的界定,以及制订和监测牙周保健项目。

CPITN 是一种记录牙周治疗的简单、快速和可靠的评估方法。它将全口牙划分成以下 6 个区段:

| 18—14 | 13—23 | 24—28 |
|---|---|---|
| 48—44 | 43—33 | 34—38 |

每个区段有 2 颗或以上没有拔牙指征的牙时才能检查记录,否则不检查。每个区段各有指数牙,在后牙区为第一磨牙和第二磨牙,上颌前牙区为右侧上颌中切牙,下颌前牙区为左侧下颌中切牙。在流行病学

调查中,当指数牙存在时只检查指数牙,指数牙不存在时检查剩余的牙。每个区段只有一个分数,以情况最坏,也就是记分最高的牙记分。20 岁以下者,为避免第三磨牙萌出过程中产生假牙周袋,不检查第三磨牙。15 岁以下者只检查牙龈出血和牙石,不检查牙周袋。检查时使用 WHO 专门设计的尖端带有小圆球和有刻度的探针,即 CPITN 探针,该探针使用时用力不超过 20g。

CPITN 的记分为:0 = 健康;1 = 探出血;2 = 牙石;3 = 浅牙周袋(3.5~5.5mm);4 = 深牙周袋(≥6mm)。相应的治疗需要为:1 = 需要口腔健康教育;2、3 = 需要口腔健康教育和洁牙;4 = 需要口腔健康教育、洁牙和复杂牙周治疗。

在确定每个区段需要复杂治疗和洁治的时间,以及每个人需要口腔健康教育的时间之后,整个社区所需的牙周治疗时间就可以计算出来。

CPITN 的主要优点有:

(1) 简单:参数分为 0~4,每个区段记录一个数字。

(2) 所需设备少:仅需专门的探针,不用很多设备。

(3) 快速:对 10 个指数牙的检查每人小于 3min。

(4) 通用:CPITN 在国际上使用广泛。

CPITN 的主要缺点有:

(1) 信度较低:尤其是探诊出血和牙周袋深度。

(2) 按区段记录指数牙:这种记录方法会低估浅牙周袋和深牙周袋的平均区段数。这里有两种情况:一种是在一个区段中,指数牙没有牙周袋,而非指数牙有牙周袋,但记录不到,造成低估;另一种是一个区段存留的牙有严重牙周病,需要拔除,使没有拔牙指征的存留牙少于 2 颗,根据规定被记录为除外区段,造成低估。

(3) 不能表示牙周疾病的活动性和易感性。

(4) 没有记录过去的牙周破坏:一些研究表明,对于 40 岁以下人群,牙周袋能反映牙周附着丧失。但是,随着年龄增大,附着丧失不断加重,而由于牙龈退缩,牙周袋深度并不会相应加深,因而 CPITN 无法反映过去牙周疾病的破坏情况。

(5) 使用等级记分制:对口腔内每一区段的牙周健康分数仅记录最严重的一种情况,亦假定同时有其他记分较低的情况。例如记分为 3,即有浅牙周袋时,则同时假定这一区段有牙石和牙龈炎(探诊出血)。这样对一些牙周的情况会过高估计,尤其是高估探诊出血的情况。一些学者认为有牙石的部位 50% 以上没有牙龈探诊出血。

CPITN 设计的出发点是对社区人群的牙周疾病治疗需要进行估计。但是,后来发现这样的估计是一种误导。在 CPITN 出现的年代,对牙周疾病是这样认识的:牙菌斑和牙石的堆积引起牙龈炎;牙龈炎经过一段时间后发展为牙周炎,出现牙周袋;牙周袋一旦形成,就会越来越深,最终导致牙丧失。基于这样的认识,牙周治疗主要包括去除菌斑、牙石和手术方法消除牙周袋。而现在看来,牙龈炎和牙周炎更像是两样不同的疾病,大多数牙龈炎并不会转变成牙周炎。牙周炎不是持续不断破坏的,而是时有时无、断断续续的。从任何一个时点看,大部分患者的牙周炎会自动静止。牙周袋可以是健康的,没有牙石和探诊出血。所以,成功的治疗并不一定需要消除牙周袋。这一知识对 CPITN 产生重要影响。

所以,为了预防牙周炎而对所有的牙石进行清除是不必要的,对所有的深牙周袋都进行复杂的手术治疗也并非必需的。而 CPITN 对人群中牙周治疗需要的估计量非常大,事实上也是不切实际的。WHO 于 1994 年在马尼拉举行的 CPITN 研讨会就此问题进行了论述,一些专家建议将 community periodontal index for treat-ment need(CPITN)改为 community periodontal index(CPI),去掉治疗需要。1997 年 WHO 在其出版的《口腔健康调查基本方法》(第 4 版)将 CPITN 正式更改为 CPI,并增加牙周附着丧失来一起评价牙周健康状况。CPI 的基本使用方法与 CPITN 并无不同,只是含义上发生了改变。CPI 表示人群中现在的牙周健康状况,并不代表社区牙周治疗需要量,而中老年人群过去的牙周破坏情况需要用牙周附着丧失来评价。

2. CPI 使用的注意事项

(1) CPI 检查信度较低:检查者之间和检查者自身对 CPI 检查的可重复性都相对较低,应很好地掌握标准,以提高信度。检查者人数多于 1 人时检查者之间应进行一致性检验,计算 CPI 检查时的 Kappa 值,不能用龋齿检查的 Kappa 值来衡量 CPI 检查的信度,因为龋齿检查和 CPI 检查的信度是完全不一样的。与龋齿等的检查一样,调查过程中要多查 10% 的样本,监测检查者的诊断标准是否发生变化。

(2) 正确理解并恰当报告 CPI 检查结果:以往有些 CPITN 调查报告未能正确报告结果,主要是因为没有很好地理解 CPITN。CPITN 采用等级计分,通常对每个区段只记录一个最高的分数。

如果一个区段的记分为 2 的话,即表明该区段有牙石,并假定同时有探诊出血(牙龈炎)。如果一个区段记分为 3,即该区段有浅牙周袋,同时假定有牙石和探诊出血。所以,假如要统计所检查人群牙龈炎的患病率,受检者只要有一个区段记为 1 或 1 以上(2、3、4),按照 CPI 的标准这个人就属于患有牙龈炎,而不是只有当 6 个区段中的一个或多个区段记分刚好为 1 时才算是牙龈炎。

(3) CPI 没有记录过去的牙周破坏情况:CPI 代表的是人群中现在的牙周健康状况,对过去的牙周破坏没有记录。因此,在口腔健康调查时,宜同时采用附着丧失。

(二) 改良 CPI

CPI 代替 CPITN 后,虽然对其代表治疗需要的争议没有了,但其使用部分牙记录和等级计分法的缺点依然存在。2013 年,WHO《口腔健康调查基本方法》(第 5 版)对 CPI 进行了改良。改良 CPI 检查全部存留牙,检查内容包括牙龈出血和牙周袋,并分开进行记分。

1. 检查器械　使用 WHO 推荐的 CPI 牙周探针。

2. 检查项目　改良 CPI 检查内容为牙龈出血和牙周袋深度。

3. 检查方法　以探诊为主,结合视诊。检查时将 CPI 探针轻缓地插入龈沟或牙周袋内,探针与牙长轴平行,紧贴牙根。沿龈沟从远中向近中移动,进行上下短距离移动,查看牙龈出血情况,并根据探针上的刻度观察牙周袋深度,唇(颊)侧和舌(腭)侧均需检查。CPI 探针使用时所用的力不超过 20g,过分用力会引起患者疼痛,有时还会刺破牙龈。未满 15 岁者,为避免牙萌出过程中产生的假性牙周袋,只检查牙龈出血,不检查牙周袋深度。

4. 记分标准

(1) 牙龈出血记分:0=牙龈健康;1=探诊后出血;9=除外;X=牙缺失。

(2) 牙周袋记分:0=袋深不超过 3mm;1=袋深为 4~5mm;2=袋深为 6mm 或以上;9=除外;X=牙缺失。

## 二、牙周附着丧失的评价

附着水平指龈沟底与釉牙骨质界(cement-enamel junction,CEJ)的距离,是反映牙周组织破坏程度的重要指标之一。有无附着丧失是区分牙周炎与牙龈炎的重要指标。以下介绍WHO《口腔健康调查基本方法》(第5版)推荐的检查方法和标准。

1. 检查方法　在改良CPI检查、记录牙龈状况和牙周袋深度的同时,检查指数牙的附着丧失情况。未满15岁者不做该项检查。

全口分为以下6个区段:

| 18—14 | 13—23 | 24—28 |
|---|---|---|
| 48—44 | 43—33 | 34—38 |

每个区段选择指数牙检查:

| 17、16 | 11 | 26、27 |
|---|---|---|
| 47、46 | 31 | 36、37 |

每个后牙区段中的第一磨牙和第二磨牙作为指数牙,如果一颗缺失,就只检查剩下的一颗。如果区段中没有指数牙,就检查区段中剩下的所有牙,其中最高分者被记录为该区段得分。

2. 记分标准

0=0~3mm;

1=4~5mm(CEJ位于探针黑色部分内);

2=6~8mm(CEJ位于黑色上限和8.5mm标志之间);

3=9~11mm(CEJ位于8.5mm和11.5mm标志之间);

4=12mm以上(CEJ超过11.5mm标志);

X=除外区段;

9=无法记录。

## 三、口腔卫生状况的评价

牙菌斑和牙石与牙龈炎密切相关,可反映受检者的口腔卫生状况和口腔卫生意识,评价口腔健康教育的效果以及菌斑、牙石拮抗的作用,临床上还可用来记录牙周病患者口腔卫生状况的改进情况。

### (一) 口腔卫生指数与简化口腔卫生指数

Greene和Vermillion于1960年提出口腔卫生指数(oral hygiene index,OHI),并于1964年提出简化口腔卫生指数(simplified oral hygiene index,OHI-S),后者使用较多。两者的区别是OHI需检查全部28颗牙,而OHI-S仅需检查6个牙面,其敏感度比OHI有所降低。如需要得到口腔记录的详细资料,可采用OHI

或检查所有的牙面。OHI-S 简便实用,虽然对于个体来说敏感度不够,但在口腔健康调查中仍被使用。

OHI 包括软垢指数(debris index,DI)和牙石指数(calculus index,CI),而 OHI-S 包括简化软垢指数(simplified debris index,DI-S)和简化牙石指数(simplified calculus index,CI-S)。软垢和牙石的指数可分别计算或合并,合并即 OHI 或 OHI-S。

1. 检查方法　OHI 将口腔按各个区段检查,与现在使用的 CPI 区段一样,不检查萌出未完全的牙和第三磨牙,每个区段分别记录牙面覆盖面积最大,也就是记分最高的颊面和舌面各 1 个牙菌斑和牙石的数据,各区段颊舌面 DI 或 CI 的最高计分不一定是同一颗牙。OHI-S 则仅需查 6 个牙面,分别为双侧上颌第一磨牙的颊面,双侧下颌第一磨牙的舌面,右侧上颌中切牙和左侧下颌中切牙的唇面。当第一磨牙缺失时,检查第二磨牙。第二磨牙缺失时,检查第三磨牙。前牙缺失时可用对侧同名牙代替。全冠、因龋或外伤等原因致使牙冠高度降低的牙均不记录,以邻牙替代。

2. 记分标准　OHI 或 OHI-S 各牙面记分标准如下:

DI/DI-S:

0＝牙面上无软垢;

1＝软垢覆盖面积占牙面 1/3 以下,或没有软垢但有面积不等的外来色素沉着;

2＝软垢覆盖面积占牙面 1/3～2/3;

3＝软垢覆盖面积占牙面 2/3 以上。

CI/CI-S:

0＝龈上、龈下无牙石;

1＝龈上牙石覆盖面积占牙面 1/3 以下;

2＝龈上牙石覆盖面积占牙面 1/3～2/3,或牙颈部有散在龈下牙石;

3＝龈上牙石覆盖面积占牙面 2/3 以上,或牙颈部有连续而厚的龈下牙石。

OHI 个人记分为各区段颊舌面 12 个牙面记分总和除以 6,这样 DI 和 CI 均为 0～6。OHI 记分为 DI 和 CI 之和,为 0～12。将个人 OHI 记分相加,除以受检人数,即人群 OHI 分数。

OHI-S 个人记分为 6 个牙面记分之和除以 6,这样 DI-S 和 CI-S 的记分均为 0～3。OHI-S 记分为 DI-S 和 CI-S 之和,为 0～6。将个人 OHI-S 记分相加,除以受检人数,即人群 OHI-S 分数。

**(二) 菌斑指数**

菌斑指数(plaque index,PlI)是 Silness 和 Loe(1964 年)提出的,用于测量口腔中软垢的沉积情况。PlI 与 DI 的主要区别是,DI 是根据菌斑覆盖牙面面积大小记分,而 PlI 是按靠近牙龈缘的菌斑厚度记分。牙龈缘的菌斑对牙周疾病的发生发展更为重要,PlI 至今仍被人们广泛采用。

1. 检查方法　PlI 检查时先吹干牙面,但不能用棉签或棉卷擦拭,以免将菌斑拭去。用探针沿牙颈部牙面划过进行观察。PlI 可检查指数牙或全口牙,根据需要而定。指数牙与 GI 一样,为 16、12、24、32、36 和 44,指数牙缺失时不用其他牙替代。每个牙检查 4 个牙面:近中面、颊(唇)面、远中面和舌面,每个牙面的记分为 0～3。Silness 和 Loe(1964 年)发表的文章中,PlI 记分为 1 时表示用菌斑染色剂或探针可见到菌斑。现在检查一般用探针,不用染色剂,使用的是 Loe(1967 年)发表的检查标准。

2. 各牙面记分标准(图 6-2-1)

0=近牙龈区无菌斑;

1=龈缘和邻近牙面有薄的菌斑,肉眼不易见到,若用探针可刮出菌斑;

2=龈沟内和/或龈缘邻近牙面有中等量肉眼可见的菌斑;

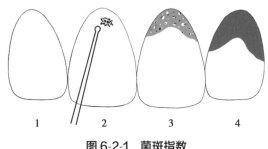

图 6-2-1 菌斑指数

3=龈沟内和/或龈缘邻近牙面有大量菌斑。

### (三) Turesky 改良的 Q-H 菌斑指数

Quigley 和 Hein 于 1962 年提出了一项菌斑计分标准,该标准重视近牙龈缘菌斑的情况,敏感度较高。1970年 Turesky 等对该指数进行修改,提出更客观的记分标准。该指数经常被用于牙刷和牙膏使用效果的临床试验。

1. 检查方法 检查时先用菌斑染色剂染色,根据面积记分,不用探针。检查牙可包括除第三磨牙外所有牙的唇(颊)舌面,也可只检查 Ramfjord 指数牙——16、21、24、36、41、44。

2. 各牙面记分标准

0=无菌斑;

1=牙颈部龈缘处有散在点状菌斑;

2=牙颈部菌斑宽度不超过 1mm;

3=牙颈部菌斑宽度超过 1mm,覆盖牙面不到 1/3;

4=菌斑覆盖牙面超过 1/3,不到 2/3;

5=菌斑覆盖牙面超过 2/3。

### (四) 可视菌斑指数

Ainamo 和 Bay(1975 年)建立可视菌斑指数(visible plaque index,VPI)。

1. 检查方法 该指数通过视诊检查,不用菌斑显示剂,也不用探针。检查全部牙或选择的牙,每颗牙检查 4 个部位,即唇颊面的远中、正中、近中和舌腭面正中。

2. 各部位记分方法

0=没有看见菌斑;

1=可看见菌斑。

每个人的记分是有可视菌斑的部位占总检查部位的百分比。

### (五) 三种评价菌斑指数的比较

以下对三种评价菌斑的指数列表比较(表 6-2-1)。

### (六) Volpe-Manhold 牙石指数

Volpe-Manhold 牙石指数(V-MI)出现于 20 世纪 60 年代,用于测量下颌 6 颗前牙舌面龈上牙石的水平,还被用于抗牙石牙膏产品的评价等临床试验。检查时使用以毫米为刻度的探针,从牙龈缘为起点测量一条垂直线和两条斜线的长度,各牙面的记分为三个方向测量值的和(图 6-2-2)。该变量是计量资料,可以计算平均数。但结果只代表下颌前牙舌面的龈上牙石情况,不能反映全口牙。

表6-2-1　三种菌斑指数比较

| 分类 | 检查部位 | 检查方法及记分要点 | 数值范围 | 应用特点 |
|---|---|---|---|---|
| 菌斑指数 | 全口或指数牙,每颗牙检查近中颊面、正中颊面、远中颊面以及舌面 | 视诊结合探诊:用探针轻划牙颈部牙面,根据菌斑的量和厚度记分 | 0~3 | 评价口腔中菌斑的沉积情况,可用于检验菌斑抑制剂的使用效果 |
| Turesky 改良的 Q-H 菌斑指数 | 除第三磨牙外的所有牙或 Ramfjord 指数牙,即 16、21、24、36、41、44,每颗牙检查唇舌面 | 染色+视诊:先用菌斑染色剂使菌斑染色,再根据牙面菌斑面积记分 | 0~5 | 常用于评价牙刷和牙膏使用效果的临床试验 |
| 可视菌斑指数 | 检查全部牙或选择的牙,每颗牙检查 4 个部位,即唇颊面的远中、正中、近中和舌腭面正中 | 视诊:视诊检查,不用菌斑显示剂,也不用探针 | 0~100% | 检查时不用染色,不使用探针,常应用于幼儿 |

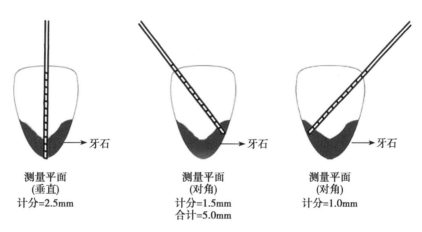

测量平面
(垂直)
计分=2.5mm

测量平面
(对角)
计分=1.5mm
合计=5.0mm

测量平面
(对角)
计分=1.0mm

图6-2-2　Volpe-Manhold 牙石指数

## 四、牙龈炎的评价

### (一) 牙龈指数

牙龈指数(gingival index,GI)是评价牙龈炎的指数,由 Loe 和 Silness(1963 年)提出。之后,Loe 于 1967 年对 GI 进行了修改,主要针对记分为 2 的中度炎症。原来中度炎症的一个主要标准是加压出血,是用牙周探针末端一侧在牙龈边缘轻轻按压观察。1967 年将其改为探诊出血。

1. 检查方法　GI 检查时使用牙周探针,可检查 6 颗指数牙或全部已萌出牙。6 颗指数牙是:16、12、24、32、36、44。每颗牙检查唇颊侧的近中龈乳头、正中龈缘、远中龈乳头和舌侧正中龈缘。

2. 记分方法

0 = 牙龈正常;

1 = 轻度炎症——牙龈颜色轻度改变,轻度水肿,无探诊出血;

2 = 中度炎症——牙龈色红,水肿光亮,探诊出血;

3 = 重度炎症——牙龈明显红肿、溃疡,有自动出血倾向。

GI 仅评价牙龈炎症,不考虑有无牙周袋及牙周袋的深度,它被证明是一个有用的指数,能较为敏感地区分轻度和重度牙龈炎。但对处于中等程度的牙龈炎则敏感度不够。它所检查的指数牙与 PlI 相同,常与

PlI 同时使用,一个用于评价牙龈炎,一个用于评价菌斑。

### (二) 牙龈出血指数

牙龈出血指数(gingival bleeding index,GBI)于 1975 年由 Ainamo 和 Bay 提出,认为牙龈出血情况更能反映牙龈炎的活动状况。

1. 检查方法　GBI 可以检查全部牙或只检查指数牙,检查采用视诊和探诊相结合的方法。检查时使用牙周探针轻探牙龈,观察出血情况。每颗牙检查唇(颊)面的近中、正中、远中和舌(腭)面正中。

2. 记分标准

0=探诊后牙龈不出血;

1=探诊后可见牙龈出血。

每个受检者的记分是探查后牙龈出血部位的数目占总检查部位数目的百分比。GBI 常与 VPI 一起使用。

### (三) 龈沟出血指数

牙龈炎一般都有红肿现象,但龈沟出血则是牙龈炎活动期的表现,因此 Mühleman 和 Son 认为根据龈沟出血情况对牙龈进行评价更能反映牙龈炎的活动状况。据此,1971 年 Mühleman 和 Son 提出了龈沟出血指数(sulcus bleeding index,SBI)。由于龈沟出血指数记分较为复杂,Mombelli 和 Van 于 1987 年提出改良龈沟出血指数(modified sulcus bleeding index,mSBI),检查方法没有改动,但记分标准进行了简化。改良龈沟出血指数最初是为了评价种植体周围的牙周状况,不过近年来应用越来越广泛。

1. 检查方法　可以检查全部牙或只检查部分牙,检查用视诊和探诊相结合的方法,所用探针为钝头牙周探针,检查时除观察牙龈颜色和形状外,还需用牙周探针轻探龈沟,观察出血情况。每颗牙分为近中、远中、颊(唇)侧和舌(腭)侧共 4 个检查部位,每颗牙检查得分为 4 个部位分数的平均值。

2. 记分标准

龈沟出血指数:

0=龈缘和龈乳头外观健康,探诊龈沟后不出血;

1=龈缘和龈乳头探诊出血,无颜色改变,无肿胀;

2=龈缘和龈乳头探诊出血,有颜色改变,无肿胀;

3=龈缘和龈乳头探诊出血,有颜色改变,轻微肿胀;

4=龈缘和龈乳头探诊出血,有颜色改变,明显肿胀;

5=探诊出血,有自发性出血,有颜色改变,显著肿胀,有时有溃疡。

改良龈沟出血指数:

0=探诊不出血;

1=探诊后可见散在出血点;

2=探诊后出血,在龈缘处汇流成一条红线;

3=探诊后严重或大量出血。

评价牙龈炎的指数较多,表 6-2-2 对上述提到的几种评价牙龈炎的指数进行比较。

表6-2-2　三种评价牙龈炎指数比较

| 分类 | 检查部位 | 检查方法及记分要点 | 数值范围 | 应用特点 |
|---|---|---|---|---|
| 牙龈指数 | 检查全口牙或6颗指数牙，即16、12、24、32、36、44。每颗牙检查唇颊侧的近中龈乳头、正中龈缘、远中龈乳头和舌侧正中龈缘 | 视诊和探诊相结合，使用牙周探针，根据牙龈颜色、质改变和出血倾向记分 | 0~3 | 评价牙龈炎，能较为敏感地区分轻度和重度牙龈炎，所检查指数牙与评价牙菌斑的PlI相同，常与PlI同时使用 |
| 牙龈出血指数 | 全口牙或指数牙，每颗牙检查唇（颊）面的近中、正中、远中和舌（腭）面正中 | 视诊和探诊相结合，使用牙周探针，轻探牙龈（探入约2mm），观察出血情况（等10s） | 0~1 | 反映牙龈炎的活动状况，常与评价牙菌斑的VPI一起使用 |
| 龈沟出血指数 | 检查全口牙或部分牙，每颗牙分为近中、远中、颊（唇）侧和舌（腭）侧共4个检查部位 | 视诊和探诊相结合，使用牙周探针，轻探龈沟，观察牙龈颜色、形状和出血状况（等30s） | 0~5 | 反映牙龈炎的活动状况 |

# 第三节　氟牙症的评价

氟牙症是在牙形成矿化期间，机体持续摄入过量的氟而造成的牙釉质矿化不良。此期间摄入的氟可以反映在不同时期矿化的牙面上。氟牙症主要见于恒牙，发生在乳牙者甚少，且程度较轻。氟牙症通常对称发生，恒牙列中前磨牙和第二磨牙最易受累，其次为上颌切牙，下颌切牙受累最少。

## 一、氟牙症评价指数概述

多年来在氟牙症的研究中，其有多种不同的分类法。1957年我国卫生部医学科学委员会制定的标准将氟牙症分为白垩色、着色和缺损3级，包括三种不同的临床特征，曾用于筛选或粗略的流行病学调查。1981年我国卫生部地方病领导小组办公室把姜元川提出的氟牙症分为3型9度以展开全国普查。但此法项目繁多、不易掌握。目前国际上采用的氟牙症评价标准主要有Dean氟牙症指数、TF氟牙症指数（Thylstrup和Fejerskov氟牙症指数）和氟牙症牙面指数（tooth surface index of fluorosis，TSIF）三种。其中以Dean氟牙症指数最为常用。

Dean在20世纪30年代首先提出氟牙症7级分类标准，经过实践，他于1942年修改为6级分类，多年来被广泛应用，WHO推荐的也是这个标准。但Dean氟牙症指数没有提供氟牙症在牙列分布情况的信息（它只检查最严重的2颗牙），在高氟水平的情况下Dean指数不够敏感。

随着氟牙症研究的增多，有些研究者根据需要对Dean的标准进行了修改。TF氟牙症指数是丹麦的Thylstrup和Fejerskov（1978年）将氟牙症的临床表现与牙釉质组织病理学的改变相联系而提出的，将氟牙症分为10级。分类顺序的级别都与氟牙症组织病理学相关联。取消Dean的可疑级，对重度级别加以细分。氟牙症的特点具有对称性，受累较严重的为第二磨牙、第一前磨牙、第二前磨牙，下颌切牙和第一磨牙较轻。TF氟牙症指数的检查牙位可用优选法，即只检查一侧上颌中切牙和第二磨牙或第二前磨牙。检查时先擦干牙面。TF氟牙症指数是迄今为止衡量氟牙症最敏感的指数。不过，在干燥牙釉质面观察到的最初的微小改变没有很大的临床意义。

20 世纪 80 年代后美国对氟牙症的研究有所增加,美国国家牙科研究院(National Institute of Dental Research)的 Horowitz 等(1984 年)在美国伊利诺州儿童氟牙症研究中提出 TSIF。与 TF 氟牙症指数一样,TSIF 取消了 Dean 氟牙症指数中的可疑级,扩大了缺损的分级。TSIF 检查全口牙各牙面,在检查时不需吹干或抹干牙面,基于日常生活中的自然状态来判断。也有将此指数用于氟牙症在美容治疗上的指征。TSIF 确实克服了 Dean 氟牙症指数的一些局限性,如前牙区分唇/舌面计分,后牙区分颊/𬌗/舌面计分,统计时可选特定牙面的最高分进行分析;TSIF 将重度氟牙症进行了细分,因此对重度氟牙症更敏感;湿润的牙面容易漏检轻度的氟牙症。因此,Dean 氟牙症指数被认为比较适宜作为公共卫生的指数,而作为研究工具不够精确。

## 二、Dean 氟牙症指数的应用

### (一) Dean 氟牙症指数记分标准

Dean 氟牙症指数的记分标准见表 6-3-1。临床检查时用代码 0、1、2、3、4、5 分别代表 6 种情况,便于记录。计算社区氟牙症指数时则分别给予这 6 种情况 0、0.5、1、2、3、4 的加权分。

表 6-3-1　Dean 氟牙症指数记分标准

| 分类 | 加权记分 | 诊断标准 |
| --- | --- | --- |
| 正常 | 0 | 牙釉质光滑,有光泽,半透明,通常呈浅乳白色 |
| 可疑 | 0.5 | 牙釉质半透明度轻微改变,从少量白色条纹至偶尔可见的白色斑 |
| 很轻度 | 1 | 小的、似纸一样的不透明区不规则地散布在牙面上,占唇颊面 25% 以下 |
| 轻度 | 2 | 牙釉质白色不透明区更为广泛,但不超过牙面的 50% |
| 中度 | 3 | 牙釉质表面大部分受累,有明显的磨损、棕染,常很难看 |
| 重度 | 4 | 牙釉质表面严重受累,牙釉质发育不全明显,以致影响牙外形。有坑凹状缺损或磨损区,棕染广泛,牙常有侵蚀现象 |

临床上最常见到的是可疑到轻度,表现为白色条纹或斑片,通常接近切缘或牙尖顶端,可呈“雪帽”状,边缘颜色渐淡。可疑既不能确定为正常,又未达到很轻度的情况,有时呈云雾状。很轻经常在前磨牙或第二磨牙牙尖顶端有 1~2mm 白色不透明区,包括尖牙尖端经常出现的白色斑点。中度者牙釉质表面大部分受累,唇颊面可有细小坑凹状缺损,发生于后牙时咬合面常有磨损。重度者坑凹状缺损明显,牙外观严重受影响。氟牙症的诊断需与牙釉质发育不全、四环素牙、非氟斑、外源性着色和脱矿性斑等鉴别。

每位受检者的氟牙症指数是根据口腔中 2 颗最严重的牙诊断的,如 2 颗牙受损程度不同,则按较轻的一颗牙诊断。表 6-3-1 中的加权记分用于社区氟牙症指数的计算。

### (二) 氟牙症患病率

氟牙症患病率代表在一个特定时间内某一人群中患氟牙症的比例。氟牙症患病率未把不同程度的氟牙症分别加以考虑。因此,还应分别报告各种不同程度氟牙症的患病情况。我国 2015 年进行的第四次全国口腔流行病学调查采取 Dean 分类法检查氟牙症,所调查的 31 个省区市 12 岁年龄组氟牙症患病率为 13.4%。氟牙症患病率计算公式为:

$$氟牙症患病率=\frac{很轻度及以上的人数}{受检查人数}×100\%$$

### （三）社区氟牙症指数

社区氟牙症指数（community fluorosis index，CFI）是 Dean 于 1935 年提出的。它根据某一社区中各受检个体的氟牙症指数计算。计算方法如下：

$$CFI=\frac{（可疑人数×0.5）+（极轻人数×1）+（轻度人数×2）+（中度人数×3）+（重度人数×4）}{受检人数}$$

CFI 是定量反映一个地区氟牙症流行程度的指标，按 Dean 规定的指数范围进行评价。指数为 0.0~0.4 定为阴性，属正常范围，没有公共卫生意义；0.4~0.6 为边缘线，属允许范围；0.6~1.0 为轻度流行，需要采取公共卫生措施，防止这种现象继续下去；1~2 为中度流行；2~3 为重度流行；3~4 为显著和极显著流行。该指数应用广泛，不但用于饮水加氟的监测，而且也用于对地方氟牙症流行程度的评价和改水、改灶降氟效果的评价。我国第四次全国口腔健康流行病学调查结果显示，12 岁组氟牙症指数为 0.28，属正常范围。

# 第四节　牙釉质发育异常的评价

目前有很多术语描述牙釉质结构或成分异常，有些属于临床描述，有些则根据牙釉质的病理特性而提出。最早人们观察到这些现象时，没有将其背后所代表的疾病进行区分。牙釉质发育异常最初只被视作一种牙釉质异常，并未与牙表面龋白斑或氟斑牙等分开。直到 1982 年，FDI 才对牙釉质发育异常（development defects of enamel，DDE）进行了明确的定义。

## 一、牙釉质发育异常评价指数

1982 年，FDI 提出了牙釉质发育异常评价指数（development defects of enamel index，DDE Index），但是这一指数对牙釉质发育异常的分类有争议。1992 年 FDI 重新修改了该指数。其代码和标准如下：

0＝正常。

1＝边界清楚的浑浊。牙釉质厚度正常，表面完整，透明度有不同程度的改变。它与相邻的正常牙釉质之间有清晰的分界线，可呈白色、乳白色、黄色或棕色。

2＝弥漫性浑浊，包括牙釉质透明度出现不同程度白色改变的一种异常。在白斑和相邻正常牙釉质之间无清楚界限，浑浊分布呈线状、混杂或融合状。

3＝发育不全。牙釉质表面缺陷并伴有牙釉质局部厚度减小，可以下列形态出现：①小坑，单个或多个，或浅或深，散在或沿牙面水平排列；②沟状，单条或多条，或窄或宽（最宽 2mm）；③覆盖较大面积牙本质的牙釉质部分或完全缺失，受累牙釉质可呈透明或不透明。

4＝其他缺陷。

5＝边界清楚的弥散性缺陷。

6＝边界清楚的浑浊和发育不全。

7＝弥漫性浑浊和发育不全。

8＝三种情况(浑浊、发育不全、其他缺陷)均有。

9＝不记录。

用该指数检查时观察全部牙,先清洁牙面,但不用吹干。可采用自然光或人工光源,但光线不宜过亮造成反光。结果报告患病率(至少一颗牙患病占受检人群的比例),也可报告受检人群不同患病牙数的占比,以体现严重程度。

瑞典的一项研究显示,青少年 DDE 患病率为 33.2%,其中边界清楚的浑浊最多见,检出率为 18.0%。受累牙则以第一磨牙和上颌中切牙患病率最高。德国图林根州的一项出生队列研究显示,3 岁儿童 DDE 患病率为 5.3%,同样是边界清楚的浑浊所占比例最高,受累牙则以第二乳磨牙多见。

WHO《口腔健康调查基本方法》(第 4 版)采用该标准进行牙发育异常的检查,但只检查上颌前牙、第一前磨牙,以及下颌第一磨牙,共 10 颗指数牙,若指数牙缺失,则该牙位不记录。

## 二、牙釉质缺陷指数

尽管 DDE 指数经过了简化,但是一些临床医生和研究人员仍然认为该指数使用起来较为烦琐。在此背景下,一些学者提出了牙釉质缺陷指数(enamel defects index,EDI),该指数将牙釉质发育不全分为三大类,用 0 或 1 表示无症状或有症状,最终每颗牙的结果为一个三位数的编码,如 011 或 100 等。

Elcock 等通过研究发现,牙釉质缺陷指数用于口内检查和体外标本检查时,准确性和特异性均较高,并且比 DDE 指数更方便。Smith 等采用牙釉质缺陷指数分析常染色体显性遗传性牙釉质发育不全患者的离体牙标本,发现发育不全和萌出后崩裂最常出现在咬合面,而浑浊最常出现在切牙颊面。

牙釉质缺陷指数分类为:

(1) 发育不全:主要指牙釉质的缺陷,牙釉质厚度减小,可能呈半透明或不透明病变。

(2) 浑浊:主要指牙釉质色泽改变,牙釉质厚度正常,表面颜色改变,可以呈现白色、乳白色、黄色或棕色。

(3) 萌出后崩裂:牙萌出后牙釉质自然崩裂。

## 三、磨牙-切牙牙釉质矿化不全

磨牙-切牙牙釉质矿化不全(molar-incisor hypomineralisation,MIH)于 20 世纪 70 年代后期被提出,是一种特殊的牙釉质发育不全。2003 年第 6 届欧洲儿童口腔协会年度会议将其定义为,全身因素引起的一颗或一颗以上的第一磨牙牙釉质矿化不全,常伴切牙受累。

Mathu-Muju 等将 MIH 根据严重程度分为 3 类:

(1) 轻度 MIH:病损界限不明确,位于牙面的无应力区域,没有与病损相关的龋,无牙敏感症状,切牙无或轻微病损。

(2) 中度 MIH:病损界限不明确,累及切牙和磨牙,仅 1～2 个牙面存在萌出后牙釉质崩裂的现象,可能存在牙本质敏感症状,牙面可能需要修复。

（3）严重的 MIH:很多牙面存在萌出后牙釉质崩裂的现象,牙冠破坏明显,存在与病损相关的龋,有牙本质敏感症状,牙面需要修复来恢复美观。

Pang 等对广东佛山市 1 055 名青少年展开调查,发现 MIH 患病率为 8.5%,同时发现 *AMBN*、*MMP20*、*DEFB1* 基因多态性,以及 *AQP5* 基因位点间的交互作用与 MIH 的发病有关。

2017 年,MIH 国际工作组提出了 MIH 治疗需求指数( MIH treatment need index,MIH TNI),该指数同时考虑了牙被破坏的程度和牙本质敏感症状(表 6-4-1)。该指数可以被用于临床,也适合于流行病学调查。

**表 6-4-1　MIH 治疗需求指数**

| 代码 | 定义 | 代码 | 定义 |
| --- | --- | --- | --- |
| 0 | 正常 | 3 | 有 MIH 症状且有牙本质敏感,但无牙釉质实质性缺损 |
| 1 | 有 MIH 症状但无牙釉质实质性缺损,且无牙本质敏感 | 4 | 有 MIH 症状,有牙釉质实质性缺损,且有牙本质敏感 |
| 2 | 有 MIH 症状且有牙釉质实质性缺损,但无牙本质敏感 | 4a | 牙釉质缺损小于牙面 1/3 |
| 2a | 牙釉质缺损小于牙面 1/3 | 4b | 牙釉质缺损大于牙面 1/3,但小于 2/3 |
| 2b | 牙釉质缺损大于牙面 1/3,但小于 2/3 | 4c | 牙釉质缺损大于牙面 2/3 |
| 2c | 牙釉质缺损大于牙面 2/3 | | |

## 四、牙釉质发育异常评价展望

牙釉质发育异常在人群中普遍存在,准确记录这些缺陷是临床上正确诊断和治疗的基础,并且有助于牙釉质发育不全的病因学研究。此外,这些指数也可以用于流行病学调查和法医学研究。

牙釉质发育异常的记录可以是定性的,也可以是定量的。目前存在的这些指数主要是根据临床表现定性记录,主要描述了两个方面,一是牙釉质矿化不全,表现为牙釉质浑浊;二是牙釉质结构缺陷,主要表现为局部牙釉质厚度变薄或牙釉质缺损。

随着人们对牙釉质发育异常这一类疾病认识的发展,记录这些疾病的指数也在逐步精确和细化,它们在大量研究中帮助研究人员判断病变程度。但是目前这些指数仍然存在一些问题,如过于复杂、主观性较强等。另外,目前这一类疾病尚未被研究透彻,随着对疾病研究的进一步深入,未来对于评价牙釉质发育不全的指数可能会进一步修改。

# 第五节　牙酸蚀症的评价

Robinson( 1946 年) 及 Stafne 和 Lovestedt( 1947 年)报道酸性物质可引起牙体硬组织丧失。Robinson 当时还不清楚酸蚀症的病因,他参考 McClure 和 Ruzicka 描述的喂食大鼠柠檬酸饮料后其牙产生损害形态的研究,猜想这些损害是由酸造成的。Stafne 和 Lovestedt 观察了 50 名频繁饮用柠檬果汁的个体,提出重要病损特征是充填体突出于牙体表面。1970 年,Pindborg 提出了目前最常引用的酸蚀症定义,即化学作用导致牙体硬组织表面丧失,没有细菌参与。

## 一、牙酸蚀症评价指数概述

Eccles 和 Jenkins 在 1974 年最先对牙酸蚀症病损特征进行了详细而系统的描述,同时也提出了系统的分类。这一临床诊断标准制订的基础是观察 72 名牙科医院就诊的患者 9 年,所有病例都详细记录了他们的用药史和饮食习惯,因此可获知这群观察对象所接触的内源性或饮食来源的酸性物质。根据观察结果,牙酸蚀症主要表现为牙表面形态丧失、光滑表面浅而宽的凹形缺损、殆面或切端呈杯形或沟槽形的损害、修复体突出于邻近牙体表面。

由于已有牙酸蚀症评价指标存在的局限性,为了加强对牙酸蚀症的认识,学者们不断开发能够评估和监测由酸蚀引起的牙硬组织损失的评价指标,以便在流行病学调查中对酸蚀症进行分类和记录,评估酸蚀症在个体和群体水平的严重程度。有学者认为理想的牙酸蚀症评价指标应具备 7 点要求:①便于临床应用;②适用于流行病学研究;③适用于检查牙酸蚀症病损的进展;④在不同的检查条件下(有无放大镜、有无灯光或牙面是否干燥)能够重复检查的结果;⑤能够反映个体的牙酸蚀症风险;⑥能够指导治疗的选择;⑦可用于成人及儿童,可用于检查恒牙和乳牙。

下面按指数提出的时间顺序,简述目前国内外应用较多的牙酸蚀症评价指数:

1. Eccles 指数(Eccles index) 于 1979 年被提出,按牙面记录酸蚀症程度,仅在初期和进展期描述病损特征。后期开发的各种评价指标,基本上是在病损特征的变化程度和严重程度的基础上进行分类评分的。

2. 牙损耗指数(tooth wear index,TWI) TWI 于 1984 年由 Smith 和 Knight 提出,是针对成年人牙损耗包括磨损、磨耗、酸蚀三者共同作用导致牙组织丧失设计的,牙损耗的具体病因不确定。该指数对所有牙的四个面(唇颊面、舌腭面、切端/殆面、颊颈部)进行评分。在国际上对于牙磨耗方面的测量使用比较多的是 TWI 指数及其改良指数。它可以用于流行病学调查和单个患者酸蚀症的评价,也可以评价酸蚀症随时间的进展情况。由于该指数对所有牙面均进行评价,故存在检查耗时长、统计量大、对病变程度评分偏低等缺点。

3. O'brien 指数(O'brien index) O'brien 指数于 1994 年被提出,对 TWI 进行了简化,将病损累及深度和范围分开计数,提高了临床检查的速度和准确性。1993 年英国进行全国儿童牙健康调查时使用了该指数,但仅记录了上颌切牙唇面和腭面的酸蚀情况。1999 年在英国 4~18 岁人群国家饮食和营养调查(口腔健康调查部分)中加上了磨牙的咬合面。我国杜民权、曾晓娟等学者在进行 3~5 岁儿童酸蚀症流行病学调查时均使用了该指数。

4. Lussi 指数(Lussi index) Lussi 指数于 1996 年被提出,也是在 TWI 基础上进行的改良,该指数仅记录所有牙的唇颊面、舌腭面、切端/殆面的酸蚀程度,减小了评分分值。但 Lussi 指数仅对已存在牙体缺损的情况进行评价,故评价酸蚀症早期病变略显不足。

5. Larsen 和 Westergaard 指数(Larsen and Westergaard index) Larsen and Westergaard 指数于 2000 年被提出,是根据酸蚀症的确定病因和致病因素的纵向临床研究而设计的,它记录酸蚀程度随时间而发生的微小改变,是一个敏感精细的指数。由于记录很详细,所以适合样本量较小的酸蚀症纵向研究,不适合大样本的横断面调查。该指数评估单个牙面(包括唇颊面、舌腭面、切端/𬌗面、颈部伴有牙龈退缩的根面)。其根据 TWI 进行改良,对每个牙表面的酸蚀程度进行评分。每个牙面包括 6 个级别的严重程度。带有冠、桥或多个修复体的牙以及被评估牙表面少于整个牙面 1/4 的牙则被忽略。

6. O'Sullivan 指数(O'Sullivan index) 该指数于 2000 年被提出,是针对儿童牙酸蚀症的大样本流行病学调查、诊断和处理设计的,与其他评分指数相比较更为精细,已被证实其具有可重复性。它对波及的牙面、范围和程度进行评价,已被多次用于儿童酸蚀症的大样本流行病学研究。

7. van Rijkom 指数(van Rijkom index) van Rijkom 指数于 2002 年被提出,是在 Lussi 指数基础上进行的改良,分为 6 个等级,每个等级在病损的严重程度及缺损状态方面均进行了详细描述,明确了各级标准,方便临床检查。我国陈亚刚等采用此标准对成都和徐州地区 5 岁和 12 岁儿童进行了牙酸蚀症的流行病学调查。

8. 基本酸蚀损耗检查指数(basic erosive wear examination index,BEWE index) BEWE 指数于 2008 年被提出,参考了基础牙周检查(basic periodontal examination,BPE)的评分方式,对患者的牙酸蚀情况进行总体评价。目前,该指数虽然存在争议,但国际上较推荐。自 2008 年以来,已在 34 个国家 96 份出版期刊的研究中被使用,获得认可,具有良好的有效性、可靠性、敏感性和特异性,是目前应用最广泛的酸蚀症评价指数。

牙酸蚀症的指数多达数十种,每个研究者会根据自己的理解、习惯、研究内容、研究对象等进行选择,还有一些学者对这些指数进行了改良。2020 年,Chan 等的一篇关于青少年牙酸蚀症流行病学研究的综述中,总结了 52 篇关于食物、饮食习惯与青少年牙酸蚀症的相关文献,发现这些研究中常用的评价指数是 BEWE 指数,有 11 篇;其次为 O'Sullivan 指数,有 9 篇。虽然使用 TWI 指数有 14 篇,但是被多位学者进行不同的改良后再命名使用的。下面对 O'Sullivan 指数和 BEWE 指数的记分标准及应用进行具体介绍。

## 二、O'Sullivan 指数的记分标准及应用

关于牙酸蚀症的临床检查,有学者认为理想光源是自然光,但由于一天中的时间和天气条件会影响阳光强度,因此应尽量选择同样天气同一个时间段进行检查。多数研究为了避免自然光带来的偏差,通常推荐采用 LED 人工光源,检查前使用一次性消毒的棉签拭去牙表面的软垢和唾液。根据调查对象的年龄和牙萌出情况选择受检牙位,有些研究检查全部乳牙或全部恒牙,多数针对青少年儿童酸蚀症患病情况的研究只检查切牙和第一磨牙。上颌中切牙被认为是酸蚀症的标志牙位(marker teeth),切牙位于口腔最前方,最早接触外源性酸,而且青少年儿童恒切牙和第一磨牙与其他恒牙相比,已经萌出并接触致病因素一段时间。由于 O'Sullivan 指数的检查内容比较精细,因此流行病学调查过程中只检查恒切牙和第一磨牙既可以节省筛查时间,又可以控制高估率。

根据 O'Sullivan 指数对牙酸蚀症进行诊断,受检者酸蚀程度得分 ≥1,则认为该检查对象有酸蚀症。患有酸蚀症的人数除以总人数得出患病率。受检牙给出三个数值记录,分别是酸蚀部位、酸蚀严重程度和酸蚀面积,从这三方面进行评估,可将酸蚀症病损的定位和发展更全面、综合、直观地展示出来,从多方面

获得酸蚀症患牙的情况。

O'Sullivan 指数的评判标准：

1. 酸蚀部位

A：仅唇面/颊面。

B：仅舌面/腭面。

C：仅切端/𬌗面。

D：唇面/颊面和切端/𬌗面。

E：舌面/腭面和切端/𬌗面。

F：多个牙面。

2. 酸蚀程度

0：正常牙釉质。

1：牙釉质光泽改变（光滑、玻璃样、丝绸样光泽），发育嵴不明显，未丧失牙外形。

2：仅牙釉质缺失（丧失牙外形形态）。

3：牙釉质缺失，牙本质暴露（釉牙本质界可见）。

4：牙釉质和牙本质缺失，达牙本质深层。

5：牙釉质和牙本质缺失，牙髓暴露。

9：无法评估（全冠修复或有大面积修复体）。

3. 酸蚀面积

－：少于受累牙面的一半。

＋：多于受累牙面的一半。

Wang 等（2010）调查广州市 1 499 名 12~13 岁儿童牙酸蚀症的患病情况，采用 O'Sullivan 指数检查恒牙列的切牙和第一磨牙，结果显示患病率为 27.3%。在酸蚀症患牙中，好发牙位是上下颌中切牙，最常见的受累牙面是切端/𬌗面，最常见的酸蚀程度是牙釉质外形丧失，仅 0.2% 的受累牙面出现牙本质暴露。这表明广州市儿童酸蚀症严重程度较轻，但已广泛存在，牙酸蚀症已经成为影响儿童牙健康不容忽视的问题。

Tao 等（2015）调查上海市 1 148 名 3~5 岁儿童牙酸蚀症的患病情况，采用 O'Sullivan 指数检查发现所有乳牙酸蚀症的患病率为 14.6%，好发牙位是上颌第二乳磨牙，受累牙面最多的是𬌗面/切端，受累程度最多见的是牙釉质外形丧失。结论为尽管上海市 3~5 岁儿童牙酸蚀症患病率与其他国家相比处于较低水平，但与国内其他地区相比处于较高水平。

Vieria 等（2020）总结了 2008—2018 年青少年牙酸蚀症患病率和相关因素的 32 篇文献，青少年牙酸蚀症患病率在欧洲为 28%~80%，美洲为 7.2%~68.6%，亚洲和中东为 15%~45%，因各自的文化、经济、生活方式不同以及研究方法不同，导致不同国家之间调查结果的差异。

### 三、BEWE 指数的记分标准及应用

BEWE 指数（表 6-5-1）将病损分为 0~3 级，记录所有牙（第三磨牙除外）的唇颊面、舌腭面和切端/𬌗

面的酸蚀程度,记录每个区段受累最严重的牙面得分,并通过计算 6 个区段(17—14、13—23、24—27、37—34、33—43、44—47)最高分的总分(范围是 0~18 分),对患者的病损情况进行总体评价,确定牙酸蚀症的严重程度,根据 BEWE 总分≥1 计算牙酸蚀症的患病率,根据得分转换为风险等级,提供临床管理计划(表 6-5-2)。Bartlett 希望通过该指数建立牙酸蚀症的评价标准,其他指数可以通过转化为 BEWE 指数总分的形式实现相互比较,同时还可以对受试者进行风险评估,提供治疗指导。BEWE 指数不是以程度来衡量而是以范围作为区分标准,可避免过高估计酸蚀症的患病率。

**表 6-5-1　BEWE 指数**

| 评分 | 标准 | 评分 | 标准 |
|---|---|---|---|
| 0 | 无酸蚀磨损 | 2 | 牙体硬组织丧失,缺损明显,范围小于牙面的 50% |
| 1 | 牙釉质表面纹理早期丧失 | 3 | 牙体硬组织丧失范围大于牙面的 50% |

注:评分为 2 和 3 表明病损常累及牙本质。

**表 6-5-2　BEWE 指数临床管理指南**

| 易感水平 | 6 个区段累计得分 | 临床管理指南 |
|---|---|---|
| 低 | ≤2 | 常规口腔维护,定期观察;每 3 年复查一次 |
| | 3~8 | 口腔卫生和饮食评估、建议;常规口腔护理,定期观察;每 2 年复查一次 |
| 中 | 9~13 | 口腔卫生和饮食评估、建议,确定主要致病因素,制订策略以消除影响;常规口腔护理,定期观察;采取措施增强牙表面抗酸蚀能力;避免患牙放置修复体,用研究铸型、照相、硅胶模型监测酸蚀磨损的进展;每 6~12 个月复查一次 |
| 高 | ≥14 | 口腔卫生和饮食评估、建议,确定主要致病因素,制订策略以消除影响;常规口腔护理,定期观察;采取措施增强牙表面抗酸蚀能力;避免患牙放置修复体,用研究铸型、照相、硅胶模型监测酸蚀磨损的进展;严重进展的病例可考虑采用修复体进行特殊保护;每 6 个月复查一次 |

Zhang 等在 2014 年评估了香港 600 名 12 岁儿童牙酸蚀症的患病情况,采用 BEWE 指数检查口内所有牙,发现 75% 的儿童出现酸蚀现象(BEWE>0),但没有严重的酸蚀(BEWE=3)。作者与王萍等的调查结果对比,发现香港 12 岁儿童牙酸蚀症患病率高于广州 12 岁儿童,这种差异可能是由于地理和社会经济因素造成的。作者认为香港是发达城市,酸性食物和饮料易获得且消耗量较大,认为经常喝果汁是健康饮食的一部分。而对于经常喝果汁会增加牙酸蚀磨损这一研究结果与王萍等人的研究结果不一致。

Li 等(2018)调查广州市 12 岁和 15 岁儿童牙酸蚀症的患病情况,采用 BEWE 指数检查所有牙(第三磨牙除外)得出的总患病率为 56.1%,15 岁儿童患病率高于 12 岁儿童,中度牙酸蚀症(BEWE=2)是广州地区 12 岁和 15 岁儿童普遍存在的情况。

Vered 等(2014)采用 BEWE 指数研究以色列青少年和成人牙酸蚀症的流行情况。将 500 名调查对象分为 5 个年龄组(15~18 岁、25~28 岁、35~38 岁、45~48 岁和 55~60 岁),每组 100 人。调查结果显示牙酸蚀症的患病率为 50%,其中 BEWE=1 占 16%,BEWE=2 占 24%,BEWE=3 占 10%,随着年龄增长,BEWE 得分为 1 或更高分数者,从 15~18 岁年龄组的 36.6% 提高到 55~60 岁组的 61.9%。研究结果证实了从青春期到老年期,随年龄增长,牙酸蚀磨损增加,并且明确了酸性饮料对 21~25 岁人群酸蚀磨损的作用最强。

最近的研究表明,BEWE 指数对于牙酸蚀症 3D 模型的评分是可靠的,并建议将 BEWE 指数与 3D 数字图像组合,用于纵向监测牙酸蚀症的进展。Marro 等(2018)研究发现与铸造模型相比,BEWE 指数在 3D 图像中检测出牙表面酸蚀初始变化的可能性更高。3D 扫描有放大、旋转、测量功能,可以允许更频繁地监测酸蚀病变,利于存储和数据交换,以及评估牙酸蚀症的进展。Alaraudanjoki 等(2017)研究分析了 599 个 3D 模型,发现 3D 模型中记录的酸蚀磨损比在临床检查中更为严重。BEWE 指数在使用 3D 模型评估酸蚀磨损方面具有可重复性。在评估和监测牙酸蚀症时,与单独进行临床检查相比,辅助使用 3D 模型具有实质性的优势。

## 四、牙酸蚀症评价的展望

尽管人们对牙酸蚀症的认识不断发展,但迄今为止还没有足够的诊断设备可用来评估牙的侵蚀磨损程度,这些缺损仅在基于主观经验的临床水平上进行临床检测评价。虽然有数十种牙酸蚀症的测量指标被提出,但目前尚不存在金标准。由于评价标准、评估方式、量表、牙位选择不同以及受检人群的非同质性等原因,牙酸蚀症的流行病学调查结果之间的可比性较低。

与龋病和牙周病一样,牙酸蚀症现在也被认为是全球公共口腔健康问题。在 21 世纪,牙使用寿命不断增长,导致牙酸蚀磨损的程度越来越高,这对口腔预防和修复提出了更高的要求。世界卫生组织 Petersen 教授组织专家于 2005 年发布的一项报告涉及全球口腔疾病负担和口腔健康风险,指出在全球范围内,有必要开发更系统的基于人群的牙酸蚀发生率研究标准测量指标。学者们一直在探索一种简单、信度和效度高的适用于牙酸蚀症临床研究的测量指标。2007 年,在瑞士巴塞尔举行了一场名为"当前酸蚀症评价指标——有缺陷还是有效?"的会议,旨在批判性地讨论这一研究工具。经过广泛讨论,专家们一致认为有必要建立一个有效的、标准化的、国际公认的牙酸蚀症评价指标,建议采用一种通用的评分系统。BEWE 指数自 2008 年推出,既用于口腔公共卫生研究领域,也用于口腔临床研究。研究者鼓励全球研究人员在进行牙酸蚀症流行病学调查时采用 BEWE 评分系统。近几年,很多学者在进行牙酸蚀症的流行病学调查时也都采用了 BEWE 指数,包括在我国香港、武汉、广州进行的三项青少年牙酸蚀症流行病学调查。用 2009 年英国成人牙健康全国调查使用的指数与 BEWE 指数同时对牙磨损的严重程度进行分类,仅一半的病例在严重程度上达成一致。作者认为英国全国调查使用的指数与 BEWE 指数之间的差异太大,BEWE 指数无法成为将来英国全国口腔健康调查合适的替代指数。有学者还建议使用 BEWE 指数时,可同时采用一组饮食、行为和生物测量指标进行资料收集,以便在酸蚀和其他牙磨损机制之间实现更好的鉴别诊断。有学者认为BEWE 指数对于成年人的牙磨损,是否仅测量由于酸溶解导致牙表面结构丧失,而不包括其他类别的磨损,仍是模棱两可的。因此尽快确立适当、有效、可靠的牙酸蚀症统一测量指标,建立更优化的基于证据的牙酸蚀症全球数据库,将有利于酸蚀症的临床研究和流行病学研究。

# 第六节　错𬌗畸形的评价

绝大部分错𬌗畸形(malocclusion)是儿童在生长发育过程中,由先天遗传因素和/或后天环境因素导致的牙、颌骨、颅面的畸形,如牙排列不齐,上下牙弓间的𬌗关系异常,颌骨大小、形态、位置异常等。

错𬌗畸形的临床表现多种多样，难以精确评估和测定错𬌗畸形的程度。长期以来，学者们相继提出几十种错𬌗畸形的评价指标，但目前国际上仍无统一的标准。2012 年，Bellot-Arcís 等人通过系统性评价方法研究错𬌗畸形指数的使用情况，发现所发表相关文章中使用频次最高的指数前四位分别是正畸治疗需要指数（163 篇）、同行评估等级（132 篇）、牙美学指数（68 篇）和正畸治疗难度、结果、需要指数（32 篇）。由于 Angle 错𬌗分类法属于定性分类法，并未纳入上述系统性评价范畴，但 Angle 错𬌗分类法无疑是临床和流行病学调查中最常使用的错𬌗畸形分类法。以下介绍这几种评价指标在错𬌗畸形流行病学中的使用情况。

## 一、Angle 错𬌗分类法

Angle 错𬌗分类法又称安氏错𬌗分类法。该分类方法根据上下颌第一磨牙关系将错𬌗畸形分为安氏Ⅰ类错𬌗（中性错𬌗）、安氏Ⅱ类错𬌗（远中错𬌗）和安氏Ⅲ类错𬌗（近中错𬌗）。该分类方法具有简明、方便、易记的特点，且在许多教科书中采用，应用广泛，为世界各地临床医生的交流提供了方便。2000 年，中华口腔医学会口腔正畸专业委员会采用 Angle 错𬌗分类法，以个别正常𬌗为标准，调查我国错𬌗畸形的患病率，结果显示，乳牙列期为 51.8%，替牙列期为 71.2%，恒牙列初期为 72.9%。但 Angle 错𬌗分类法不能对错𬌗畸形的严重程度、是否需要正畸和矫治后改善程度进行客观量化分析。

## 二、正畸治疗需要指数

正畸治疗需要指数（index of orthodontic treatment need，IOTN）分为牙健康部分（dental health component，DHC）和美观部分（aesthetic component，AC）。DHC 反映牙健康和功能，评价内容包括：覆𬌗、开𬌗、锁𬌗、反𬌗、磨牙关系异常、牙错位、牙先天缺失等。AC 是由 10 张代表不同美观等级的正中咬合正面照组成，用于评估错𬌗畸形在美观方面对受检者造成的损害和心理负担。DHC 分级与 AC 分级具有显著的正相关关系。IOTN 常用于评价正畸治疗需要、治疗难度、治疗改善程度及治疗结果的可接受度等，具有简单、重复性好等优点。IOTN 指数的 DHC 指数部分可单独使用。但 IOTN 也存在一些缺点，如 DHC 只记录得分最高的错𬌗特征，容易忽略其他影响牙健康的情况；AC 采用的是欧洲儿童正面咬合照片，其调查结果可能受文化、种族和社会背景的影响，从而造成差异。但迄今为止，IOTN 仍是世界上应用率最高的正畸治疗需要评价指标，该指标常用于样本量大于 100 人的横断面流行病学调查。

## 三、牙美学指数

牙美学指数（dental aesthetic index，DAI）是 Cons 等于 1986 年提出，其对牙列的 10 种特征进行评估，包括：前牙和前磨牙缺失、切牙区拥挤、切牙区间隙、上颌中切牙间隙、上颌前牙不齐、下颌前牙不齐、上颌前牙覆盖、下颌前突、前牙开𬌗、前后磨牙错位关系。根据以上标准测量的数据，可以按指数中的每个组成部分单独进行分析，或按牙列、间隙或𬌗关系异常分组分析，也可用 DAI 回归方程计算出标准 DAI 分值，分值越高表明错𬌗畸形越严重。该指数具有简便、可靠度高的特点，对使用者的正畸专业知识水平要求不高。但其亦存在一定的缺陷，如评估的错𬌗畸形项目不全面；重点关注有关美学损害的牙𬌗指标，忽略部分影响牙𬌗健康但不影响美观的错𬌗畸形。DAI 指数常用于青少年和成年人群样本量大于 100 人的横断面流行病学调查,在全世界范围内均有使用,曾经为 WHO 所推荐。

## 四、同行评估等级指数

同行评估等级(peer assessment rating,PAR)指数评估了石膏模型的 11 个部分,包括右侧上颌后牙、上颌前牙、左侧上颌后牙、右侧下颌后牙、下颌前牙、左侧下颌后牙、右侧后牙咬合、左侧后牙咬合、覆盖、覆𬌗和中线。PAR 指数常用于评估错𬌗畸形的程度,通过比较治疗前后的 PAR 值来评价正畸治疗效果,以及用于研究某种治疗方式是否成功。该指数具有可靠度高、有效性好的特点,但存在所评估的错𬌗畸形项目不全面等缺陷。PAR 指数是继 ITON 后使用率较高的评价错𬌗畸形的指数,常用于小样本纵向研究。

## 五、正畸治疗难度、结果、需要指数

正畸治疗难度、结果、需要指数(index of complexity,outcome and need,ICON)由 5 部分组成,包括:美观的评价(评价标准同 IOTN 的 AC 部分)、上颌牙弓拥挤或间隙、反𬌗、前牙开𬌗或深覆𬌗、后牙区矢状向关系。每一部分均有各自的加权系数,最后得分为每部分得分乘以加权系数的总和。该指数是一个复合型指数,可用于评价患者的治疗需要、治疗难度、改善程度和治疗结果的可接受程度。ICON 指数具有简便、客观和可靠度高的优点。各个国家对需要正畸的 ICON 分值界定存在差异,但目前多数认为 ICON 分值大于或等于 43 需要正畸治疗。该指数常用于儿童和青少年人群,适合大样本的横断面流行病学调查。

针对乳牙列或替牙列期儿童进行的错𬌗畸形流行病学调查,可以直接研究某些错𬌗类型的流行情况,如深覆𬌗、深覆盖、开𬌗、偏𬌗和反𬌗等异常𬌗关系。此种评价方式不以指数形式呈现,仅反映某些具体错𬌗类型的流行情况,可直接呈现结果。

(林焕彩　杨军英　王　萍　陈冬茹)

## 参 考 文 献

1. AINAMO J,AINAMO A. Validity and relevance of the criteria of the CPITN. Int Dent J,1994,44(5 Suppl 1):527-532.

2. BARMES D. CPITN-a WHO initiative. Int Dent J,1994,44(5 Suppl 1):523-525.

3. BELLINI H T,GJERMO P. Application of the periodontal treatment need system(PTNS)in a group of Norwegian industrial employees. Community Dent Oral Epidemiol,1973,1(1):22-29.

4. BRATTHALL D. Introducing the significant caries index together with a proposal for a new oral health goal for 12-year-olds. Int Dent J,2000,50(6):378-384.

5. GREENE J C,VERMILLIN J R. The simplified oral hygiene index. J Am Dent Assoc,1964,68:7-13.

6. GREENE J C,VERMILLION J R. The oral hygiene index:a method for classifying oral hygiene status. J Am Dent Assoc,1960,61(2):172-179.

7. HOLMGREN C J. CPITN - interpretations and limitations. Int Dent J,1994,44(5 Suppl 1):533-546.

8. HOROWITZ H S,DRISCOLL W S,MEYERS R J,et al. A new method for assessing the prevalence of dental fluorosis - the tooth surface index of fluorosis. J Am Dent Assoc,1984,109(1):37-41.

9. LOE H,SILNESS J. Periodontal disease in pregnancy. I. Prevalence and severity. Acta Odontol Scand,1963,21:533-551.

10. LOE H. The gingival index,the plaque index,and the retention index system. Part II. J Periodontal,1967,38(6 Suppl):610-616.

11. MUHLEMANN H R,SON S. Gingival sulcus bleeding:a leading symptom in initial gingivitis. Helvetia Odontol Acta,1971,15(2):107-113.

12. PAGE R C,MORRISON E C. Summary of outcomes and recommendations of the workshop on(CPITN). Int Dent J,1994,44(5 Suppl 1):589-594.

13. PILOT T,MIYAZAKI H. Global results:15 years of CPITN epidemiology. Int Dent J,1994,44(5 Suppl 1):553-560.

14. SILNESS J,LOE H. Periodontal disease in pregnancy. II. Correlation between oral hygiene and periodontal conditions. Acta Odontol Scand,1964,22:121-135.

15. THYLSTRUP A,FEJERSKOV O. Clinical apperance of dental fluorosis in permanent teeth in relation to histologic changes. Community Dent Oral Epidemiol,1978,6(6):315-328.

16. World Health Organization. Oral health survey - Basic methods. 4th ed. Geneva:WHO,1997.

17. World Health Organization. Oral health survey - Basic methods. 5th ed. Geneva:WHO,2013.

18. 中华人民共和国卫生部. 全国学生龋病、牙周疾病流行病学抽样调查. 北京:人民卫生出版社,1987.

19. 王兴. 第四次全国口腔健康流行病学调查报告. 北京:人民卫生出版社,2018.

20. BROOK A H,Elcock C,Hallonsten A L,et al. The development of a new index to measure enamel defects. Dental morphology,2001.

21. WEERHEIJM K L,DUGGAL M,MEJARE I,et al. Judgement criteria for molar incisor hypomineralisation(MIH)in epidemiologic studies:a summary of the European meeting on MIH held in Athens,2003. Eur J Paediatr Dent,2003,4(3):110-114.

22. Mathu-Muju K,WRIGHT J T. Diagnosis and treatment of molar incisor hypomineralization. Compend Contin Educ Dent,2006,27(11):604-10.

23. SMITH B G N,KNIGHT J K. An index for measuring the wear of teeth. Br Dent J,1984,156(12):435-438.

24. PANG L Y,LI X,WANG K,TAO Y,et al. Interactions with the aquaporin 5 gene increase the susceptibility to molar-incisor hypomineralization. Arch Oral Biol. 2020,111:104637.

25. LUSSI A. Dental erosion:clinical diagnosis and case history taking. Eur J Oral Sci,1996,104(2(Pt 2)):191-198.

26. LARSEN I B,WESTERGAARD J,STOLTZE K,et al. A clinical index for evaluating and monitoring dental erosion. Community Dent Oral Epidemiol,2000,28(3):211-217.

27. O'SULLIVAN E A. A new index for the measurement of erosion in children. Eur J Paediatr Dent,2000,2(1):69-74.

28. BARTLETT D,CANSS C,LUSSI A. Basic Erosive Wear Examination(BEWE):a new scoring system for scientific and clinical needs. Clin Oral Investig,2008,12 Suppl 1(Suppl 1):S65-S68.

29. 廖正宇,赖文莉. 正畸治疗难度、结果、需要指数的相关研究. 国际口腔医学杂志,2008,35(2):222-224.

30. 陈骊,吴海苗. 评价正畸治疗需要秴指数的研究进展. 中华临床医师杂志(电子版),2013,7(11):5011-5013.

31. SHAW W C,RICHMOND S,O'BRIEN K D. The use of occlusal indices:a European perspective. Am J Orthod Dentofacial Orthop,1995,107(1):1-10.

32. BELLOT-ARCÍS C,MONTIEL-COMPANY JM,ALMERICH-SILLA JM,et al. The use of occlusal indices in high-impact literature. Community Dent Health,2012,29(1):45-48.

33. BORZABADI-FARAHANI A. An insight into four orthodontic treatment need indices. Prog Orthod,2011,12(2):132-142.

34. ROBINSON H B. A clinic on the differential diagnosis of oral lesions. Am J Orthod,1946,32(12):729-762.

35. STAFNE E C,LOVESTEDT S A. Dissolution of tooth substance by lemon juice, acid beverages and acids from some other sources. J Am Dent Assoc,1947,34(9):586-592.

36. MCCLURE F J,RUZICKA S J. The destructive effect of citrate vs. lactate ions on rats'molar tooth surfaces,in vivo. J Dent Res, 1946,25:1-12.

37. STAFNE E C,LOVESTEDT S A. Dissolution of tooth substance by lemon juice, acid beverages and acids from some other sources. J Am Dent Assoc,1947,34(9):586-592.

38. Pindborg J J. Pathology of the dental hard tissues. Copenhagen:Munksgaard,1970.

39. ECCLES J D,JENKINS W G. Dental erosion and diet. J Dent,1974,2(4):153-159.

40. 杜民权,台保军,江汉,等. 武汉市 3~5 岁儿童牙齿酸蚀症的研究. 牙体牙髓病学杂志,2004,14(12):684-686.

41. 曾晓娟,黄华,吴卫,等. 广西 3~5 岁儿童牙齿酸蚀症的流行情况调查. 广西医科大学学报,2008,25(5):812-814.

42. 陈亚刚,胡德渝,沈红. 成都市与徐州市 5 岁和 12 岁儿童酸蚀症患病情况比较. 中国学校卫生,2008,29(11):1010-1012.

43. CHAN A S,TRAN T T K,HSU Y H,et al. A systematic review of dietary acids and habits on dental erosion in adolescents. Int J Paediatr Dent,2020,30(6):713-733.

44. WANG P,LIN H C,CHEN J H,et al. The prevalence of dental erosion and associate risk factors in 12-13-year-old school children in Southern China. BMC Public Health,2010,12(10):478.

45. TAO D Y,HAO G,LU H X,et al. Dental erosion among children aged 3-6 years and its associated indicators. J Public Health Dent,2015,75(4):291-297.

46. VIEIRA PEDROSA B R,DE MENEZES V A. Prevalence of Erosive Tooth Wear and Related Risk Factors in Adolescents:An Integrative Review. J Dent Child(Chic),2020,87(1):18-25.

47. ZHANG S,CHAU A M H,LO E C,et al. Dental caries and erosion status of 12-year-old Hong Kong children. BMC Public Health,2014,14:7.

48. LI J B,FAN W H,LU Y,et al. A survey on the prevalence and risk indicators of erosive tooth wear among adolescents in Guangzhou,South China. J Oral Rehabil,2018,46(6):493-502.

49. VERED Y,LUSSI A,ZINI A,et al. Dental erosive wear assessment among adolescents and adults utilizing the basic erosive wear examination(BEWE)scoring system. Clin Oral Investig,2014,18(8):1985-1990.

50. MARRO F,DE LAT L,MARTENS L,et al. Monitoring the progression of erosive tooth wear(ETW)using BEWE index in casts and their 3D images:A retrospective longitudinal study. J Dent,2018,73:70-75.

51. ALARAUDANJOKI V,SAARELA H,PESONEN R,et al. Is a Basic Erosive Wear Examination(BEWE)reliable for recording erosive tooth wear on 3D models? J Dent,2017,59:26-32.

52. PETERSEN P E,BOURGEOIS D,OGAWA H,et al. The global burden of oral diseases and risk to oral health. Bull World Health Organ,2005,83:661-669.

53. VIEIRA PEDROSA B R,DE MENEZES V A. Prevalence of Erosive Tooth Wear and Related Risk Factors in Adolescents:An Integrative Review. J Dent Child(Chic),2020,87(1):18-25.

# 第七章　口腔流行病学研究模型的应用

## 第一节　口腔流行病学研究模型概述

口腔疾病流行病学模型(oral disease epidemiological models)是指采用数学语言描述口腔疾病在人群中的表现及分布形式,是现代流行病学对口腔疾病认识的高级阶段。根据人们对疾病流行的已有认识提出假设,再根据假设建立流行病学模型。一个能反映疾病流行规律模型的建立,是对疾病流行规律不断认识、不断修改假设,使模型不断接近实际、不断完善和不断优化的过程,也就是从规律不明的"黑色模型"到规律半明的"灰色模型",再到机制优化的"白色模型"的不断探索过程。

国际上进行的口腔流行病学研究,许多都采用一定的研究模型,例如2003年《世界口腔健康报告》中所述的口腔健康促进的危险因素模型。该模型与国际合作研究-Ⅱ(ICS-Ⅱ)模型,以及过去其他研究中所使用的分析口腔健康的模型有许多相似之处。按照该模型的理论,口腔疾病患病的风险与社会经济因素有关,包括不良居住条件、低教育程度、缺乏对口腔健康正确的信念和文化传统等。当社区/国家的居民处于低氟环境,意味着患龋的风险较高。缺乏安全的水源和卫生设施是口腔健康和全身健康的危险因素。口腔疾病的控制还是要依靠口腔卫生服务系统的可获得性和可利用性。但是,只有这些服务趋向于初级卫生保健和预防时,才可能降低口腔疾病的患病风险。除了以上这些间接因素,该模型还强调处于中间的、可以改变的危险行为的角色,包括口腔卫生习惯、糖消耗、烟草和过量酒精的嗜好,这些行为可能对口腔健康状况造成负面影响,也可能会影响生活质量。

在口腔流行病学研究中采用理论模型,有助于理解研究的理论基础以及对研究结果进行解释。研究模型的采用使研究基于一定的理论认识,对各种因素的相互关系有全面考虑,得到的研究结果有科学性和先进性。以下阐述在口腔流行病学中常采用的研究模型。

## 第二节　口腔健康行为模型

### 一、健康信念模型

#### (一)健康信念模型概述

健康信念模型(health belief model,HBM)指的是个体为了达到维持或者促进健康的目的,最终实现自我满足所采取的行为与信念,包括对疾病危害的知晓程度以及对健康知识的掌握程度等几个方面的内容,健康信念模型对人们的健康状况有重要的影响。

健康信念模型最初由 Hochbaum 于 1958 年在研究个体的健康行为与其健康信念之间的关系后提出，经过 Becker 等社会心理学家的修订后逐步完善而形成。该模型认为若患者具有与健康和疾病相关的信念并主动改变某些危险行为，采取对健康有益的行为是实现疾病好转的保障。它主要用于预测个体可预防的健康行为以及对个体实施健康教育，重点关注患者的心理变化情况，主要是从心理学角度分析影响行为发生的因素。健康信念模型由健康信念（health belief）、提示因素（cues to action）、影响及制约因素（modifying factors）三部分构成。

1. 健康信念　健康信念的形成涉及对疾病威胁的认知、对健康行为益处和障碍的认知，以及自我效能三方面。

（1）对疾病威胁的认知：是指感知到某种疾病的威胁，并认识到其严重性，包括感知疾病严重程度和感知疾病易感性。感知疾病严重程度是指个体可认识到罹患疾病所造成的后果，由此会产生害怕情绪。感知疾病易感性指的是个体在了解某种疾病相关流行病学知识后，对其本身患有该疾病可能性的认识。感知疾病严重程度和感知疾病易感性是健康教育成功的关键。

（2）对健康行为益处和障碍的认知：是指个体可认识到采取某种健康行为的好处或者可认识到采取某种健康行为存在的困难，这种健康行为与疾病相关，包括感知利益和感知障碍。感知利益指的是对行为有效性的认识，即个体意识到当自己实施或者放弃某种行为时，可降低患有某种疾病的风险，确实能取得预防效果。感知障碍指的是个体能清楚地认识到采取某种健康行为的困难。

（3）自我效能：指的是个体相信自己有足够的能力采取或者放弃某种健康行为，从而达到期望效果。

2. 提示因素　提示因素指的是促进或者诱发个体实施健康行为的因素，如媒体宣传、他人的建议、家里有人罹患过该种疾病等。

3. 影响及制约因素　健康信念模型也关注社会心理学因素、人口学因素、知识结构等对个体行为的影响，如社会地位、社会压力、年龄、性别、种族及个体健康知识的储备等。

健康信念模型的实施首先是让个体认识到自己的某种行为可造成疾病（感知严重性和感知易感性），并且让个体意识到改变这种行为可避免疾病发生（感知利益和感知障碍），最后让个体有自信可以改变这种行为（自我效能）。在口腔流行病学研究中，健康信念模型常用于指导孕妇及口腔癌患者进行口腔健康教育。健康信念模型的理论框架图见图 7-2-1。

**（二）健康信念模型的应用实例**

由于激素水平及饮食习惯的改变，孕妇易发生牙周疾病，而且妊娠期间牙周疾病的发生与先兆子痫、早产、低出生体重相关。牙周疾病属于一种行为性疾病，其发生与个体的口腔卫生习惯息息相关。若孕妇对妊娠期间牙周疾病有正确的认识及健康的态度，并采取相应的行为，就可以预防妊娠期间牙周疾病的发生。因此，预防妊娠期间牙周疾病的一个重要方法就是广泛开展口腔健康教育，建立健康的口腔卫生行为习惯。制订口腔健康教育计划首先应选择合适的模型。健康信念模型是目前应用较为广泛的行为模型之一，可以对口腔健康相关行为（如感知敏感性、严重性、益处、障碍和自我效能）的心理决定因素和预测因素进行研究。

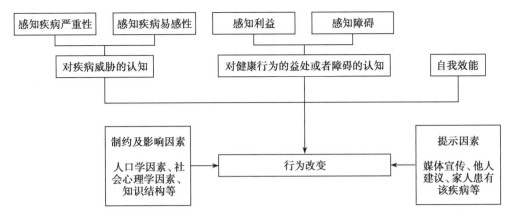

图 7-2-1　健康信念模型

Ghaffari 等（2018）采用健康信念模型对德黑兰西部医疗中心 135 名孕妇的口腔健康行为进行了干预研究。在正式实验前，先采用健康信念模型问卷收集试验组和对照组孕妇的相关信息，了解妊娠期妇女的健康需求，并制订口腔健康教育方法及教育课程。然后，对试验组孕妇进行为期 1 个月的妊娠期妇女口腔健康知识培训，分别在即时及 2 个月后采用健康信念模型问卷对试验组和对照组进行测试。研究结果表明，口腔健康教育干预后即时测试时，试验组和对照组在感知敏感性、严重性、益处、障碍、自我效能以及意识和表现等方面均存在显著性差异；干预后 2 个月，除了感知敏感度，在其他方面两组间存在统计学差异。研究结果提示自我效能是影响口腔健康行为的关键因素之一。口腔健康教育可以通过提高自我效能，增强妊娠期妇女的口腔健康意识，进而培养其正确的口腔健康行为。

## 二、医疗卫生服务使用行为模型

### （一）医疗卫生服务使用行为模型概述

医疗卫生服务使用行为模型（behavioral model of health services use，BMHSU）是由 Andersen 于 1968 年创建的，简称安德森模型（Andersen Model），主要用于分析医疗卫生服务使用行为的影响因素。它能帮助研究者全面系统而又具有针对性地选择测量指标并提出研究假设，在国际范围内应用最广，被公认是适用于医疗卫生服务研究的主流模型。

安德森模型经过 5 次修正和完善，最终形成四维度多层次的模型。作为分析个体的就医选择行为、医疗花费以及疾病筛查等医疗卫生服务使用行为影响因素的理论模型，在国际上广泛应用于医疗卫生服务研究领域，获得国际学术界的广泛认可。但目前安德森研究模型在国内口腔卫生领域的研究尚不多见。

在保留了最初版安德森模型中倾向特征（predisposing characteristics）、使能资源（enabling resources）和需求（need）三个基本组成部分及其相互关系的基础上，新版本的安德森模型（图 7-2-2）于 2013 年修订完成，由最初的单维度模型，逐渐扩展至包括情景特征（contextual characteristics）、个人特征（individual characteristics）、医疗行为（health behaviors）和医疗结果（outcomes）四个层次的多维度模型。

### （二）医疗卫生服务使用行为模型指标体系结构

医疗卫生服务使用模型共包含三级指标层次。一级指标包含情景特征、个人特征、医疗行为和医疗结果，指标间为双向路径关系。这 4 个一级指标下均包含二级指标，同一维度的二级指标间既有并列关系，

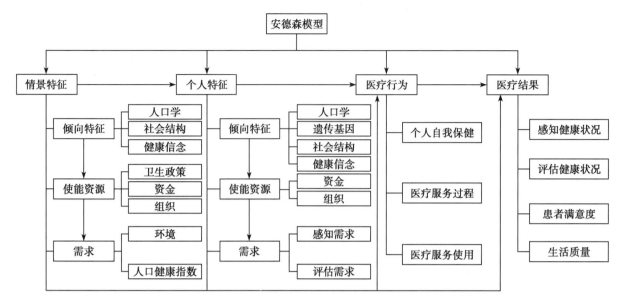

**图 7-2-2　安德森模型（2013 年完整版）**

也有单向路径关系。其中,个人特征维度和情景特征维度下均包含倾向特征、使能资源和需求 3 个二级指标,虽然指标的具体含义不同,但指标间均为单向路径关系,即倾向特征影响使能资源,进而影响需求。医疗行为维度下包含 3 个二级指标,分别是个人自我保健、医疗服务过程、医疗服务使用,反映了医疗行为的不同表现方式,指标间为并列关系。医疗结果维度下包含感知健康状况、评估健康状况、患者满意度及生活质量 4 个二级指标,主要反映的是医疗结果的多维评价,二级指标间也为并列关系。情景特征、个人特征维度下的倾向特征、使能资源、需求均含有三级指标。每个二级指标下的三级指标间均是相互独立的,为并列关系。

**（三）医疗卫生服务使用行为模型指标含义**

个人特征维度作为安德森模型的基础组成部分,反映了个体自身的主客观条件对其医疗行为的影响。情景特征维度是影响个体医疗行为的外界环境因素,反映了社会政治经济背景、社会观念、卫生政策等外界环境因素对个体医疗行为的影响。医疗行为是个体应对自身健康状况,寻求诊治的方式,既包括个体通过寻求外界(如门诊或者住院)实现医疗服务使用,也包括个人自我保健行为和医疗服务过程。医疗结果反映了对医疗服务结果的多维评价。

1. 个人特征与情景特征　个人特征维度和情景特征维度均包含倾向特征、使能资源和需求 3 个二级指标,但指标的具体含义不同。个人特征维度下的倾向特征是指疾病发生前,倾向于使用医疗卫生服务所具备的个体特征,包括人口学、遗传基因、社会结构以及健康信念 4 个三级指标,指标均是以个人为分析单位。其中人口学指标代表个体需要医疗卫生服务的可能性,通常将年龄、性别等作为其衡量指标。遗传基因指的是影响个体发病的遗传背景,它会改变个体潜在的医疗卫生服务需求,通常将调查对象是否具有高血压、糖尿病、癌症等家族病史作为其衡量指标。社会结构是指个体在社会中的地位以及处理当前问题所掌握的资源和能力,其衡量指标包括婚姻状况、受教育程度、种族、职业、居住地等。健康信念指个体对医疗卫生服务的认知、态度以及观念等,一般以个体对待医疗服务使用的态度作为衡量指标,比如是预防性医疗服务还是治疗性医疗服务。

情景特征维度下的倾向特征主要指倾向于影响使用医疗卫生服务的社会或者社区层面的特征,包含人口学、社会结构以及健康信念 3 个三级指标,指标均以社区/社会为分析单位。其中人口学指标是指社区居民的年龄结构、性别结构。社会结构指标是指社区居民的文化程度构成、民族和种族构成、空间隔离措施、就业水平以及犯罪率等。健康信念是指社区潜在的价值观念、文化规范以及居民对于医疗卫生服务相关的主流观点。

使能资源指医疗卫生服务资源的可获得性以及个体或者社区居民获得医疗卫生服务的能力,它是医疗行为的间接影响因素。其中个人特征维度下的使能资源包括资金和组织两个三级指标,而情景特征维度下使能资源包含卫生政策、资金和组织 3 个三级指标。资金指的是个体或者社区居民可用于支付医疗卫生服务的费用,一般是以个体/家庭收入、社区人均收入、收入来源、医疗保险类型、医疗保险覆盖率等作为衡量指标。组织指个体可获得的满足自身医疗服务需求的组织,或者是社区医疗卫生服务设施和人员的数量、种类、位置、组织架构及分布。常用的衡量指标包括医疗卫生服务的可及性(包括距离的可及性以及时间的可及性)、医疗服务供给方所能提供的服务方式与内容、是否有固定的护理资源、医生和医院的密度、办公时间、质量管理监督等。卫生政策指的是与健康相关,且影响健康追求的权威决定,包括政府立法、行政或者司法部门的公共政策。

个人特征维度下的需求指的是个体感受到的医疗服务需要,是医疗行为发生的前提和直接影响因素,包括感知需求(perceived need)和评估需求(evaluated need)两个三级指标。感知需求指的是个体对自身健康状况的主观判断,是影响个体寻求医疗卫生服务的重要因素,主要取决于个体感知症状的严重性和不适感。测量指标通常包括慢性病患病情况、自我感知身体/心理健康状况、生活自理能力等。评估需求指的是医生通过对患者的血压、体温及特定症状进行诊断和预测,是对患者身体状况及医疗需求的专业判断,通常将日常生活测量量表、工具性日常生活活动量表作为测量指标。

情景特征维度下的需求包含环境和人口健康指数两个三级指标。其中环境指的是与健康相关的物理环境,包括水和空气的质量、职业性伤害、疾病及相关死亡率。人口健康指数是衡量社区健康的指标,包括死亡率、发病率和残疾的流行病学指标,如婴儿死亡率、年龄调整死亡率等。

2. 医疗行为　医疗行为包含个体自我保健、医疗服务过程和医疗服务使用三个二级指标。个体自我保健是指个体通过改善饮食与营养、锻炼身体、戒烟禁酒及遵医用药等方式维持或者提高自身健康状况的医疗行为。其常用衡量指标包括生活习惯、每周锻炼次数、每天抽烟数量及喝酒情况,以及过去一年的遵医用药情况等。医疗服务过程指在医疗卫生服务过程中,患者与医疗服务提供者的互动情况,一般将患者咨询、医患沟通质量以及描述特定条件下护理的具体情况(如是否为糖尿病患者进行葡萄糖检测记录等)作为测量指标。医疗服务使用是指个体对于门诊、住院等医疗卫生服务的使用情况,其测量指标通常是描述医疗服务类型、服务地点、求医目的以及就医的连续性。

3. 医疗结果　医疗结果是对医疗服务结果的多维评价,包含患者感知健康状况、评估健康状况、患者满意度以及生活质量 4 个二级指标。感知健康状况指医疗行为发生后,个体对自身健康改善情况的主观评价,常用测量指标包括疾病的症状变化、自我报告健康状况变化等。评估健康状况是指医务人员根据现有的临床标准对患者病情进行临床诊断和预后评估。患者满意度是指个体在就医后,对其所获得的医疗服务进行的主观性评价,测量指标包括患者就医的便利性、候诊时间、与医生的沟通质量、医疗花费、治疗水平及效果等。生活质量是个体认为对其幸福感有重要影响的各个方面,如身心健康状况、社会关系及环境等。生活质量既可以是影响个体医疗需求和健康状况的因素,也可以是个体接受医疗服务后产生的结果。

**(四) 医疗卫生服务使用行为模型在口腔卫生服务中的应用案例**

牙周病在人群中分布不均,较低社会阶层人群牙周疾病的患病率更高。有研究表明,财富及卫生政策不均衡是影响疾病分布的重要方面。巴西作为南美洲最大的国家,社会不平等现象明显,牙周疾病的分布也很不均匀。Maria 等(2018)采用安德森模型研究巴西人群情境特征和个人特征与牙周疾病的关系。

该研究采用 WHO 标准进行口腔检查,采用附着丧失来衡量牙周状况,采用结构式问卷获取个人特征。其中个人特征维度下的倾向特征包括性别、年龄、肤色、受教育程度。个人特征维度下的使能资源包括家庭人均月收入和使用的牙科服务类型。采用感知牙科治疗需求以及口腔状况对日常生活的影响来衡量个人特征维度下的需求。情景特征维度下的倾向特征包括基尼系数、人类发展指数以及人口平均预期寿命。情景特征维度下的使能资源包括口腔医生与人口的比例、初级卫生保健覆盖率和 2010 年口腔保健团队融入初级卫生保健的比例。情景特征维度下的需求包括 2010 年成人糖尿病的患病率及成人吸烟的比例。医疗行为采用使用牙科服务的频率和模式来进行评估,具体包括就诊间隔时间(<1 年、1~2 年、>2 年)以及上次就诊的原因。采用主成分分析对安德森模型各维度变量进行分析。

该研究采用安德森模型证实了个人特征及情景特征与牙周炎的相关性。研究结果表明,个人特征维度下的倾向特征包括性别、年龄以及受教育程度与牙周附着丧失相关。感知牙科治疗需求更高的成人牙周附着丧失更严重。生活在城市中具有较高情景倾向特征和使能资源的成人平均牙周附着丧失水平较低。高龄、男性、受教育程度较低、日常口腔健康影响量表得分较高、牙科治疗需求高与牙周附着丧失相关。生活在倾向特征指数较高城市的老人平均牙周附着水平较低,个人特征维度下的所有倾向特征指标均与老年人牙周附着水平相关。家庭人均月收入及牙科治疗需求与牙周平均附着丧失相关。生活在情景特征维度下使能资源指标较高城市的老人牙周附着水平更低。高龄、女性、较低的月收入水平与平均牙周附着水平相关。肤色、牙周治疗需求及行为与牙周附着丧失水平相关。研究结果提示,促进社会发展、提高教育水平、减少收入不平等,扩大初级卫生保健及促进口腔保健专业人员更多地融入初级保健,对于减少牙周病分布不均现象至关重要。

# 第三节　口腔疾病理论模型

## 一、龋病的病因模型

### (一) Burt 和 Ismail 龋病多因素模型

为探索龋病病因和可能的影响因素,人们采用了多因素模型进行研究设计和结果分析。1986 年,Burt 和 Ismail 以龋病病因学说为基础,对龋病病因及其影响因素进行了细化,提出了龋病病因的多因素模型,如图 7-3-1 所示。

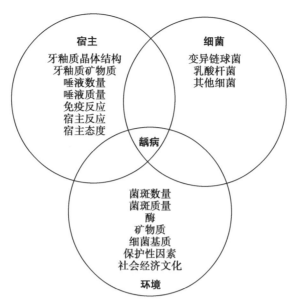

图 7-3-1　龋病病因多因素模型

**（二）美国疾病控制和预防中心龋病患病危险因素模型**

2001 年,美国疾病控制和预防中心根据流行病学研究列举了龋病患病危险因素,有的危险因素在不同社会、经济和卫生环境下可能有所不同。

1. 群体危险因素　①较差的社会经济状况;②（美国）新移民、非白种人;③非氟化区居民;④没有牙科保险或者很少得到专业的牙科保健。

2. 个体危险因素　①患者目前有活动性龋或者有龋病史;②提供照顾者（如父母）或兄弟姐妹有严重的龋病史;③牙面有可见菌斑;④牙根暴露;⑤维持口腔卫生的能力有障碍（如残疾）;⑥因服药、放疗等导致唾液流速下降;⑦配戴矫治器或活动义齿。

3. 危险调节因素　①危险因素,进食次数多或进食时间长,食物中含可发酵碳水化合物,经常喝含糖浆的药水等;②减少危险发生的措施,如经常使用含氟的产品或者治疗。

**（三）Fisher-Owens 等儿童口腔健康影响因素模型**

Fisher-Owens 等人于 2007 年提出影响儿童口腔健康因素的理论模型,该模型认为个体、家庭及社区三个水平可从社会、环境、心理、行为及生物学等角度对儿童口腔健康产生影响,该模型为儿童口腔健康促进的研究提供了较全面的理论依据。其常用于从家庭及社区层面研究龋病的危险因素,为制定口腔公共卫生措施提供依据。

该模型由四个套叠的环构成,每个环代表的含义由内至外分别是:龋病三维因素、个体水平的影响因素、家庭水平的影响因素和社区水平的影响因素。其中,龋病三维因素包括微生物、宿主及饮食。口腔健康及其相关影响因素构成了一个动态的、不断发展的系统,因此儿童口腔健康模型在指导口腔健康实践时需考虑地区及时间的差异。以下将从儿童口腔健康因素理论模型的各个方面分别阐述其影响因素。

1. 儿童口腔健康个体水平的影响因素

（1）生物遗传因素:是指个体在基因水平上对某些口腔疾病的遗传易感性。例如以往患龋经历是预测未来患龋风险的最强预测指标,单侧牙患龋后,对侧同名牙也很有可能患龋。目前随着分子生物学的迅猛发展,对龋病易感遗传因素的研究也越来越多,如 Pang 等(2017)发现,牙釉质形成相关基因、免疫相关基因及甜食喜好相关基因均与龋病的发生相关。

(2)社会人口学因素:低出生体重儿往往具有更高的 DMFT。此外,身体质量指数(BMI)、性别也与患龋风险相关。

(3)个体的健康态度及行为:目前越来越多的研究发现照顾者的口腔健康态度和行为与儿童口腔健康相关,如均衡营养、良好的口腔卫生习惯对于改善口腔健康具有重要作用。夜间喂奶、刷牙不足以及摄入过量碳水化合物与低龄儿童的龋病密切相关。

(4)个体发育:儿童早期的成长经历也影响口腔健康。如早期喂养母乳的频率及持续时间可能会影响儿童未来的口腔健康情况。

(5)口腔卫生服务的使用:社会经济条件、口腔健康意识和态度、个人医疗保险均可影响口腔卫生服务使用,而口腔卫生服务的使用可以让个体获得正确维护口腔健康的相关知识,同时还有利于帮助个体尽早发现口腔疾病并治疗。研究证实,口腔卫生服务使用与儿童龋病密切相关。对于儿童而言,可通过接受早期的干预措施(如请专业人员局部用氟或窝沟封闭等)达到预防龋病的目的。

(6)牙科保险:有牙科保险与低患龋率相关。

2. 儿童口腔健康家庭水平的影响因素　家庭为儿童提供角色的示范,直接或者间接影响儿童口腔健康。

(1)家庭构成:研究结果发现,单亲家庭的儿童患龋率更高。另外,Lin 等(2020)采用横断面研究发现独生子女更不容易发生龋病。

(2)家庭功能:家庭在维系个人健康方面不仅可提供经济保障,给予精神上的支持和激励,还可以影响健康行为。De Jong-Lenters M 等研究发现,家庭参与度低、家庭功能比较差的儿童通常具有更高的患龋率。

(3)社会经济地位:父母的受教育程度及家庭收入会影响儿童的口腔健康状况。收入较高的家庭具有购买充足健康食物的能力,可以更好地保障儿童的营养,而家庭收入比较低的儿童可能会存在营养不良,而营养不良与儿童高患龋风险相关。

(4)父母的健康状况:父母的健康状况会影响他们自己及其子女对医疗服务的使用和信任状况,进而影响儿童口腔健康状况。

(5)家庭的健康态度及行为:低龄儿童尚未具备行为能力,其口腔健康行为的主要实施者为父母或者家庭中其他的照顾者,照顾者的口腔健康知识和态度对儿童口腔健康行为起着决定性的作用。照顾者不知晓变异链球菌可在母子间传播,往往会存在用咀嚼后的食物喂养婴幼儿、共用餐具的潜在危险,为致龋微生物的传播提供有利的条件。有些照顾者不清楚刷牙的正确方式和频率,对氟化物能否预防龋病感到茫然,对口腔健康行为的认识不足有可能成为儿童龋病的危险因素。父母对儿童开始刷牙的年龄、刷牙及吃甜食的习惯是否与龋病有关所持的态度,亦被认为是儿童龋病的重要危险因素之一。此外,父母的口腔健康行为可以直接影响或通过儿童的口腔健康行为间接影响儿童牙龈健康和龋病的发生,这是由于在日常的生活中,儿童通常会模仿父母的口腔健康习惯,如刷牙和饮食等习惯。

（6）社会支持：儿童所获得的社会支持主要来自父母或其他家庭成员，父母或其他照顾者所能获取的社会支持及有效利用度，可在很大程度上影响儿童的健康。生活在有良好社会支持家庭的儿童，口腔卫生服务使用、口腔健康习惯及口腔健康状况比生活在社会支持差的家庭的儿童好，患龋率明显低。研究显示，母亲的社会支持与1~3岁儿童的刷牙行为明显相关，但与4~5岁儿童的刷牙行为无关。此外，母亲获得的社会支持较多，1~6岁儿童使用牙科服务的概率会增加。

3. 儿童口腔健康社区水平的影响因素

（1）社区环境与人身安全：稳定、安全的社区环境有利于儿童健康成长。研究表明，社区高贫困率与牙科疾病的高发病率相关。创伤或者暴力可能会造成口腔颌面部或者牙损伤。

（2）社区环境及社区口腔卫生环境：社区的公共卫生措施，如社区饮用氟化水可以降低人群患龋率。社区人群的健康状况、健康食品的供应状况、社区所采取的口腔健康促进活动，以及有利于儿童口腔健康的公共卫生政策均可影响社区人群的口腔健康状况。

（3）社区的牙科保健及口腔医疗卫生服务体系特点：社区所能提供的牙科保健的类型和数量、牙科医生的数量、参与医疗补助和其他政府牙科项目的比例、具有牙科保险居民的比例等，均与社区人群的口腔健康状况相关。

（4）社区文化：社区文化会影响社区人群的价值观、饮食习惯等。研究表明，社区文化可通过影响社区儿童的刷牙习惯和频率、饮食习惯等影响儿童患龋率。

4. 时间对儿童口腔健康状况的影响　健康及其相关影响因素构成了一个动态的、不断发展的系统，因此儿童口腔健康模型在指导口腔健康实践时需考虑地区及时间的差异。

## 二、牙周病的病因模型

牙周病是影响人类健康的常见口腔疾病，包括牙龈病和牙周炎。牙周炎是中老年人失牙的重要原因，危害人体健康。牙周疾病是多种因素综合作用的结果，通过流行病学研究，识别其病因和危险因素，是控制并预防牙周疾病的基础。

在医学研究中，危险因素（risk factors）指的是会导致有害事件发生的可能因素，可能与疾病的发生发展相关。危险因素最初用于传染性疾病流行病学的研究，用于发现引起疾病发生的病原微生物或者主要病因。研究表明，口腔微生物生物膜的存在是牙周病和龋病发展的先决条件，没有口腔生物膜就不会导致牙周病或龋病。然而，许多暴露于口腔微生物生物膜的个体并不会发展成牙周炎或龋病。因此，口腔微生物生物膜是牙周病的危险因素，并且是牙周疾病发生的先决条件。这类因素被称为因果危险因素或病原危险因素，即因果危险因素或者病原危险因素对疾病的发生有直接的影响。

危险因素后来被用于慢性疾病如牙周病的病因研究中，由于慢性疾病通常是由多种因素综合作用引起的，故危险因素的内涵就变得丰富了。牙周病的病因是相互作用的因果关系，有些因素并不是疾病的直接病因，而是间接病因。根据牙周病的因果链中距离疾病的接近程度，所用的术语也有所不用。这种接近性表明该因素与疾病之间关系的证据强度，离因果关系越远的危险因素，就越难确定其对改善牙周健康状况的贡献。近端危险因素（proximal risk）采用确切危险因素（true risk factor）、经典危险因素（classical risk factor)、传统危险因素(traditional risk factor)或已建立的危险因素(established risk factor)来表述。对于中间危险因素(intermediate risk factors)和远端危险因素的易感因素(predisposing factors for distal risk factors),更适合使用危险标志物(risk marker)、危险指标(risk indicator)或假定危险因素(putative risk factor)。导致疾病的确切危险因素(近端危险因素)与易感危险因素(远端危险因素)存在明显区别,后者与疾病有着遥远而复杂的联系。在慢性病中,暴露于中间及远端危险因素中对疾病的发生具有间接的影响。

Bouchard 于 2017 年归纳了慢性牙周炎的病因,包括诱发因素(远端危险因素)、危险因素(中间危险因素)和确切危险因素(近端危险因素)。

1. 诱发因素 包括:①年龄;②收入和社会地位;③社会支持;④教育水平和读写能力;⑤职业/工作环境;⑥社会环境;⑦物理环境;⑧健康决定因素;⑨个体的健康实践与应对措施;⑩儿童发育状况;⑪生物遗传背景;⑫卫生服务;⑬性别;⑭文化;⑮生活方式;⑯营养;⑰体力活动;⑱饮酒。

2. 危险因素 包括:①先天性免疫功能障碍;②不良卫生行为;③肥胖;④饮食缺乏营养;⑤应激障碍;⑥骨质疏松症;⑦认知障碍。

3. 确切危险因素 包括:①牙周致病菌;②糖尿病;③吸烟。

由此可见,牙周致病菌、糖尿病以及吸烟是牙周病的确切危险因素。免疫功能失调、口腔卫生差、肥胖、营养不良、骨质疏松症、认知障碍属于中间危险因素。年龄、收入、职业、社会环境等则属于远端危险因素。一个危险因素可能反映一组近端因素中的一个或多个。例如,糟糕的社会环境可能反映口腔卫生以及应对能力差,这两者都与牙周疾病有关。受教育程度较低与获取口腔卫生服务的机会较少、口腔健康意识较差、口腔自我保健不规范密切相关,这些均与不良的口腔卫生习惯有关,而不良的口腔卫生习惯可导致较高的牙周致病菌水平。

## 三、牙酸蚀症的病因模型

### (一) 牙酸蚀症病因模式图

牙酸蚀症的确切病因尚未明确。2006 年 Lussi 提出牙酸蚀症病因模式图,认为牙酸蚀症主要是由生物学因素、化学因素及行为因素造成的,此外还受到知识、受教育程度、习惯、社会经济因素及全身状况的影响,并将牙酸蚀症的危险因素总结如下:

1. 饮食因素 包括:①酸性食物和饮料;②酸性饮料的 pH、滴定度及钙磷含量。

2. 药物 包括:①维生素 C 泡腾片或咀嚼片;②含铁滋补品;③牙漂白剂。

3. 胃食管反流病 胃酸。

4. 恶心、呕吐。

5. 生活方式 包括:①酸性食物和饮料的摄入频率;②酸性食物和饮料的摄入方式;③酸性食物和饮料的摄入量。

6. 口腔卫生习惯 包括:①牙刷和牙膏的类型;②刷牙的频率和时间。

7. 医疗行为方式 包括服药。

8. 职业 包括:①化工厂或金属加工厂的工人;②品酒师;③经常在氯消毒的游泳池游泳的工作

人员。

9. 唾液及获得性膜　包括：①个体差异性；②药物副作用；③系统性疾病；④头颈部肿瘤放疗。

### （二）牙酸蚀症病因模型

随着对牙酸蚀症研究的不断深入，2014 年 Lussi 对牙酸蚀症病因模型进行了修订。目前认为饮用某种酸性饮料后，酸离子首先通过牙釉质表面的获得性薄膜进行扩散，然后才能与牙釉质发生作用。当酸通过获得性薄膜进行扩散时，$H^+$ 作用于牙釉质表面，溶解牙釉质晶体。在脱矿过程中，矿物质离子从牙釉质表面游离出来，导致脱矿区附近的牙釉质 pH 以及矿物质浓度升高，直至饱和，此时脱矿停止。饮用酸性饮料时，局部矿化平衡状态会被打破，牙釉质溶解增加。当矿物质离子从牙釉质表面脱出后，会形成脱矿软化区域，此时如果受到外界机械力量（如刷牙）的影响，会对牙釉质造成不可逆的损害。同样，当酸作用于牙本质时，其损害过程与牙釉质脱矿相同，但由于牙本质基质本身具有缓冲能力，不仅会阻碍酸向牙本质深层扩散，还能阻挡矿物质离子脱出，因此当外界无法提供持续的酸离子时，脱矿过程终止。此外，脱矿还会受口腔中酸性饮料的量、唾液的量及流速的影响。

Lussi 牙酸蚀症病因模型（2014 年）由内外套叠的两个环形构成，内环代表酸蚀症发生的病因因素，外环则表示酸蚀症的诱发因素。内环因素与牙面相互作用，或对牙面起到保护作用，或者破坏牙表面，此过程决定了牙酸蚀的开始及其严重程度。外环因素则影响牙酸蚀症的进展。

1. 牙酸蚀症的病因因素

（1）患者相关因素：①胃食管反流病；②口腔卫生；③饮食/喝饮料习惯；④唾液；⑤获得性薄膜；⑥软组织；⑦药物。

（2）营养相关因素：①酸的类型（pK）；②唾液成分；③唾液 pH；④黏附物质；⑤磷酸盐；⑥氟化物；⑦钙。

2. 牙酸蚀症的诱发因素　①教育；②行为；③职业；④知识；⑤工种；⑥全身健康。

（庞亮月　于丽霞　林焕彩）

## 参 考 文 献

1. 姜庆五，陈启明. 流行病学方法与模型. 上海：复旦大学出版社，2007.

2. GHAFFARI M，RAKHSHANDEROU S，SAFARI-MORADABADI A，et al. Oral and dental health care during pregnancy：Evaluating a theory-driven intervention. Oral Dis，2018，24（8）：1606-1614.

3. 卢珊，李月娥. Anderson 医疗卫生服务使用行为模型：指标体系的解读与操作化. 中国卫生经济，2018，37（09）：5-10.

4. 郑振佺，霍建勋. 健康教育学. 北京：科学出版社，2008.

5. VALENTE M，M V VETTORE. Contextual and individual determinants of periodontal disease：Multilevel analysis based on Andersen's model. Community Dent Oral Epidemiol，2018，46（2）：161-168.

6. FISHER-OWEN S A，GANSKY S A，PLATT L J，et al. Influences on children's oral health：a conceptual model. Pediatrics，2007，120（3）：e510-e520.

7. DE JONG-LENTERS M，DUIJSTER D，BRUIST M，et al. The relationship between parenting，family interaction and childhood dental caries：a case-control study. Soc Sci Med，2014，116：49-55.

8. BOUCHARD P,CARRA M C,BOILLOT A,et al. Risk factors in periodontology:a conceptual framework. J Clin Periodontol,2017, 44(2):125-131.

9. LUSSI A,T S Carvalho. Erosive tooth wear:a multifactorial condition of growing concern and increasing knowledge. Monoger Oral Sci,2014,25:1-15.

10. LUSSI A. Erosive tooth wear-a multifactorial condition of growing concern and increasing knowledge. Monogr Oral Sci,2006,20: 1-8.

11. GHAFFARI M,RAKHSHANDEROU S,SAFARI-MORADABADI A,et al. Oral and dental health care during pregnancy:Evaluating a theory-driven intervention. Oral Dis,2018,24(8):1606-1614.

12. VALENTE M I B,VETTORE M V. Contextual and individual determinants of periodontal disease:Multilevel analysis based on Andersen's model. Community Dent Oral Epidemiol,2018,46(2):161-168.

13. PANG L,ZHI Q,ZHUANG P,et al. Variation in enamel formation genes influences enamel demineralization in vitro in a Streptococcus mutans biofilm model. Frontiers in Physiology,2017,8:851.

14. WANG K,PANG L,TAO Y,et al. Association of genetic and environmental factors with dental caries among adolescents in south China:A cross-sectional study. Eur J Paediatr Dent,2020,21(2):120-136.

# 第八章　口腔健康调查

口腔健康调查(oral health survey)是口腔流行病学研究的常用方法,是一种横断面研究,是在特定时间内收集某一人群口腔疾病患病频率、分布及流行规律的资料。口腔健康调查的目的是收集人群口腔健康状况和治疗需要的信息,监测口腔疾病患病水平和变化规律,了解和分析影响口腔健康的有关因素等。本章从调查前的设计、调查前的准备、调查中的实施,以及调查后的分析四个阶段进行介绍。

## 第一节　调查前的设计

口腔健康调查的第一个阶段是调查前的设计,应首先明确调查目的,选择合适的调查方法,根据抽样流程计算样本量,并且确定调查项目,完成调查表格的设计。抽样方法和样本量的计算在第三章已详细介绍,本章不再赘述。

### 一、明确调查目的

明确研究目的是一项研究计划的基本步骤,没有明确研究目的的研究计划很难取得成功。初试的想法或既定的方向都仅仅是提出了问题,不足以形成一套完整的研究计划。要想开展某方面的研究工作不能仅停留在提出概念性问题的基础上,而是要使问题更深刻化、完善化和具体化,才能形成明确的科研题目。

研究目的是用简练的文字表达该项研究的核心思想与内容,使人一目了然,切忌冗长。明确研究目的后,再判断它是否与构思的目标一致,是否清楚,这些目的是否可以衡量,也就是说是否具有可操作性。

口腔健康调查可根据不同的调查目的,确定不同的调查方法,选择不同的人群作为调查对象。常见的口腔健康调查目的有:

(1) 了解口腔疾病的发生频率和分布特征。

(2) 了解人群口腔健康知识、态度和行为情况。

(3) 了解口腔疾病的流行趋势。

(4) 评估治疗与人力资源需要。

(5) 为建立病因假设提供依据。

如果对一个特定人群开展描述性研究,调查目的只需阐述需要调查的内容,可能是某种疾病的状态,也可能是被调查者生理上或心理上的特征(如龋均、行为方式等)。应尽量选用简单明了的话语来阐述调查目的,目标陈述得越具体,对制订下一步研究计划的帮助越大。

例如:第四次全国口腔健康流行病学调查的目的是:

(1) 掌握我国城乡不同年龄人群的口腔健康状况,包括龋病和牙周疾病等口腔常见疾病的患病状况及其影响因素。

(2) 了解我国城乡不同人群口腔健康知识、态度和行为状况。

(3) 分析我国居民口腔健康状况和口腔健康知识、态度和行为的变化趋势、变化规律及其影响因素。

一项调查研究可以确定一个目的,也可以有多个目的。一般而言,与其把四五个研究目的放在一次调查中完成,不如将它们分解后在两三次调查中分别完成。所以,一次调查要达到的目的最好不要太多,以免影响调查质量。

## 二、选择调查方法

口腔健康调查的方法主要包括普查和抽样调查两种,其中抽样调查是应用较广泛的调查方法,可以选用不同的抽样方法进行。捷径调查是一种抽样调查方法。普查是为了解人群中某口腔疾病的患病率或健康状况,在特定时间内对一定范围人群中的每一个成员进行的全面调查或检查。其工作量大、成本高,在研究对象人数庞大的情况下一般没有必要采取这种方法,多采用抽样调查的方法。抽样调查的优点是节省人力、物力、时间,以样本推断总体的误差可以事先估计并加以控制,调查准确度高。抽样调查的缺点是只能提供总体情况的推断结果。它的设计、实施与资料分析比较复杂,存在抽样误差和偏倚,不适用于变异过大的资料研究,一般适用于调查患病率较高的疾病。常用的抽样方法包括单纯随机抽样、系统抽样、分层抽样、整群抽样、多级抽样等。

## 三、捷径调查

捷径调查是 WHO 推荐的调查方法,其目的是在较短时间内了解某群体的口腔健康状况,并估计在该群体中开展口腔保健工作所需的人力和物力。由于这种方法只检查有代表性的指数年龄组,经济实用,节省时间和人力,故称捷径调查。WHO 目前推荐的指数年龄/年龄组有:5 岁、12 岁、15 岁、35~44 岁、65~74 岁。

(1) 5 岁:该年龄组可评定乳牙列龋病的患病水平。

(2) 12 岁:该年龄组可以通过学校获得可靠的样本。除了第三磨牙,该年龄组学生的所有恒牙均已萌出。另外,该年龄组作为 WHO 全球监控龋病的年龄组,可对龋病流行的趋势进行国际间比较。

(3) 15 岁:该年龄组儿童的恒牙已经萌出 3~9 年,此时对龋病的评定通常比 12 岁更有意义,还可评估青少年牙周病指征。

(4) 35~44 岁:该年龄组是监测成人口腔健康状况的标准年龄组,反映成年人龋病的患病状况、牙周病患病水平,以及口腔卫生服务的效果等。

(5) 65~74 岁:该年龄组可评定老年人口腔健康状况。随着人类寿命延长和许多国家人口老龄化,这一年龄组更显得重要,所获得的资料可用于规划老年人口腔保健,并监控口腔卫生保健措施对该人群的效果。

在上述调查方法中首先确定了需要调查的年龄组,每个特定年龄组的样本数量为在每个抽样点抽取 25~50 个人,具体依照口腔疾病的预测患病情况和严重性而定。比如,对于龋病和牙周病水平低或很低的地区,每个抽样点取 25 人,男女比例大致相当。对于已知发病水平为中度至重度的地区,例如 12 岁年龄组无龋率为 20% 或略低,每个抽样点的标准应为 50 人左右。

全国性捷径调查应包含足够的调查点,有较广的覆盖面,至少包括 3 个指数年龄或年龄组。这种调查设计适用于所有国家,但是具有多种地理条件和人群分组、口腔卫生服务结构复杂的国家,需要更多的抽样点。

## 四、确定调查项目

确定调查项目必须慎重,应选择与调查目的有关的项目,保证把时间和精力集中于必要的调查,但也不能遗漏任何有关的项目。开展一次口腔健康流行病学调查常会花费大量人力、物力、财力,尤其是大规模的口腔流行病学调查,常涉及许多省市,需要很多人员参加,需要投入相当大的经费,这种调查常常难以在短期内重复。因此,一旦在设计时遗漏了某些重要项目,将会失去很多有价值的信息,带来难以弥补的损失,因此在设计时必须考虑周全。根据设计确定不同的调查内容,可将调查项目具体分为一般项目、健康状况项目和问卷调查项目。

### (一) 一般项目

无论是口腔健康调查表,还是口腔健康问卷调查表,通常在前面都有一般性项目,如姓名、性别、年龄或出生年月日、工作单位(或学校、班级)或住址、职业、民族,有时还可能有户主姓名、家庭成员情况、配偶情况、个人的基本健康状况或者某些资料档案的编号,例如门诊或住院病例号、身份证号或社会保险号等。这些项目一部分可用于统计分析,比较疾病分布的差异。统计分析时将这些项目与健康状况项目结合起来分析,有可能会发现某种口腔疾病的流行特征;另一部分用于信息管理。一般项目常常列入口腔流行病学调查表的第一部分,可通过询问或从户口本上获得。

例如:第四次全国口腔健康流行病学调查的一般项目包括:

1. 姓名    受检者姓名用中文填写。

2. 性别    1 代表男性,2 代表女性。

3. 户口类型    1 代表城市,2 代表农村。

4. 年龄组编号方案    0 代表 3 岁;1 代表 4 岁;2 代表 5 岁;3 代表 12 岁;4 代表 13 岁;5 代表 14 岁;6 代表 15 岁;7 代表 35~44 岁;8 代表 55~64 岁;9 代表 65~74 岁。

5. ID 号    每个受检者都有一个唯一的登记号,由 11 位数字组成,记入 1~11 方格内。其中第 1~6 格为各县级单位行政区划代码(由国家统计局发布)。第 7 格代表区级单位城乡类别:1 代表城市区 1,2 代表城市区 2,3 代表县城 1,4 代表县城 2。第 8 格是抽中的幼儿园、学校、街道或乡镇编号,1~3 依次为抽出的幼儿园,4~6 依次为抽出的学校,7~9 依次为抽出的街道或乡镇。第 9 格为年龄组编号,第 10、11 格为受检者编号。

6. 职业　职业分类按《中华人民共和国职业分类大典》(2022 年版)的八大类编码如下:1 代表党的机关、国家机关、群众团体和社会组织、企事业单位负责人;2 代表专业技术人员;3 代表办事人员和有关人员;4 代表社会生产服务和生活服务人员;5 代表农、林、牧、渔业生产及辅助人员;6 代表生产制造及有关人员;7 代表军队人员;8 代表不便分类的其他从业人员。另外,9 代表城乡无业、失业、半失业者。

7. 民族　我国民族编号如表 8-1-1。

**表 8-1-1　各民族名称及编码**

| 编码 | 民族名称 | 编码 | 民族名称 | 编码 | 民族名称 | 编码 | 民族名称 |
|---|---|---|---|---|---|---|---|
| 01 | 汉族 | 15 | 土家族 | 29 | 柯尔克孜族 | 43 | 乌孜别克族 |
| 02 | 蒙古族 | 16 | 哈尼族 | 30 | 土族 | 44 | 俄罗斯族 |
| 03 | 回族 | 17 | 哈萨克族 | 31 | 达斡尔族 | 45 | 鄂温克族 |
| 04 | 藏族 | 18 | 傣族 | 32 | 仫佬族 | 46 | 德昂族 |
| 05 | 维吾尔族 | 19 | 黎族 | 33 | 羌族 | 47 | 保安族 |
| 06 | 苗族 | 20 | 傈僳族 | 34 | 布朗族 | 48 | 裕固族 |
| 07 | 彝族 | 21 | 佤族 | 35 | 撒拉族 | 49 | 京族 |
| 08 | 壮族 | 22 | 畲族 | 36 | 毛南族 | 50 | 塔塔尔族 |
| 09 | 布依族 | 23 | 高山族 | 37 | 仡佬族 | 51 | 独龙族 |
| 10 | 朝鲜族 | 24 | 拉祜族 | 38 | 锡伯族 | 52 | 鄂伦春族 |
| 11 | 满族 | 25 | 水族 | 39 | 阿昌族 | 53 | 赫哲族 |
| 12 | 侗族 | 26 | 东乡族 | 40 | 普米族 | 54 | 门巴族 |
| 13 | 瑶族 | 27 | 纳西族 | 41 | 塔吉克族 | 55 | 珞巴族 |
| 14 | 白族 | 28 | 景颇族 | 42 | 怒族 | 56 | 基诺族 |

8. 受教育年限　文化程度按受教育(上学)年限表示:01 年、02 年、03 年、04 年……如果是文盲,填受教育 00 年。小学毕业,无论实际上学几年,都填受教育 06 年;小学没毕业,填受教育 01~05 年。初中毕业,填受教育 09 年;初中没毕业,填受教育 07~08 年。高中毕业填受教育 12 年;高中没毕业填受教育 10~11 年。高职高专填受教育 13~15 年。大学本科毕业根据所学专业填受教育 16~18 年。硕士及博士研究生毕业根据实际年限填写。

9. 出生日期　按阳历填写出生年月日。

10. 检查年份　1 代表 2015 年,2 代表 2016 年。

11. 检查日期　按阳历填写调查年月日,其目的除了计算受检者的实际年龄,还便于调查者在查阅调查的原始记录时,有助于回忆当时的情况。

12. 检查者编号　各省市自治区的 3 个检查者应单独编号,依次为检查者 1、检查者 2 和检查者 3。在调查中如果有 2 个或 2 个以上的检查者或问卷调查员,那么每个检查者(问卷调查员)都应该单独编号,以便于核查和评估检查者之间的一致性。

**(二)　健康状况项目**

在口腔健康调查表中,另一部分内容是直接反映口腔健康状况的信息,包括各种口腔疾病的调查指数,是口腔健康调查的主要内容,根据调查目的而定。常用的调查项目有龋病、牙周病、口腔黏膜病、氟牙症、戴义齿情况、治疗需要、口腔卫生状况等。这一部分是调查的主要内容,其结构多样化,可以进行任何形式的编排。如果调查的内容较多,也可归成几类,有层次地按一定逻辑顺序排列。在不同的年龄组进行调查时,调查的项目和要求可能会有较大的差异,为了避免在调查过程中造成混淆,可以针对不同的年龄组选用不同的调查表格。

我国开展的几次口腔健康流行病学调查所确定的调查项目包括牙列状况、牙周状况、口腔卫生状况、附着丧失、义齿修复状况和无牙颌情况等。例如:第四次全国口腔健康流行病学调查口腔检查内容包括牙列状况(冠龋、根龋)、牙周状况(牙龈出血、牙石、牙周袋、附着丧失)、口腔黏膜状况、氟牙症患病状况、牙缺失及义齿修复状况(表 8-1-2)。

表 8-1-2　第四次全国口腔健康调查各年龄组口腔检查项目

| 年龄组 | 调查项目 | 不调查项目 |
| --- | --- | --- |
| 3~5 岁 | 牙状况(只检查牙冠情况) | 口腔黏膜<br>牙状况(牙根情况)<br>牙周状况(包括牙龈出血、牙石、牙周袋深度、附着丧失)<br>氟牙症<br>义齿修复状况 |
| 12~15 岁 | 牙状况(只检查牙冠情况)<br>牙周状况(全口牙):牙龈出血、牙石情况(15岁还需查牙周袋深度和附着丧失)<br>氟牙症(仅检查 12 岁年龄组学生) | 口腔黏膜<br>牙状况(牙根情况)<br>牙周状况(12~14 岁不查牙周袋深度、附着丧失)<br>义齿修复状况 |
| 35~44 岁 | 口腔黏膜 | 氟牙症 |
| 55~64 岁 | 牙状况(牙冠情况和牙根情况) | — |
| 65~74 岁 | 牙周状况(全口牙)<br>牙龈出血<br>牙石情况<br>牙周袋<br>附着丧失<br>义齿修复状况 | — |

在对受检者的口腔健康状况进行调查时,可能会遇到受检者有急性感染或疼痛,或有危及生命的全身性疾病,这时应进行对症的应急处理,同时转往相应的医疗部门进行治疗。在调查表中应设定一个栏目,对这类状况进行记录和说明。

### (三) 问卷调查项目

在口腔健康问卷调查表中,问卷调查项目主要包括口腔健康知识、口腔健康态度与信念、口腔卫生习惯和口腔卫生服务利用、口腔健康相关生活质量等方面的具体内容,这方面的研究目前很受重视。研究中有时需了解社会经济或环境因素等资料,通常包括在问卷调查中。有关问卷设计,请参阅第四章。

例如:第四次全国口腔健康流行病学调查的问卷内容包括:口腔疾病相关危险因素,口腔健康知识、态度与行为,口腔疾病经历,口腔卫生服务利用情况等。各年龄组的问卷内容包括:儿童与口腔健康相关的生活习惯、喂养方式,口腔健康问题和就医情况;学生的口腔健康知识、态度和行为现状,口腔卫生服务利用和自我感觉的口腔健康问题;中老年人调查除上述内容外,还包括口腔健康相关生活质量状况。

## 五、设计和填写调查表格

几乎所有的流行病学调查研究工作都离不开调查表,它是流行病学调查中的主要工具,因为要依靠它来收集研究中所需要的主要数据资料,所以调查表设计的好坏是决定调查研究工作成败的关键因素之一,研究者应对此给予足够的重视。设计调查表需要遵循一定的原则,填写调查表也需要规范。

### (一) 设计调查表需遵循的原则

流行病学调查中使用的调查表并没有固定的格式,其长短、大小、内容完全取决于设计者的意图和研究目的。因此,不存在所谓标准的调查表或万能的调查表。开展任何一项调查研究都必须设计相应的调查表。

口腔健康调查项目确定后,应根据具体调查项目设计调查表。调查表的设计应该遵循以下原则:

(1) 语言准确简练:调查表表达的意思要清楚,尽量通俗易懂,容易填写。语意不要含糊不清,甚至产生歧义,以致受检者不知如何填写或回答。

(2) 项目设计有严密的逻辑性:项目设计应避免疏漏,特别是在选择性答案调查设计中,应使所有可能的回答都在表上得到反映。

(3) 较复杂的调查内容有提示:调查内容较复杂时,应设计提示语,便于检查者或记录者查看。

(4) 覆盖所要调查的全部信息:包括受检者的背景信息和所调查项目的信息。应该调查的项目一个都不能缺少,不需调查的项目不要出现在调查表中。

(5) 各项目间区域分布清楚:一个项目的内容尽量在同一页内;各项目的次序应该与调查的先后顺序一致,且要避免重复。

(6) 调查内容尽量选用客观指标:应尽量获得定量的资料,减少定性的调查项目。应考虑计算机输入方便,尽量使用数字或字母,避免使用符号或图形。

WHO 在《口腔健康调查基本方法》(第 5 版)中提供了一个调查表格的样式,但该调查表项目繁多,包括口外检查、口腔黏膜病、氟牙症、改良 CPI、附着丧失、牙列情况、牙外伤、牙酸蚀症、义齿修复情况等项目,通常在单个调查中,极少同时检查这么多的项目。根据 WHO《口腔健康调查基本方法》(第 5 版)的标准和各年龄段调查常用的项目,第四次全国口腔健康流行病学调查针对不同年龄组设计了不同的调查表,包括口腔健康检查表和问卷调查表。

### (二) 调查表的填写

所有调查表都必须采用标准代码来填写,否则将无法用电脑处理这些数据和结果。所以,在设计调查表时也应考虑此因素。记录的代码应在相应的空格附近,便于对照。填写数字时必须清晰明确,避免在数据整理时产生错误。有的数字常易混淆,如 1 和 7、6 和 0,为了避免混淆和保证统计结果的准确性,数字应按下列方式以印刷体书写:1、2、3、4、5、6、7、8、9、0。采用字母作为代码时,例如记录乳牙牙列状况的检查结果必须用大写英文字母:A、B、C、D、E。如连续几个牙位的检查符号相同时,中间可以用直线代替,但直线两侧符号必须一致。

标记牙位时,可统一按照国际牙科联合会系统(FDI)推荐的方法标记,即第一位数字代表牙所在的象限,第二位数字代表牙在牙列的具体位置。命名一颗牙时,二位数应分开读,先读所在象限的数字,再读牙排列的数字。如,右侧上颌侧切牙记为12,读作一二,而不是十二;左侧下颌第二磨牙记为37,读作三七,而不是三十七。FDI 标记乳恒牙如图 8-1-1 所示。

```
                   1 (5)      上颌        2 (6)

          55  54  53  52  51    61  62  63  64  65

18  17  16  15  14  13  12  11    21  22  23  24  25  26  27  28
───────────────────────────────────────────────────────────────
48  47  46  45  44  43  42  41    31  32  33  34  35  36  37  38

          85  84  83  82  81    71  72  73  74  75

                   4 (8)      下颌        3 (7)
```

**图 8-1-1 FDI 标记乳恒牙**

# 第二节 调查前的准备

口腔健康调查的第二个阶段是调查中的实施,这是口腔健康调查的关键环节,应做好相应的组织保障,最好开展预调查工作,在调查实施过程中组织协调好各个环节,并注重整个调查过程中的质量控制。

## 一、组织保障

对于以人群为研究对象的现场流行病学调查研究,组织保障是非常重要的,具体包括几个方面:建立相关组织机构,与有关部门联系,争取有关机构及人士对研究工作的支持、配合和保障;组织管理参加研究的工作人员,进行合理的人员分工;进行合理的经费预算,有经费支持才能保障调查顺利进行。

### (一)组织机构

开始检查前务必做好调查的组织工作。与受检者所在机构和组织的有关负责人接洽是必不可少的。可以发给他们有关科研的资料,说明研究的目的、意义与方法,争取获得他们的合作。例如:在中小学校开展调查之前需联系校长或校医,可以熟悉学期安排、儿童受检时间以及有无检查场地等。此外,还可以了解儿童的社会经济水平和营养状况、水源、检查的适合时间和学校开展的各项健康促进或健康教育活动。再如:为了保障第四次全国口腔健康流行病学调查工作有条不紊、有质有量按时完成,开始检查之前务必应与有关部门联系做好调查的协调工作。具体包括:由卫生行政部门组织召开被抽中的各区(县)有关负责人会议,明确任务,落实到位;由各省市自治区项目合作单位联合被抽中的区(县)级疾病预防控制中心落实街道/乡镇、居(村)委会、学校、幼儿园调查对象的组织工作。在充分组织动员的基础上,各地疾病预防控制中心到被抽中的街道/乡镇抽出居(村)委会、学校及幼儿园,列出最终调查对象名单,发放通知书,通知已知情同意的调查对象按时到现场进行口腔检查和问卷调查。

### (二)人员分工

在口腔健康调查的现场,调查人员应进行合理分工,严密的工作组织系统及严格的岗位责任制是必要的。一项大规模流行病学调查的工作系统一般分为三级,第一级为课题负责人,由1~2人组成,可分为正副职;第二级为现场监督人员,可设一到若干人;第三级为具体实施人员,包括调查员、记录员和组织人员等。

每位检查者应配备一位记录人员,检查者应向记录人员讲清调查表中数据记录的规则,记录人员应能准确领会指令和清楚书写数字和字母。记录人员还需掌握代码系统中所用术语的含义,以便进行检查时可以发现检查者的明显错误或遗漏。对尚未熟练掌握调查表中字母或数字代号的记录人员应进行专门培训。当使用人机对话电脑系统时,应对记录人员进行专门培训。

每个检查点还应安排一名组织人员,负责维持秩序并将受检者的个人资料登记在记录表中。组织人员还应检查记录是否准确和完整,以便在调查组撤离之前及时补充遗漏的资料,还应有工作人员负责为检查者提供充足的消毒器械。

例如:为保证第四次全国口腔健康流行病学调查顺利实施,建立了完善的组织保障体系,如成立第四次全国口腔流行病学调查项目领导组、专家指导委员会、技术组、执行组、项目办、督导组,各省市自治区也相应成立省级流行病学调查领导组、技术组、项目办,负责组织实施各省市自治区的流行病学调查工作。

1. 项目领导组　第四次全国口腔健康流行病学调查的项目领导组由原国家卫生和计划生育委员会相关司局、中华口腔医学会、中国疾病预防控制中心领导组成。各省市自治区也相应成立了省级口腔健康流行病学调查领导小组,由各省市自治区原卫生和计划生育委员会、项目合作单位、省疾病预防控制中心的相关负责人等组成,负责本省市自治区口腔健康流行病学调查的组织、实施、协调工作,确保第四次全国口腔健康流行病学调查如期完成。

2. 项目负责人　国家层面及各省市自治区均设立项目负责人。

3. 专家咨询委员会　为第四次全国口腔健康流行病学调查设计、调查质量控制、结果分析等提供技术支持。

4. 项目技术组　负责口腔健康流行病学调查实施方案制订、人员培训、技术指导、资料分析和撰写总结报告。

5. 项目督导组　负责对各省市自治区口腔健康流行病学调查工作的督导,督导内容包括机构组成、人员资质、调查进度、技术质量、资料完整情况以及经费管理等。

6. 项目执行组　由合作单位项目负责人组成,负责推进各省市自治区口腔健康流行病学调查工作的实施。

7. 调查队　各省市自治区成立调查队,负责完成本省市自治区全部的现场调查。

8. 项目办公室　包括国家项目办和各省市自治区级项目办,负责口腔健康流行病学调查工作的实施、协调以及经费管理等工作。

## 二、预调查

### (一) 预调查的概念

预调查又称试点调查(pilot survey),也称可行性研究,是指在正式实施一项调查研究之前,完全按照设计要求进行一次小规模的演习。一般在开展大规模的流行病学调查之前,需要制订详细的调查计划,而目标人群患病特点的资料对制订调查计划十分必要,这时须先进行小规模的试点调查。WHO 推荐先对有代表性的 1~2 个年龄组少数人群进行调查,通常为 12 岁年龄组加另一个年龄组,获得少量的参考资料,以便制订调查计划。

现场工作尤其要细致估计多方面的可行性,如地方的支持,有关人士的配合,被调查人群的态度,乃至交通、物资供应、工作人员的生活条件等,这些因素虽然不会直接影响调查结果,但有可能会使结果出现较大的偏倚,因此在调查开始前都要考虑清楚。设计者最好亲自对主要问题进行摸底,以便进行有把握的估计。预调查应该成为流行病学调查研究工作中必不可少的一个步骤。如果预调查进行得很顺利,能够完全按照原设计方案进行,那么这时所获得的研究资料也可以并入正式研究之中。

**(二) 预调查的作用**

预调查有助于研究者发现设计中没有预料到的问题,从而能够在正式开展工作之前有最后的机会加以解决。它的作用是使研究者通过实践,根据业务本身及人力、物力、财力等条件来衡量原订计划是否可行,发现、解决原设计中存在的问题。预调查的另一个作用是通过演习,研究者能够实际考核每一个成员,特别是新训练出来的调查员。必要时可进行人员调整,以保证研究质量。

在可行性研究之后,可能会发现一些问题需要调整或解决,例如:原定的样本量是否过大,调查对象的入选标准是否合适,应答率是否能够保证,调查表中是否有模糊不清之处,调查内容是否过多而可能使被调查者感到厌烦,资金预算是否充足等。

## 三、伦理审批

任何在人体开展的研究都要在项目开始前接受伦理委员会的审批,口腔健康调查也需要通过伦理委员会审批。

**(一) 准备知情同意书**

知情同意书是获得伦理批准的重要文件,凡是对人开展的调查大都需要获得受调查者的同意,获得受调查者同意的渠道就是由受调查者签署知情同意书。

1. 知情同意书的内容 知情同意书的内容包括:口腔健康调查的目的,调查的内容摘要,调查的简要流程,受调查者需要承担的责任、可能承担的风险和不适、可能获得的利益,调查获得的信息以及数据保管和保密措施,受调查者得到补偿的约定,受调查者联系研究者的渠道和方式,受调查者的权利(包括在整个研究过程中有权随时终止调查而不受到任何处罚的权利。)

2. 获得知情同意的过程 签署知情同意书需要在流行病学调查前完成。需要在受调查者充分理解口腔健康调查情况的基础上由他们自主完成,需要做到完全明白、充分理解和自愿接受。如果受调查的人群中有不同民族的人,知情同意书需要有不同民族语言的版本。如果有阅读困难的受调查者,还需要有人阅读知情同意书内容。

**(二) 申请伦理审批**

递交伦理审批时,申请材料应该完整,避免因为材料不充分而申请失败。递交申请与正式开展调查之间需留出充足的时间,保证伦理审批后有足够的时间进行调查前的准备工作。伦理审批需要的材料包括:①伦理审批申请表;②口腔健康流行病学调查方案或者方案摘要;③知情同意书;④病例报告表或调查表和问卷表;⑤如果不属于抽样调查的话,需要有招募受调查者的材料;⑥主要研究者介绍;⑦如果是政府组织的口腔健康调查还可以附上政府主管部门出具的文件。

### (三) 获得伦理批准

伦理申请由伦理委员会负责审批。常见的伦理审批结果有同意、进行必要修改后同意、进行必要修改后再审、不同意。前两种结果表示同意开展或进行一些必要修改后开展项目工作,可以启动调查前的准备工作。后两种结果表示不同意申请内容,或者需要进行比较大的修改后再次申请伦理审批。

## 四、经费预算

项目经费预算开支范围一般分为直接费用和间接费用。直接费用包括:设备费、材料费、测试化验加工费、燃料动力费、差旅费、会议费、国际合作与交流费、出版/文献/信息传播/知识产权事务费、劳务费、专家咨询费和其他支出等。

# 第三节　调查中的实施

在良好的组织保障和充分的预调查之后,就要开始正式的现场调查,在组织实施环节需要准备好调查器材,安排好调查环境,布置好调查区域,进行合理的人员分工,并注意调查过程中的感染控制。

## 一、调查器材的准备

口腔健康调查所用器械和物资的数量和重量应控制在最低水平。所需的检查器械和物资大致如下:

1. 检查设备　便携式牙椅,并配备人工光源及医生座椅。

2. 检查器械和物品　CPI 探针、口镜、镊子、器械盘、棉签或棉球、口罩、手套、医疗垃圾袋、锐器盒等。

3. 感控物品　消毒锅、消毒液、洗物盆、纸巾、毛巾、一次性口杯、生活垃圾袋等。

4. 调查记录用品　调查表、调查问卷、硬质垫板、铅笔、铅笔刀、橡皮、钢笔或圆珠笔等。

5. 应急物品　手电、电线板、应急电源等。

每天应根据第二天的受检人数准备足够数量的检查器械和相关物品,以免因缺少消毒器械而中断检查。一般而言,每天至少需要配备 100 支口镜和 100 支 CPI 探针,这样才能在器械消毒时,仍有足够的消毒器械以保证检查的顺利进行。同时,调查前应根据被调查人数准备好足够数量的辅助用品,包括调查表、调查问卷、文具等。

## 二、调查环境的要求

调查现场环境应整洁、安静。现场设置有序,调查对象按照顺序逐个进入调查区,禁止簇拥在检查者或记录者四周。如果条件允许,应对调查区域进行分隔,不同调查内容应分区域设置,例如分别设置登记区、口腔检查区、问卷调查区、调查表回收区(也可和登记区合并)等,检查区和问卷调查区应该尽量设置在不同的房间内,以免相互干扰。如果调查现场拥堵、喧哗会妨碍记录员听清检查者报出的代码,同时分散检查者和记录员的注意力,会直接影响调查数据的收集,降低调查质量。

### 三、调查区域的布置

调查区域的布置应该符合高效和易于操作的原则。调查现场应设置在基层调查单位的中心位置,如社区中心、村委会、学校、幼儿园等,方便调查对象到达调查现场。调查现场一般由三个区组成:登记区、口腔检查区、问卷调查区。具体安排取决于当地的具体条件,调查可在适宜的建筑物内进行,如果必要,也可在室外进行,调查现场要有专人维持秩序,避免拥挤和喧哗,按照现场调查流程图开展(图8-3-1)。

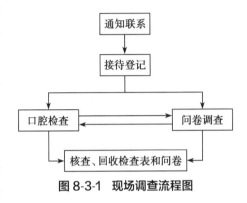

图 8-3-1 现场调查流程图

1. 登记区 登记区一般设置在调查区域的入口处,其任务是根据抽样结果核对每位被调查者的身份并进行标识,然后发放调查表。一般情况下,也可以在登记区同时回收问卷和检查表,核查信息是否记录完整,并发放相关健康教育材料或小礼品等。此区域是现场调查的入口和出口,是控制人流量、保证调查有条不紊进行的关键环节。

2. 口腔检查区

(1)检查椅:受检者应在平卧体位下接受检查,调查时可携带简易的牙椅或沙滩椅。儿童可躺在桌子上受检,检查者坐在其头部右后方。

(2)照明:调查中应保持一致的照明。如果所有检查点都有供电,应配备轻型便携式检查灯,便于检查邻面龋和后牙病损。检查灯最好是蓝-白光谱的人工光源,在普通黄-红色光谱的人工光源下,有时不易发现口腔组织的炎性和结构改变。如果部分调查现场没有电源或电池驱动的照明灯,全部调查点均应采用自然光。

如果使用人工光源,桌椅的摆放将受到电源位置的限制,桌椅应正对光线入口并尽可能接近。但是如果单独使用自然光,受检者应处于照明的最佳位置,并且避免阳光直射以防给受检者和检查者带来不适。

(3)物品的摆放和供给:放置牙科器械和洗物盆的桌子或平台应就近安放。调查表、复写纸、硬质纤维板、夹子、尖头铅笔、橡皮擦、记录指南、代码表等应齐备且数量充足。

3. 问卷调查区 建议问卷调查区设置在相对安静和独立的空间,便于问卷调查员进行调查,只需要有桌椅即可,被调查者的数量最好有一定的限制,防止调查员顾及不到。每次问卷调查结束后也需要对回收的问卷进行仔细核查,如果有漏项可以及时请被调查者补充。

## 四、调查人员的分工

口腔健康调查的现场人员一般包括技术负责人 1 名,检查者、记录员、问卷调查员若干名,器械消毒人员 1 名,协调员 1 名等。检查者与记录员应一对一配置,记录员坐在检查者附近,最好是面对面,以便听清指令和代码,并使检查者可看到记录是否正确,记录者还可检查记分是否与被检查的牙位或区域相吻合。

调查的组织者应坚持每天记录工作日志,在工作日志上记录每天的检查地点、受检人数、存在的问题及解决办法,以及每个调查点的有关资料。如果调查时未清晰记录观察结果,可能会造成资料遗忘或混淆。

## 五、调查中的感染控制

检查者应戴口罩和手套进行检查,最好佩戴防护眼镜,每检查一名受检者后更换一副手套。检查时使用一次性口镜、镊子、一次性手套。对于一次性器械和污物的处理应按照医疗废物相关管理办法执行。CPI 探针等非一次性检查器械使用后应冲洗、干燥,并进行高温高压消毒。

## 六、质量控制

整个口腔健康调查过程要做到把握质量控制的关键环节,统一调查方案,统一调查人员培训,统一调查中所使用的器材(如探针、牙椅、照明灯等),统一现场调查流程(包括口腔检查和问卷调查现场的布置和程序安排),统一数据录入和质量审核。

### (一) 口腔健康检查的质量控制

口腔健康检查的目的是收集口腔健康状况相关信息,能否收集到准确和可靠的信息主要取决于口腔检查及记录的质量。为确保口腔健康检查的质量,收集准确、可靠的信息,必须由调查现场技术负责人进行口腔健康检查的质量控制。

1. 检查者的选择 口腔健康检查的可靠程度主要取决于调查者的检查质量。调查需要一批工作负责、训练有素的检查者、记录员、问卷调查员、组织者等工作人员。故挑选和训练这些人员、组建调查小组非常重要。

不同工种人员的入选既有共性的标准,也有特殊性的标准。对工作负责的态度和较好的体能是共性标准。特殊标准有时涉及性别、文化水平、专业训练程度等。比如,临床检查者不但要具有一定的业务水平,而且需要对流行病学研究有一定的兴趣与能力,能耐心、认真地检查。

例如:第四次全国口腔健康流行病学调查口腔检查者的具体要求为:口腔本科毕业从事口腔临床工作3 年以上,具有口腔执业医师资格,能认真、严格、耐心地进行口腔检查,有团队精神,身体健康,能吃苦耐劳。记录员的要求为具有一定口腔临床工作经验的医师或护士。

2. 检查者的培训 由一组人员承担流行病学调查时,必须对检查者进行培训,保证临床判断一致。只有当全体调查人员均能以一致的标准进行检查时,才能正确查找或解释各地区或组别间疾病的发病情况或严重性。应聘请一位资深的口腔流行病学专家作为培训者,对检查人员进行标准化培训。在系统培训的过程中,首先由培训者讲解调查方法和要求,进行现场调查示范,然后学员间相互模拟练习。达到一定程度后,再由每个学员单独对健康个体及患者进行调查。培训者在培训过程中应对受训者进行辅导、纠正、考核,最后决定是否录取。

如仅有一名检查人员又缺乏资深培训者,检查者应首先练习对不同程度病情的 10 名受检者进行检查,然后间隔 30 分钟以上至几天内,检查 20 名受检者两次,以确定检查者诊断标准的一致性。比较两次检查的结果,如果差异大,检查者应重新领会各种标准并且再检查,直至达到可接受的一致性。一般情况下,要求两次检查之间的一致性为 85% ~95% ,或设定 Kappa 值的水平。

例如:第四次全国口腔健康流行病学调查前,检查者接受理论和口腔检查培训,包括熟悉和正确使用调查表,准确掌握各项口腔检查方法和标准,采取统一理论培训和全国六片区口腔检查技术培训,使检查者掌握调查方法和检查标准。考核合格的检查者被授予第四次全国口腔健康流行病学调查口腔检查者证书,持证上岗。

(1) 调查前的培训:检查者将接受理论和口腔检查培训,包括熟悉和正确使用调查表,准确掌握各项临床检查方法和标准。在严格选择调查员的基础上,采取统一集中理论培训,使调查员掌握调查方法和检查技术。口腔检查培训时,每个检查者先连续对一组(10 个)不同程度龋病和牙周袋深度的调查对象进行检查,然后对检查结果进行讨论,对检查标准进行校准,保持统一。

(2) 标准一致性检验:每个检查者与参考检查者一起检查 10 ~15 个调查对象的样本,评定口腔检查的一致性,包括检查者与参考检查者之间的一致性和检查者之间的一致性。

(3) 持证上岗:考核合格的检查者由流行病学调查技术组颁发第四次全国口腔健康流行病学调查口腔检查者证书,持证上岗。

3. 标准一致性检验 当由一组检查者开展调查时,必须评定每个检查者的一致性(检查者本身的可重复性)和检查者之间的变异度(检查者间的可重复性)。一组检查者能运用一个共有的标准并取得相当一致的检查结果是非常必要的。如果某些检查者的检查结果始终明显有别于多数检查者,并难以纠正,则不能录用。

进行标准一致性检验,一般选 10 ~15 个调查对象,由检查者及 1 个参考检查者对调查对象各进行一次口腔检查,然后每个检查者的检查结果按相同牙位与参考检查者比较,观察检查者之间的技术误差,或于隔日上午对相同调查对象再进行一次检查,比较两次检查的结果,观察检查者本身诊断的误差大小。Kappa 值的大小与可靠度的关系见表 8-3-1。

WHO 推荐的龋病状况的 Kappa 值计算方法见表 8-3-2。

表 8-3-1 Kappa 值的大小与可靠度的关系

| Kappa 值 | 可靠度 | Kappa 值 | 可靠度 |
| --- | --- | --- | --- |
| 0.40 以下 | 不合格 | 0.61 ~0.80 | 好 |
| 0.41 ~0.60 | 中等 | 0.81 ~1.0 | 完全可靠 |

表 8-3-2　龋病状况的 Kappa 值计算表

| 检查者 2 | 检查者 1 | | |
| --- | --- | --- | --- |
| | 正常 | 龋 | 合计 |
| 正常 | a | c | a+c |
| 龋 | b | d | b+d |
| 合计 | a+b | c+d | a+b+c+d（=1） |

注：a=2 个检查者都认为正常的牙数。
b=检查者 1 认为正常而检查者 2 认为龋的牙数。
c=检查者 1 认为龋而检查者 2 认为正常的牙数。
d=2 个检查者都认为龋的牙数。

$$公式：K=\frac{P_o-P_e}{1-P_e}$$

$P_o$=观察一致的比例，即 a+d。

$P_e$=随机出现一致的比例，即（a+c）×（a+b）为正常牙，（b+d）×（c+d）为龋齿数。

$$P_e=\frac{(a+c)\times(a+b)+(b+d)\times(c+d)}{(a+b+c+d)^2}$$

当完全同意时，$K=1$。完全是随机的结果时，a+d=0，$K=0$。$K>0.8$ 表明一致性为完全可靠，$K=0.6\sim 0.8$ 为好，$K=0.4\sim 0.6$ 为中，$K<0.4$ 为不合格。

牙周袋深度的 Kappa 值计算方法见表 8-3-3。

表 8-3-3　牙周袋深度的 Kappa 值计算表

| 检查者 2 | 检查者 1（参考检查者） | | | |
| --- | --- | --- | --- | --- |
| | 0 | 1 | 2 | 合计 |
| 0 | a | d | g | ζ（a+d+g） |
| 1 | b | e | h | η（b+e+h） |
| 2 | c | f | i | λ（c+f+i） |
| 合计 | α（a+b+c） | β（d+e+f） | γ（g+h+i） | ξ（a+b+c+d+e+f+g+h+i） |

注：a=两名检查者同意为 0 的牙数。
b=检查者 1 认为 0 而检查者 2 认为 1 的牙数。
c=检查者 1 认为 0 而检查者 2 认为 2 的牙数。
d=检查者 1 认为 1 而检查者 2 认为 0 的牙数。
e=两名检查者同意为 1 的牙数。
f=检查者 1 认为 1 而检查者 2 认为 2 的牙数。
g=检查者 1 认为 2 而检查者 2 认为 0 的牙数。
h=检查者 1 认为 2 而检查者 2 认为 1 的牙数。
i=两名检查者同意为 2 的牙数。

$$公式：K=\frac{P_o-P_e}{1-P_e}$$

$P_o$=观察一致的比例，即 a+e+i。

$P_e$=随机出现一致的比例。

$$p_e = \frac{\alpha \times \zeta + \beta \times \eta + \gamma \times \lambda}{\xi^2}$$

4. 调查过程中的要求

（1）调查现场的检查条件要一致：使用统一配置的移动牙椅和 CPI 探针。

（2）记录者应与检查者密切配合：准确清晰记录检查结果，及时发现可能出现的错误。记录者要注意检查的牙位和顺序，以免将检查结果填错位置，必要时主动报出牙位，与检查者核实。

（3）避免各项检查内容之间相互干扰：检查顺序为口腔黏膜→氟牙症→牙状况（冠龋、根龋）→义齿修复状况→牙周状况（牙龈出血、牙石、牙周袋深度、附着丧失）→需要立即处理及安排治疗的情况。

（4）调查队技术负责人应掌握和控制调查的过程：避免抢时间、赶速度。检查者不应在过度疲劳的状况下进行口腔检查。

5. 调查过程中的督导　检查者之间的差异是不可避免的，因此在实际调查的过程中，调查质量的负责者应至少进行一次质量检查，即对调查者检查过的受检者再次进行检查，每次可查 15～20 人，以便了解调查者是否始终如一按照检查标准进行调查，如果发现技术误差过大，则该检查者应立即停止调查，重新复习标准，直到合格再进行工作。

例如：第四次全国口腔健康流行病学调查要求调查对象按照 5% 的复查率，接受另一分检查者的复查。复查的项目包括所有口腔检查内容，保留所有复查结果并与原始检查结果进行标准一致性检验，并计算 Kappa 值。在整个调查过程中，每个省应至少接受一次国家督导组的督导或省级督导专家的督导。督导专家进入调查现场进行现场督导和检查，对每个检查者检查过的至少 5 个调查对象进行复查，计算标准一致性检验结果（Kappa 值）。

**（二）口腔问卷调查的质量控制**

为了保证调查顺利进行和调查质量，必须对调查的每一个环节实行严格的质量控制。现场调查质量控制的目的是通过采取一系列措施，使调查获得的数据尽量能反映真实情况。质量控制应贯穿于方案设计、调查员选择和培训、现场调查以及资料整理的全过程。其中现场调查阶段的质量控制尤为重要。

1. 调查员的选择　调查员的严格挑选和培训是取得准确、可靠资料的重要前提，应选择愿意从事调查工作、有责任心、工作认真负责、耐心、细致、有一定社会交往能力的口腔医务人员或卫生人员为调查员。

2. 调查员的培训　与流行病学调查中口腔检查的检查者培训一样，问卷调查前同样应先对问卷调查员进行培训，使其熟悉问卷内容，掌握访谈方法。特别是大规模的调查要保证不同的调查员采用相同的方式进行调查，减少偏倚。

如果采用送发式问卷调查，对调查介绍完毕后就可将问卷交给调查对象。如果采用的是访谈式问卷调查，掌握提问的方法非常重要。面对面访谈时调查员必须严格遵守问卷的措辞与提问的顺序。提问时应注意：调查员应持客观的态度；避免其他人在场；避免给调查对象看问卷；当调查对象不明白提问的意思时，应该尽量按原来的表达方式放慢速度重复提问，必要时可对问题进行解释，但应避免暗示；当调查对象回答模糊，可使用探查语句，但探查必须是中立的，以免影响调查对象的回答。

例如：第四次全国口腔健康流行病学调查的每个调查员都接受了由项目技术组统一组织的培训。培训的内容有:明确调查的目的和意义,了解调查的设计原则和方法,统一调查指标及填写要求,规范询问的程序和方法,明确现场调查工作纪律。所有的问卷调查员培训后都要接受标准一致性检验,培训教师现场模拟问卷过程,演示问卷调查规范用语,每个被培训的问卷调查员填写问卷,每个问卷调查员与培训教师的问卷答案符合率均达到95%以上。培训合格的调查员获得第四次全国口腔健康流行病学调查问卷调查员证书,持证上岗。

3. 问卷调查过程中的要求

(1) 现场核查调查问卷:现场调查中,在每一个调查对象离开现场前,调查员都要对问卷的各项内容进行全面检查,如有疑问应重新询问核实,如有错误要及时更正,如有遗漏项目要及时补填,注意不要出现逻辑上的错误。对于自填问卷,特别要注意在调查对象离开问卷调查现场之前核查无误。

(2) 每日检查调查问卷:问卷调查负责人从正式调查开始后的当晚就应逐日检查问卷的完整性和准确性,发现错漏项时,尽量在第二天重新询问,予以补充更正。在认真核实无误后方可签字验收、封存报送。

4. 调查过程中的督导　建立调查质量核查制度,现场调查时,调查员在调查对象离开现场前应对问卷内容进行全面检查;问卷调查负责人在调查的当晚检查问卷的完整性和准确性。

例如:第四次全国口腔健康流行病学调查中,全国各省市自治区流行病学调查技术组要深入调查现场,进行问卷调查的现场督导和检查。每个省至少接受一次国家级督导专家进入调查现场进行问卷调查的督导和检查。督导专家对问卷环境、问卷流程、问卷调查员的提问方式、规范语言的使用情况、已完成问卷的质量和完整性进行检查。

# 第四节　调查后的分析

在口腔流行病学现场调查工作结束后,常常会得到大量的数据资料,需要对这些数据进行整理,使其系统化、条理化,进一步分析后才能得出相应的结果。对流行病学调查中获得的资料进行统计学处理和分析是一项十分繁重的工作。

## 一、数据的输入和核对

资料收集好后,首先要对调查表中的每一个项目进行仔细检查,例如一般项目中的性别、年龄、职业是否相符,健康状况项目中是否有缺项、漏项等情况。一旦发现问题,在可能的情况下,应及时补充。

其次,将收集到的资料输入电脑中。资料输入时可能会有错误,所以可以安排二次录入,如果发现两次录入不一致的情况,应按原始调查表进行更正。目前已有扫描整张调查表进行数据输入的技术,在大规模调查中可以提高输入速度和减少输入错误。

最后,还需要核查录入完成的数据库是否存在逻辑错误,如龋病检查,在牙列状况一栏中某一颗牙被记录为"已填充有龋",但在后面的牙周状况一栏中该牙却被记录为"缺失牙"。这样的逻辑错误一经发现,需及时纠正,以保证分析结果不致发生偏差。

## 二、数据分析

### （一）数据分组

资料核对无误后，接下来就要进行分组。分组就是把调查资料按照一定的特征或程度进行归类。常按照不同地区及不同人群的特征，如性别、年龄、城乡、种族等分组。也可按照某种疾病的严重程度或类别进行分组，常见的如按照患龋牙数或牙周炎的分类进行分组。

分组是口腔流行病学调查统计分析的关键一步。分组应在研究设计阶段，特别是设计调查表的时候初步拟订，在进入资料整理阶段时，还可进行最后的审查与修改。在同质条件下进行恰当分组可以正确反映疾病的流行特征，提示各种影响疾病流行的因素，并能建立病因假设，而不恰当的分组可能会掩盖许多有用的信息。例如：口腔疾病常与年龄有密切的关系，患病率可能会随年龄而改变，如果在对调查资料进行分组时没有按年龄分组，就难以看出年龄可能对疾病的影响。

在对连续性变量进行分组时还必须考虑变量分界点的选择，应按照习惯的分界点或国际上普遍使用的分界点作为分组标志，这样可以对统计数据进行比较。另外，在分组时也需要考虑该变量在样本人群中的分布情况，分组后每组的样本量不宜相差太大，否则也不具有可比性。

### （二）计算变量及进一步分析

资料分组后，就可以清点每组中的频数。人工整理时可用计数法，将每一组中的频数相加。人工整理费时多，且误差大，尤其是在进行大规模的口腔流行病学调查时，变量多达几千万甚至更多，资料整理十分困难。因此，目前通常采用计算机进行整理，借助软件可以使这项工作变得简便迅捷。在对口腔流行病学资料进行统计分析之前，必须首先确定所用的一些特定的计算指标，以便能定量地、简练地描述所收集到的数据的集中趋势与离散趋势。根据研究目的，确定需要统计的变量，必要时分析其分布及影响分布的因素等。具体统计方法详见第十章。

## 三、撰写报告

口腔健康调查报告的编写没有特定的格式，基本上与一般医学论文的编写形式相同，包括题目、前言、资料与方法、结果、讨论、结论和参考文献等几个部分。

### （一）题目

一个好的题目应高度概括全文主旨，做到准确、简洁、清楚、有效和吸引人，对读者了解全文起到提纲挈领的作用，标题应直截了当，准确表达论文的中心内容。报告题目可以是研究计划中的题目，也可以是基于研究工作结果的更恰当的题目。报告题目通常要反映设计三要素：研究对象、处理因素和观察指标。

### （二）前言

前言是报告的开始，内容基本是研究计划中背景部分的浓缩，此段文字一定要开门见山、言简意赅、条理清楚，切忌空泛，篇幅不宜过长。前言一般包括三部分内容：首先，提出存在的问题，介绍相关研究背景，说明选题的依据；其次，强调本研究的重要性、研究工作的意义和价值；最后，提出拟解决问题的方法，可对研究工作过程简单介绍。

有的报告要求提供摘要,要注意区分摘要和前言。摘要在前言之前,是对报告内容的概况,提供内容梗概为目的,简明扼要,并且侧重在研究结果和结论,故不应与前言混淆。一般结构式摘要包括目的、方法、结果、结论四个部分。

**(三) 资料与方法**

资料与方法包括以下几个方面的内容:

1. **所调查地区和人口**　简要介绍调查的区域和人口。

2. **所收集资料的性质和运用的方法**　描述所收集资料的种类及收集资料的方法,如问卷调查、家访或临床检查,并注明数据收集的年份。如果运用的方法是通用的,只介绍方法名称即可。如果不是大家熟悉的或者是研究者自己创新的方法,则需具体介绍,但不必过细。如读者愿意进一步了解和学习这个新方法,可与作者另行联系,或查阅以往发表的相关文献。

如果是某种经过改良或创新的方法,一定要在报告中交代,不能省略。因为同类型的工作可能会得出不同的结论,原因就在于所用的方法不同,这一点应特别注意。

3. **抽样方法**　解释所用的抽样方法、总体样本和分组样本的大小,以及代表所调查人群的样本范围。报告选作样本但未调查的人数、原因和抽样时所遇到的问题。

4. **人员和物资的安排**　需简要说明调查地区的物资安排,所使用的设备,负责收集、处理、制表等工作人员的组织、培训和经验等。

5. **质量控制**　通过调查前和调查期间的标准一致性检验得到反映检查者之间和检查者本身检查结果误差的数据。这些数据非常重要,可为某一地区的调查设计者和该报告的读者说明检查误差的大小。

6. **统计分析和计算程序**　简略介绍将原始资料编辑成总表的统计学方法。

**(四) 结果**

结果是调查资料经过初步整理分析后,得到的概括性的有典型意义的信息,是报告的主要部分,但它不是结论,因为讨论与结论是在结果的基础上得来的。此外,结果应该是较客观的,而讨论与结论则往往在某种程度上带有作者的学术见解,所以结果提供给读者的是原始客观的素材,并给予读者自己判断的机会。写进报告中的应是结果的精华部分,切忌不加选择地将所有的结果堆砌在一起。

研究结果应尽可能地用表格、图片等表达,这样既节省篇幅,又能使读者一目了然。可用少量的图片如曲线图、直方图、条形图或饼图来说明文字不易解释或表格不易直观表达的内容。图表应标记清楚,使读者不必参考正文即可理解。当然,除了用表格、图片,还应附以必要的文字说明,文字的作用是对重要结果进行简要描述和对图表必要的补充。

**(五) 讨论**

讨论是对结果进行一定广度与深度的探讨。它对结果进行丰富和发展,把内在含义挖掘出来,又为以后的结论进行铺垫,使结论在结果的事实与展开的探讨上顺理成章。所以讨论是报告中承上启下的部分。

讨论的内容可以不拘一格,但一般可概括为五点:①本结果与国内外类似结果的比较,阐述二者的异同;②充分研讨与假设相一致的结果,加以深化;③研讨与原假设或预期结果不相符的现象,提出作者的看法或给予解释;④关于本研究方法学的探讨,包括运用某一方法产生的问题、方法适用性评价,得到的经验和体会;⑤总结并提出结果的理论意义和实际应用价值;⑥从本研究所引出的待解决或待深化的问题,对今后研究的启示与设想。

讨论应突出报告的主旨和重点,阐明独创性内容,着重于新发现。讨论要围绕本调查的结果展开,适当引用文献,但不能脱离主题,不能写成综述,每段可以集中围绕一个观点进行讨论,提出论据,加以论证。

### (六) 结论

如果报告的前几部分都进行得顺利,结论将水到渠成。如在结果中特别是在讨论部分出现较复杂的情况,不易形成简单、明确、统一的看法时,那也应本着实事求是的态度将主要的结果,包括矛盾的现象概括到结论中,不要做主观的取舍。结论是前几部分主要内容的归纳,而不是全部内容的总结,不能写得冗长。结论要求言简意赅、表达准确,形成点睛之笔。

### (七) 参考文献

参考文献是报告的重要组成部分,主要用来说明所借鉴的科学依据的出处,应该列出足够的篇幅,以便同行深入探讨。参考文献包括期刊论文、专著、专利、标准等。选择文献的多少及恰当与否,也是从另一方面反映报告的深度与水平。

(司　燕　冯希平)

## 参 考 文 献

1. 王兴. 第四次全国口腔健康流行病学调查报告. 北京:人民卫生出版社,2018.

2. 冯希平. 口腔预防医学. 7 版. 北京:人民卫生出版社,2020.

3. World Health Organization. Oral health survey basic methods. 5th ed. Geneva:WHO,2013.

4. 全国信息与文献标准化技术委员会. 中国各民族名称的罗马字母拼写法和代码　非书资料:GB 3304—91. 北京:中国标准出版社,1992.

# 第九章 口腔健康相关生存质量评价

## 第一节 口腔健康相关生存质量的定义

随着人类社会的发展,疾病谱由以传染病为主向以慢性病为主过渡,医学模式也由单纯的生物学模式向生物-社会-心理模式转变,这使得健康被重新定义,更加注重从人体自身、人体与社会、人体与环境及其相互之间关系的系统论角度考虑。相应地,应用传统的医学评价指标(如各种"率"和实验室报告等)来表达健康状态或评价防治措施的效果已远远不足以反映临床真实的治疗效果和患者因疾病带来的切身感受。在此背景下,研究者把焦点聚集于患者本身,希望由患者本身来评价疾病带来的影响及治疗的效果,但在此评价方法上还需满足快速发展的现代医学对标准化、系统化的更高要求。由此,在对以患者报告结局(patient reported outcomes,PROs)的评价方法定性化、心理化的基础上,将心理学已发展得相对成熟的量表测评方法引入医学评价。在研究方向和技术手段逐渐明晰的背景下,生存质量研究快速发展。

David Lock 依据世界卫生组织国际残损、残疾和残障分类(international classification of impairment,disability and handicap,ICIDH),于 1988 年首次提出口腔健康相关生存质量(oral health related quality of life,OHRQoL)的理论框架。健康相关生存质量是指不同文化和价值体系的个体与他们的目标、期望、标准及与其所关心的事情有关的生存状况体验。OHRQoL 可以定义为自我评价口腔健康状况对个体身体、心理和社会功能等多维度的影响和体验。口腔疾病大部分为慢性病,如龋病、牙周疾病、口腔黏膜病等,虽较少带来严重身体伤害,但口腔颌面部组织器官的完整性对个体容貌、进食及发音等功能均起重要作用。因此大部分口腔疾病对患者的生理、心理及社会角色会产生漫长而严重的影响,故口腔疾病对患者生存质量影响的研究有较重要的临床价值和社会意义。OHRQoL 评价一般采用 5 个基本维度,包括口腔健康及其相关的生理症状、伴随的相关治疗手段及效果、伴随的功能障碍、伴随的心理(情绪)及社交活动的影响,以及伴随的环境改变。OHRQoL 理论的建立使口腔医学研究实现从以疾病为中心的传统医疗模式到以患者为中心的医疗模式的根本性转变。

## 第二节 口腔健康相关生存质量的测评工具

### 一、口腔健康相关生存质量量表

OHRQoL 量表是评价 OHRQoL 的基本工具,常见量表分成人量表和儿童量表。

**（一）成人量表**

1. 老年口腔健康评价指数（general/geriatric oral health assessment index，GOHAI） GOHAI 于 1990 年由美国学者提出，包括生理功能、心理社会功能和疼痛不适三个方面共 12 个问题，总分从 12 分到 60 分，分数越高表明口腔健康相关生存质量越好。作为口腔健康相关生存质量的测评工具，该量表具有良好的信度、效度和反应度。目前已翻译为法语、德语、汉语、阿拉伯语、瑞典语、马来语、土耳其语和北印度语等多种语言。

2. 口腔健康影响量表（oral health impact profile，OHIP） OHIP 由 Slade 于 1994 年编制，分为功能限制、生理疼痛、心理不适、生理残疾、心理残疾、社交能力丧失和身心缺陷 7 个维度共 49 个条目，简化版本共 14 个条目。量表得分越高，说明口腔健康相关生存质量越差。目前已被翻译为汉语、土耳其语、西班牙语、希腊语、韩语、瑞典语等语言。

3. 口腔日常影响量表（oral impact daily performance，OIDP） OIDP 于 1997 年编制，该量表量化一天中的口腔问题对 8 个日常行为影响的相对频率。每个条目的分数是频率的分数乘以严重程度的分数，各个条目分数相加得到总分。目前已被翻译为瑞典语、日语及韩语等语言。

4. 牙科审美社会心理影响量表（psychosocial impact of dental aesthetics questionnaire，PADIQ） PADIQ 是由 Klages 等于 2006 编制设计的，是研究错𬌗畸形相关生活质量及临床评价正畸治疗需求度的量表。PIDAQ 共 23 个条目，这些条目分为对个人社交行为的影响、对自身牙情况的认识及满意程度三个维度。PIDAQ 作为一个多元性评价正畸相关生活的量表，对于青少年群体具有良好的适用性，目前已有中文版。

5. 慢性口腔黏膜病问卷（chronic oral mucosal diseases questionnaire，COMQD） COMQD 是由爱尔兰科克大学牙科学院编制的问卷，该问卷包括 4 个维度 26 个条目，包括疼痛和功能限制、药物和副作用、社会和情感方面以及患者支持。目前已有中文版本。

6. 其他 修复体生存质量问卷（prosthetic quality of life questionnaire）主要用于评价活动义齿对 OHRQoL 的影响。生存质量种植修复问卷（quality of life with implant-prostheses）主要用于评价种植修复对 OHRQoL 的影响。目前临床上这两个问卷应用并不广泛。

**（二）儿童量表**

1. 儿童口腔健康相关生存质量量表（child oral health-related quality of life） 儿童口腔健康相关生存质量量表包括父母-监护人感知问卷（parental-caregiver perception questionnaire，P-CPQ）、儿童感知问卷（child perception questionnaire，CPQ）和家庭影响量表（family impact scale，FIS）3 套问卷。

（1）父母-监护人感知问卷：由儿童的监护人完成。主要用于评价儿童口腔颌面部情况以及相关的全身情况，分为口腔症状、功能限制、情绪状态及社会交往 4 个维度共 31 个条目。

（2）儿童感知问卷：分为 6~7 岁、8~10 岁、11~14 岁 3 套问卷，均分为 4 个维度，分别包括 28、29 和 37 个条目。主要研究口腔及颌面部问题对儿童及其家庭造成的负面影响。其中 CPQ11-14 是目前应用较为广泛的一种量表。CPQ11-14 的简化版本有两种：8 条目版本主要用于流行病学研究；16 条目版本主要用于临床研究，目前已有中文版。

（3）家庭影响量表：主要用于评价儿童口腔颌面部情况对家庭的影响，包括家庭经济情况及出现的冲突、父母与之有关的活动及情绪等。

2. 儿童口腔日常生活影响量表（child oral impacts of daily performance，Child-OIDP）　Child-OIDP 是针对 10~12 岁儿童的测评工具。该问卷共包括两部分，第一部分列举了 20 种如牙疼、牙敏感等口腔问题，让儿童自己从这些问题中选择出近 3 个月来出现的口腔问题，从而得知儿童的口腔情况；第二部分是访谈问卷，通过与每个儿童进行面对面的交谈，获得近 3 个月来口腔问题对儿童 8 个方面，如进食、说话、大笑等日常行为影响的相对频率。

3. 幼儿口腔健康影响程度量表（early childhood oral health impact scale，ECOHIS）　ECOHIS 是一份综合评价口腔疾病对 0~5 岁儿童及其家庭生存质量影响的量表，由儿童的监护人完成，分为两部分。一部分评价学龄前儿童口腔功能及社会心理状况，共 4 个维度 9 个条目；另一部分评估家长的压力和家庭对儿童的影响，共 2 个维度 4 个条目。ECOHIS 更适用于流行病学调查，而 P-CPQ 及 FIS 更适用于对口腔健康治疗效果的研究。

4. 儿童口腔影响程度量表（child oral health impact profile，COHIP）　COHIP 是针对 8~15 岁儿童的一种量表，共包括 5 个维度 34 个条目的内容，分别是口腔健康、学校环境、自我形象认知、社交情绪状况和功能状况。由于涉及年龄较小的儿童，该量表需要儿童及其监护人共同参与完成。Broder 等为了加强 COHIP 的实用性和可操作性，于 2012 年重新删减改编了 COHIP-SF19，并通过研究证明了其良好的信度和效度。目前已有中文版。

5. 5 岁儿童口腔健康等级评估量表（scale of oral health outcomes for 5-year-old children，SOHO-5）　SOHO-5 是目前唯一一份针对学龄前儿童（主要为 5 岁儿童）的自我反馈口腔量表。SOHO-5 主要由儿童自行完成，考虑到 5 岁儿童的理解能力，该量表的题干都选择了简单易懂的词汇和句子，在选项的设置上也选择了数目较少的 3 选项模式，同时针对口腔的情况和影响，还配以图示帮助理解，因此，针对 5~6 岁儿童的临床效果评价及流行病学调查，SOHO-5 是一个非常有用的工具。

## 二、口腔健康相关生存质量评价方法的重要意义及量表得分的解读

2003 年，OHRQoL 评价方法已被世界卫生组织列入全球口腔健康计划（global oral health program）内。作为口腔健康评价的指标之一，OHRQoL 评价方法被广泛用于口腔流行病学研究以及牙科新材料、新技术的应用评价。同时，OHRQoL 评价方法作为评价总体健康和幸福感的患者报告结局的重要组成部分，为口腔疾病的临床研究提供了重要数据。近年来，美国食品药品管理局提出，新临床疗效的评价方案应包括医生对患者功能的评估、理化指标、照顾者的报告，并建立相应的操作指南。国际生活质量研究学会（international society for quality of life research，ISOQOL）已完成 PROs 用于临床研究的使用指南，指南从研究目的、研究人群、研究问卷选择与设计、研究结果解读等方面给出详细规定，对开展以患者为中心的临床疗效评估具有重要指导意义。OHRQoL 评价方法是 PROs 评价中的重要组成部分。

OHRQoL 量表得分在不同人群以及同一个体不同时间的差异均意味着生存质量存在差异。对得分差异的合理解释是量表应用的核心问题，可以采用是否具有统计学意义进行判定，同时采用最小临床

重要差异值(minimal clinically important difference,MCID)作为对得分的变化是否具有临床意义的判定。MCID 是指在不考虑副作用和成本的条件下,对患者而言感觉重要的有益的最小维度得分变化值,同时这些变化对患者诊疗和评估均具有意义。制订 MCID 可以对该量表的得分进行合理解释,使各种量表的测评结果进行横向比较,推动量表的临床应用。目前仅有少数 OHRQoL 量表做了 MCID 的制订研究。关于 MCID 的制订尚无具体标准,一般采用锚定位法(anchor-based approach)和分布法(distribution-based approach)。

## 第三节　心理学测量理论在口腔健康相关生存质量量表研制中的应用

### 一、量表的汉化

OHRQoL 量表的研制是对口腔疾病患者进行 OHRQoL 评价的一项基础性和关键性的工作。目前我国没有自行研制开发的 OHRQoL 量表。国外量表需要经过原作者授权、汉化、跨文化调适和检验后才能使用。汉化过程一般由 2~3 名具有口腔医学专业背景的专家进行翻译,经过比较讨论,形成翻译初稿,再由 2~3 名具有口腔专业文化背景的专家将翻译初稿回译为原语言,与原量表进行比较,找出差别,对翻译初稿进行相应修改,形成翻译二稿,最后进行跨文化调适。跨文化调适一般需要专家组和使用人群组考察翻译后的量表的概念和语义等,综合讨论后形成翻译终稿。积极引进国外量表有助于 OHRQoL 研究的开展,但是生存质量和患者自我报告结局的评价方法的研究本质是基于报告者的文化背景和认知体系进行的信息展示和提取,而国外量表运用到我国在文化方面产生了根本性的偏差,难以看到中国患者普遍关注的饮食、二便、亲情等内容。西方国家量表的部分内容在我国并不适用,受试者常无法作答,严重影响评价的准确性。

目前在我国 OHRQoL 量表的研究普遍存在以下问题:①直接采用国际常用的 OHRQoL 量表进行研究,忽略量表适用的文化背景和人群,对其计分方式进行简化,影响信息提取和挖掘;②低水平重复研究,对某些基本概念、量表研制流程和属性评估等认识不统一,致使研究内容单一,条目设计随意,缺乏科学性考核,导致信息不全;③经过文化调适的汉化量表无法完全体现中国文化背景,影响条目所要表达的主要信息,实用性存在问题。基于以上问题,急需研制具有中国文化特色的 OHRQoL 量表。

### 二、翻译量表的评价

翻译量表需进行信度、效度的评价,才能在不同文化背景下使用。目前国内外量表的评价筛选多建立在经典测量理论基础上,即对量表的信度、效度、反应度和克朗巴赫系数(Cronbach's alpha)等系列指标进行计算、评价,从而得出结果,即该量表在此文化背景下的适用性。该理论在量表的开发过程已完善并体系化,但由于存在样本依赖性、测验平行假设难以实现,以及不能保证测验结果拓展的有效性等不足之处,该理论的深入发掘与应用受到一定限制。为了满足测试的全面性,必然需要一个大的条目池以供选择,但也会使受试者填写的依从性、测量的精确性大大下降,影响测试质量,导致可行性下降。若要减少条目,提高精确性,则必然会使条目覆盖面减少,不能满足所有受试者的测试水平要求。而且,由于传统统计理论的研究严重依赖于测试样本及其能力水平,如果受试者全部不能通过测验或全部通过测验,则无法计算难度和区分度,对测试水平差异小的样本不能反映内在差别,无法进行比较。

针对传统测量理论的研究缺陷,研究者提出了用现代测量理论来指导量表的开发,即以项目反应理论(item response theory)和计算机自适应测试(computerized adaptive testing,CAT)为基础来研制量表。由于项目反应理论可直接提供条目的难度和区分度系数,由此可以估算受试者的能力,从而避免受试者完成与之能力不匹配的条目,节省完成量表的时间。以项目反应理论为基础的CAT在生存质量领域中应用可以使测试个体化,测试条目能以一定规则与受试者能力及患病情况或健康情况相匹配。如龋病、牙周病的症状主要是牙的咀嚼功能受影响,从而影响OHRQoL,而口腔颌面部肿瘤则对患者的各方面均造成严重影响。因此采用CAT进行评价可以使评价更加精确化、个体化。测试时计算机可以从受试者回答的前一个问题获得信息,然后自动进行匹配,在预先准备的条目池中选择条目,直至条目数足够为止。这样可以最大限度地提高测试的精度。项目反应理论和CAT联合应用有利于对条目及研究对象的潜在特性进行更精确的测量,并能有效减少样本量,提高量表临床实施的可行性和科学性。

以项目反应理论及CAT为基础开展符合具有我国文化特色的OHRQoL中文量表的研制,一方面使量表更具实用性,有助于量表作为测评工具在中西方不同文化、不同医学体系间互认互用;另一方面CAT在有效减少条目量的基础上可保证测试的全面性,提高量表的科学性、实用性和可操作性。同时,通过CAT可以对不同口腔疾病对个体的生存质量造成的不同程度影响进行评价,这对于在口腔临床研究中开展OHRQoL个体化精确评价具有重要意义,同时也使我国口腔医学在OHRQoL量表研制领域的方法学上能有所突破。目前,以项目反应理论及CAT为基础开展的符合我国文化特色的OHRQoL中文量表的研制仍在探索阶段。

## 第四节　量表的应用

### 一、量表是口腔流行病学研究的基本测评工具

OHRQoL研究可以了解不同人群的口腔健康状况以及不同人群对口腔健康的需求,有助于口腔健康和疾病防治计划的推广和开展,也有利于指导口腔医疗服务资源的分配。研究显示,在加拿大低收入家庭儿童的OHRQoL低于高收入家庭的儿童,反映了社会经济状况对OHRQoL有重要影响。在美国亚拉巴马州,有牙颌老年人群的OHRQoL与种族、年龄及是否出行困难等社会人口学因素相关,但无牙颌老年人群的OHRQoL则与社会人口学因素的相关性较小,这揭示当牙颌情况不同时,OHRQoL与社会人口学因素的相关性存在差异。在我国,有关OHRQoL与人口社会学因素关系的研究不多,这可能与翻译量表在人群中开展大规模流行病学研究存在一定困难有关。

## 二、量表是口腔疾病严重程度及疗效评价的有效工具

### （一）龋病和牙周病的 OHRQoL 评价

在口腔医学领域,通过探讨疾病不同阶段、不同严重程度对 OHRQoL 的影响,以及通过探讨不同修复方式或不同手术方式对 OHRQoL 的影响,均可为诊断与治疗提供来自患者自我报告的数据,结合临床客观指数,将对临床诊断、病情评估及治疗方案的选择有重要意义。

龋病导致牙疼痛及咬合功能受限与生存质量息息相关。目前大部分研究为横断面研究,一般采用龋失补指数对患者龋病的严重程度进行评价。但是龋病的发生发展是一个动态变化的过程,而且静止龋与活动龋对患者的影响存在差异,评价龋病发展过程对成人 OHRQoL 的影响一直未有文献报道,有关 OHRQoL 评价的系统性文献综述也显示缺乏这方面的研究。国外的研究显示,OHRQoL 与牙周疾病严重程度有关,附着丧失越严重,探诊深度>3mm 的牙越多,OHRQoL 越低。凌均棨团队研究显示 OHRQoL 与患者牙周炎的严重程度具有相关性。在临床疗效评估方面,牙周手术治疗及非手术治疗对 OHRQoL 的影响,根管治疗术后 OHRQoL 的改变等也已有相关报道。

### （二）头颈癌的 OHRQoL 评价

头颈癌一直被认为严重影响 OHRQoL,因为颌面部手术对容貌、发音及进食等均造成严重影响,化疗和放疗所引起的口腔局部变化,如唾液减少和味觉改变等,都对患者的生存质量造成不同程度的影响。研究显示,口腔癌患者由于功能受损影响社会交往,极易引发心理问题。这在口腔颌面外科学研究领域中常被忽视,如果将 OHRQoL 研究引入头颈癌疗效评价,能及早发现并积极治疗头颈癌患者由于手术带来的功能缺陷从而引发的情绪变化、社交问题及心理问题。头颈癌患者 OHRQoL 评价使更多的学者认识到头颈癌术后尽早进行功能重建的重要意义。从 OHRQoL 评价中可以对头颈癌的治疗方式选择进行探讨,是最大程度地切除癌症组织避免复发,还是最大程度地维持功能。

严重的错𬌗畸形会造成口腔颌面部功能障碍、疼痛以及影响社会交往,正畸治疗过程中固定矫治器的使用对 OHRQoL 有一定的影响。矫治初期由于矫治器对口腔各项功能的限制而引起 OHRQoL 下降,矫治后期容貌、功能和心理的逐步改变可引起 OHRQoL 提高。正颌外科手术对 OHRQoL 的影响一直是该领域研究的热点,特别对于同时需要进行唇腭裂手术修复的患者,OHRQoL 对正颌手术疗效的评估甚至优于客观临床指标。错𬌗影响问卷( malocclusion impact questionnaire, MIQ)作为 OHRQoL 量表之一,目前已完成前期问卷研发及横断面调查,尚未应用于临床进行纵向研究和观察,亦尚无中文版。牙颌创伤在青少年的发生率相对较高,牙、颌骨及颌面部软组织均有损伤,会对患者的 OHRQoL 造成影响。国外学者对牙颌损伤儿童的 OHRQoL 进行了评价,并采用多层次分析的方法分析与之相关的因素,结果显示上颌覆盖超过3mm 及牙列拥挤是牙颌创伤的危险因素并提出了相关的防护措施。另外在口腔修复学领域,通过对 OHRQoL 的评价,可比较各种修复体,如活动义齿及种植义齿等,直观反映患者对治疗方案的满意程度,对临床治疗方案的选择具有一定的指导意义。

### （三）全身系统性疾病对 OHRQoL 的影响

全身系统性疾病对 OHRQoL 的影响目前已有相关研究,包括脑卒中,高血压,类风湿疾病、红斑狼疮及

干燥综合征等自身免疫性疾病患者及器官移植患者 OHRQoL 的研究等。这些研究的开展填补了全身系统性检查中有关口腔颌面部数据的缺失,提示口腔作为机体的一部分,系统性疾病会对口腔健康造成影响,影响患者的 OHRQoL。临床研究中可结合使用生活质量量表(QoL)、疾病特异性量表和 OHRQoL 量表对患者的生存质量进行全面评价,结合评价结果对患者全身及口腔健康状况对生存质量的影响给予及时的关注及干预。

(辛蔚妮)

## 参 考 文 献

1. LOCKER D. Measuring oral health:a conceptual frame work. Community Dent Health,1988,5(1):3-18.

2. LOCKER D,MATEAR D,STEPHENS M,et al. Oral health-related quality of life of a population of medically compromised elderly people. Community Dent Health,2002,19(2):90-97.

3. SISCHO L,BRODER H L. Oral health-related quality of life:what,why,how,and future implications. J Dent Res,2011,90(11):1264-1270.

4. AARONSON N K,ACQUADRO C,ALONSO J,et al. International quality of life assessment (IQOLA) project. Qual Life Res,1992,1(5):349-351.

5. ATCHISON K A,DOLAN T A. Development of the geriatric oral health assessment index. J Dent Educ,1990,54(11):680-687.

6. WANG A D,LING J Q. Factors associated with the oral health-related quality of life in elderly persons in dental clinic:validation of a Mandarin Chinese version of GOHAI. Gerodontology,2011,28(3):184-191.

7. SLADE G D,SPENCER A J. Development and evaluation of the oral health impact profile. Community Dent Health 1994,11(1):3-11.

8. 辛蔚妮,凌均棨. 口腔健康影响程度量表的验证研究. 中华口腔医学杂志,2006,41(4):242-245.

9. SLADE G. Measuring oral health and quality of life. Chapel Hill:University of North Carolina,1997.

10. KLAGES U,CLAUS N,WEHRBEIN et al. Development of a questionnaire for assessment of the psychosocial impact of dental aesthetics in young adults. Eur J Orthod,2006,28(2):103-111.

11. LIN H Y,QUAN C T,GUO C C,et al. Translation and validation of the Chinese version of the psychosocial impact of dental aesthetics questionnaire. Eur J Orthod,2013,35(3):354-360.

12. RIORDAIN R N,MEANEY S,MCCREARY C. A patient-centered approach to developing a quality-of-life questionnaire for chronic oral mucosal diseases. Oral Surg Oral Med Oral Pathol Oral Radiol Endod. 2011,111(5):578-86,586,e1-e2.

13. LI M,HE S L. Reliability and validity of the Chinese version of the chronic oral mucosal diseases questionnaire. J Oral Pathol Med,2013,42(2):194-199.

14. MONTERO J,BRAVO M,LOPEZ-VALVERDE A. Development of a specific indicator of the well-being of wearers of removable dentures. Community Dent Oral Epidemiol,2011,39(6):515-524.

15. PRECIADO A,DEL R J,LYNCH CD,et al. A new,short,specific questionnaire (QoLIP-10) for evaluating the oral health-related quality of life of implant-retained overdenture and hybrid prosthesis wearers. J Dent. 2013,41(9):753-763.

16. JOKOVIC A,LOCKER D,STEPHENS M,et al. Measuring parental perceptions of child oral health-related quality of life. J Public Health Dent,2003,63(2):67-72.

17. JOKOVIC A,LOCKER D,STEPHENS M,et al. Validity and reliability of a questionnaire for measuring child oral-health-related quality of life. J Dent Res,2002,81(7):459-463.

18. JOKOVIC A,LOCKER D,GUYATT G. Short forms of the child perceptions questionnaire for 11-14-year-old children (CPQ11-14):development and initial evaluation. Health Qual Life Outcomes,2006,4:4.

19. 王阿丹,黄航敏,凌均棨. 儿童口腔健康相关生存质量量表的验证研究. 中华口腔医学研究杂志(电子版),2012,6(6):503-507.

20. LOCKER D,JOKOVIC A,STENPHENS M,et al. Family impact of child oral and oro-facial conditions. Community Dent Oral Epidemiol,2002,30(6):438-448.

21. GHERUNPONG S,TSAKOS G,SHEIKAM A. Developing and evaluating an oral health-related quality of life index for children:the CHILD-OIDP. Community Dent Health,2004,21(2):161-169.

22. PAHEL B T,ROZIER R G,SLADE G D. Parental perceptions of children's oral health:the early childhood oral health impact scale (ECOHIS). Health Qual Life Outcomes,2007,5:6.

23. BRODER H L,MCGRATH C,CISNEROS G J. Questionnaire development:face validity and item impact testing of the child oral health impact profile. Community Dent Oral Epidemiol,2007,35 Suppl 1:8-19.

24. LI C H,XIA B,WANG Y,et al. Translation and psychometric properties of the Chinese (Mandarin) version of the child oral health impact profile-short form 19 (COHIP-SF 19) for school-age children. Health Qual Life Outcomes,2014,12:169.

25. TSAKOS G,BLAIR YI,YUSUF H. Developing a new self-reported scale of oral health outcomes for 5-year-old children (SOHO-5). Health Qual Life Outcomes,2012,10:62.

26. SNYDER C F,AARONSON N K,CHOUCAIR A K,et al. Implementing patient-reported outcomes assessment in clinical practice:a review of the options and considerations. Qual Life Res,2012,21(8):1305-1314.

27. TSAKOS G,ALLEN P F,STEELE J G,et al. Interpreting oral health-related quality of life data. Community Dent Oral Epidemiol,2012,40(3):193-200.

28. MASOOD M,MASOOD Y,SAUB R,et al. Need of minimal important difference for oral health-related quality of life measures. J Public Health Dent,2014,74(1):13-20.

29. GIBBONS C J,SKEVINGTON S M. Adjusting for cross-cultural differences in computer-adaptive tests of quality of life. Qual Life Res,2018,27(4):1027-1039.

30. 辛蔚妮,凌均棨.慢性牙周炎患者口腔健康相关生存质量的调查.牙体牙髓牙周病学杂志,2014,1(24):34-37.

31. PATEL N,HODEGES S J,HALL M,et al. Development of the malocclusion impact questionnaire (MIQ) to measure the oral health-related quality of life of young people with malocclusion:part 1-qualitative inquiry. J Orthod,2016,43(1):7-13.

32. BENSON P E,CUNNINGHAM S J,SHAH N,et al. Development of the malocclusion impact questionnaire (MIQ) to measure the oral health-related quality of life of young people with malocclusion:part 2-cross-sectional validation. J Orthod,2016,43(1):14-23.

33. LOCKER D. Disparities in oral health-related quality of life in a population of Canadian children. Community Dent Oral Epidemiol,2007,35(5):348-356.

34. MAKHIJA S K,GILBERT G H,BOYKIN M J,et al. The relationship between sociodemographic factors and oral health-related quality of life in dentate and edentulous community-dwelling older adults. J Am Geriatr Soc,2006,54(11):1701-1712.

# 第十章 口腔流行病学统计方法

## 第一节 口腔医学统计学方法概述

### 一、口腔医学统计学方法的基本概念

#### （一）总体与样本

1. 观察单位（observation unit） 观察单位指在医学研究中根据研究目的需要确定的最基本单位,可以是一个牙面、一颗牙、一个人、一个家庭、一所学校、一个地区或一个样品等。

2. 总体（population） 总体指根据研究目的确定的性质相同的观察单位的全体。更确切地说,是相同性质的所有观察单位某项观察值（变量值）的集合。例如,调查某地区5岁儿童的龋失补牙数,观察对象是该地区的5岁儿童,观察单位是每个人,观察值是每个儿童检查得出的龋失补牙数,该地区5岁儿童的龋失补牙数就构成了一个总体,它的同质基础是同一地区、同一年龄的儿童。

3. 样本（sample） 从总体中抽取部分观察单位,观察单位某项指标的实测值组成样本。如从某地区5岁儿童中随机抽取300人,这300个儿童的龋失补牙数就是样本。医学研究中的总体往往是无限的,全部调查完需要花费大量的人力、物力和财力,因此只能用随机方法从总体中抽取部分样本进行研究,这个过程称为随机抽样（random sampling）,从而用样本的信息来推断总体的特征。当抽样遵循随机化原则时,总体中每一个个体有同等的机会被抽取,使样本具有代表性。

4. 抽样误差（sampling error） 由于总体中各观察单位间存在个体差异,抽样研究中抽取的样本,只包含总体的一部分观察单位,因此样本指标不一定恰好等于相应的总体指标。例如:从某地区5岁儿童的总体中随机抽取300名儿童,检查得出这300名儿童的龋均（龋失补牙数的均数）是3.7,这个数值不一定恰好等于该地区5岁儿童的总体龋均。这种由个体差异产生、随机抽样造成的样本统计量（statistic）与总体参数（parameter）间的差异,称为抽样误差。显然,抽样误差越小,用样本推断总体的准确性越高;反之亦然。抽样过程中的抽样误差是不可避免的,但却可以控制和估计其大小。

#### （二）变量类型

在医学研究中,需要从医学现象的具体特征入手,这些具体特征称为观察指标,如人的性别、年龄、龋失补牙数等。这些观察指标在统计学上统称为变量（variable）,对变量的测定值称为变量值（value）。由于检查同质的不同个体得到不同的结果,如检查同为5岁儿童的龋齿情况,龋失补牙数有多有少,这种个体间的差异称为变异（variation）。准确分辨每个变量的类型至关重要,因为后期的统计分析方法需要根据变

量类型来选择。变量一般可以分为以下类型:

1. 数值变量(numerical variable) 数值变量是用定量方法测量得到的,表现为数值的大小,一般有计量单位,点与点之间有相同的距离。数值变量可以分为以下两种类型:

(1) 连续变量(continuous variable):指在一定区间内可以任意取值的变量,一般数值有小数点,其数值只能用测量或者计量的方法来取得,例如:身高(cm)、体重(kg)、年龄(岁)等。

(2) 离散变量(discrete variable):指数值是自然数或整数单位的变量,一般通过计数的方法取得,例如:龋失补牙数、脉搏数、住院天数、患者数等,一般都是大于等于零的整数。

2. 分类变量(categorical variable) 分类变量是用定性的方法得到的,为了达到鉴别和分类的目的,因此组别的设置必须互不相容,同时又覆盖所有的类别。根据分类的数量和类别是否有程度上的差别可分为以下三种类型:

(1) 无序变量(unordered variable):指各类别间无程度上差别的分类变量,又可分为二分类变量和无序多分类变量。①二分类变量(binary variable or dichotomous variable)是指类别只有两类的变量,一般取值是0和1,因此也称为0-1变量,如:性别(男和女)、居住地(城市和农村)、组别(试验组和对照组)、是否有龋(有龋和无龋)等;②无序多分类变量(nominal variable)是指类别是三个或以上且无程度差别的分类变量,又称为名义变量,如血型(A、B、AB和O型)、组织学类型(鳞状细胞癌、腺癌、小细胞癌、大细胞癌、其他类型)等。

(2) 有序变量(ordinal variable):指各类别间存在程度差别的分类变量,如:菌斑指数(龈缘区无菌斑、龈缘区牙面有薄的菌斑、在龈缘或邻面有中等量菌斑、龈沟内或龈缘区及邻面有大量菌斑)、临床疗效(治愈、显效、好转和无效)、年龄组(30岁及以下、31~50岁、51岁及以上)等。

在实际应用中,根据统计分析的需要,各类型的变量间可以相互转化。例如:龋失补牙数是离散变量,可以计算龋均(即龋失补牙数的平均数);若按照有龋和无龋可以分为两分类名义变量;若按照龋失补牙数的多少也可分为无龋组、低龋组和高龋组,属于有序变量。

## 二、口腔医学统计学方法的基本步骤

### (一)研究设计

在开展口腔研究之前,事先做好研究计划和设计至关重要。完整的医学科研设计包括研究背景、研究目的、研究对象、研究方法和内容、统计方法、研究进度和预期结果等基本内容,是对研究工作的全盘规划。研究设计往往需要统计专家参与,因为样本量计算、随机抽样或随机分组的方法、混杂因素的控制和统计学方法等均需要统计专家的指导。

### (二)资料收集和数据编码

1. 资料收集 根据研究目的收集准确、完整的原始资料,是统计分析的基础。口腔流行病学研究的数据收集一般包括以下五个方面:

(1) 通过临床检查获得的数据,例如:龋病、牙周病的临床检查。

(2) 通过辅助检查获得的数据,如:影像科X线片、检验科血液学检查等。

(3) 通过问卷调查等获得的数据一般包括社会人口背景情况,口腔健康相关的知识、态度和行为,系统性疾病史、生活习惯等,社会人口背景情况包括性别、年龄、居住地等。

（4）通过登记和报告卡(单)等获得的数据,如:出生报告单和出生登记、肿瘤发病和肿瘤死亡报告卡等。

（5）通过日常医疗卫生工作记录收集的数据,如:门诊病历、住院病历、体检健康记录卡等。

一般口腔流行病学研究包括临床检查和辅助检查获得的数据,但是往往会遗漏问卷调查获取的数据。目前这种资料收集的方法越来越重要,因为很多混杂因素都需要通过问卷调查来收集。以牙周病为例,是否吸烟、是否使用牙线等都需要通过问卷调查来收集。

2. 数据编码  确定收集资料内容和方法后,在制作调查表格或者病例报告表(case report form)时,要对收集的资料进行编码,即将文本内容替换为数字进行统计分析。数据编码在资料收集完之后,统计分析之前才开始编码往往为时已晚。事先编码的好处在于数据输入时可直接输入编码,不容易出错。

对于通过临床检查收集的资料,如果指标是分类变量则一定需要编码。图10-1-1是妊娠期女性口腔健康调查表,表中对分类变量的临床指标均进行了编码。同时,对于缺失牙或无法记录的牙一般不能为空,一定要有编码,9=不记录,X=缺失牙,这点对临床指标尤其重要。

对于通过结构性问卷调查收集的资料,问卷中的问题大部分是分类变量,也需要编码。在数据输入的时候,如果该问题调查者没有填写,是缺失数据,也应该给予编码,一般缺失值使用99或999等特殊编码,不能为空。后期进行统计分析时,一般需要在统计软件SPSS或SAS中输入缺失值的编码,以方便后续统计软件进行百分率的计算。

### （三）数据输入和清理

1. 数据输入  数据输入(data input)主要指将编码形式的调查表或者病例报告表,从纸本记录格式转化为机读存储格式的数据形式的过程。一般可采用以下两种方法进行数据输入:

（1）光电扫描:优点是可以避免手工录入过程中的差错,缩短录入时间。2005年第三次全国口腔流行病学调查的数据输入就是采用激光扫描的方法,利用专门开发的基于数据库原理的字符识别系统软件,采用彩色双面图像扫描仪扫描录入。但是光电扫描方式录入一般需要使用特殊符号来编码,而这种编码往往不是直观的,在编码过程中的错误不容易被检查出来。同时,制作光电录入格式的编码页成本也较高。特别是光电扫描录入质量有赖于编码符号清晰可辨的质量,一旦某个编码符号出现质量问题并被错误辨识,事后也较难被查验出来。

（2）手工录入:一般采用双录入或双人录入的方法。对于大型数据库,一般采用双录入方法,即两个不同的录入员分别录入同一份调查表格或病例报告表,然后将两个录入数据集中的同一样本的相同变量一一对应比较,以查验两者录入不一致的情况,然后查对问卷记录对不一致的样本和变量加以判定和修正。双录入是一种重复录入的方法,通过一一对应比较和检验两次录入数据的差异最大程度消除录入误差。对于小型数据库,最简单易行的方法是双人录入,即一人大声报读数字,一人将其输入电脑软件。手工录入对事先的编码要求并不太高,只要字迹容易辨识就行。同时,手工录入增强了录入数据的可查验性。一般可采用专门的录入软件,也可通过Excel来输入数据。在采用Excel进行数据录入的时候,应注意数据排列的方式。一般每个研究对象占一行,每个观察指标占一列(图10-1-2)。不同的组别要编码,例如1=实验组,2=对照组。

问卷编号：□-□□□

## 妊娠期女性口腔健康调查表

姓名：_____　　检查者：_____　　检查日期：____年__月__日

### 1. 牙列情况

| 18 | 17 | 16 | 15 | 14 | 13 | 12 | 11 | 21 | 22 | 23 | 24 | 25 | 26 | 27 | 28 |
|----|----|----|----|----|----|----|----|----|----|----|----|----|----|----|----|

冠龋

| 48 | 47 | 46 | 45 | 44 | 43 | 42 | 41 | 31 | 32 | 33 | 34 | 35 | 36 | 37 | 38 |
|----|----|----|----|----|----|----|----|----|----|----|----|----|----|----|----|

冠龋

恒牙冠　记分标准
0　无龋
1　有龋
2　已充填有龋
3　已充填无龋
4　因龋缺失
5　因其他原因失牙
6　窝沟封闭
7　桥基牙、特殊冠或贴面、种植牙
8　未萌牙
9　不记录

### 2. 牙周情况

**颊侧**　18 17 16 15 14 13 12 11 21 22 23 24 25 26 27 28

可视菌斑
牙龈出血
牙周袋
附着丧失

**舌侧**　18 17 16 15 14 13 12 11 21 22 23 24 25 26 27 28

可视菌斑
牙龈出血
牙周袋
附着丧失

**颊侧**　48 47 46 45 44 43 42 41 31 32 33 34 35 36 37 38

可视菌斑
牙龈出血
牙周袋
附着丧失

**舌侧**　48 47 46 45 44 43 42 41 31 32 33 34 35 36 37 38

可视菌斑
牙龈出血
牙周袋
附着丧失

**可视菌斑指数**　　　**牙周袋深度**
0　无菌斑　　　　　　0　无
1　有可见菌斑　　　　1　牙周袋4~5mm(龈缘在第一个黑区内)
9　不记录　　　　　　2　牙周袋≥6mm(龈缘超过第一个黑区的上限)
X　缺失牙　　　　　　9　不记录
　　　　　　　　　　　X　缺失牙

**牙龈出血**　　　　　**牙周附着丧失**
0　无　　　　　　　　0　0~3mm
1　有　　　　　　　　1　4~5mm(釉牙骨质界在第一个黑区内)
9　不记录　　　　　　2　6~8mm(釉牙骨质界在两个黑区之间)
X　缺失牙　　　　　　3　9~11mm(釉牙骨质界在第二个黑区内)
　　　　　　　　　　　4　≥12mm(釉牙骨质界超过第二个黑区的上限)
　　　　　　　　　　　9　不记录
　　　　　　　　　　　X　缺失牙

**图 10-1-1　妊娠期女性口腔健康调查表**

157

| 动物编号 | 组别 | 基线 | 第3天 | 第7天 |
|---|---|---|---|---|
| 1 | 1 | 233.2 | 340.3 | 402.6 |
| 2 | 1 | 190.4 | 305.4 | 382.7 |
| 3 | 1 | 140.9 | 193.1 | 265.8 |
| 4 | 1 | 170.7 | 259.6 | 356.7 |
| 5 | 1 | 39.2 | 54.2 | 55.0 |
| 6 | 1 | 135.3 | 275.8 | 317.9 |
| 7 | 2 | 203.2 | 294.9 | 352.7 |
| 8 | 2 | 151.4 | 279.4 | 455.3 |
| 9 | 2 | 180.3 | 231.9 | 264.9 |
| 10 | 2 | 169.3 | 259.2 | 328.8 |
| 11 | 2 | 29.0 | 31.3 | 70.1 |
| 12 | 2 | 230.9 | 270.8 | 466.5 |
| 13 | 3 | 201.7 | 279.3 | 376.6 |
| 14 | 3 | 148.1 | 158.3 | 202.9 |
| 15 | 3 | 125.0 | 165.6 | 192.2 |
| 16 | 3 | 170.4 | 218.6 | 339.4 |
| 17 | 3 | 40.2 | 53.5 | 137.7 |
| 18 | 3 | 182.8 | 275.4 | 352.2 |
| 19 | 4 | 237.1 | 363.2 | 436.1 |
| 20 | 4 | 189.8 | 307.4 | 379.7 |
| 21 | 4 | 137.2 | 214.7 | 259.8 |
| 22 | 4 | 174.0 | 271.8 | 364.1 |
| 23 | 4 | 39.8 | 58.8 | 86.6 |
| 24 | 4 | 125.1 | 180.9 | 284.4 |
| 25 | 5 | 191.2 | 179.6 | 255.6 |
| 26 | 5 | 217.3 | 182.3 | 218.7 |
| 27 | 5 | 174.4 | 291.8 | 342.1 |
| 28 | 5 | 169.5 | 192.9 | 261.5 |
| 29 | 5 | 33.7 | 50.9 | 59.0 |
| 30 | 5 | 199.3 | 236.6 | 240.0 |

**图 10-1-2　采用 Excel 输入数据的排列方式**

**2. 数据清理**　在完成数据输入之后,要对数据进行清理。数据清理(data cleaning)是非常重要的一步,很多研究者往往因为没有进行数据清理,匆忙开展统计分析,导致最后统计分析结果的不准确。数据清理指对已经输入电脑的电子数据进行检查,对照调查表或者病例报告表中的原始信息进行比较和分析,判断信息录入的正误,对错误信息进行更正。对于一些有问题的数据,往往需要查看纸质调查表或病例报告表。因此在数据输入之后,不能立即将纸质材料收起来,应该等数据清理后再整理纸质材料。数据清理一般包括逻辑核查和离群值清理。

(1)逻辑核查:通常是根据现实社会中的普遍性的生活常识、日常规则和行为习惯对个案数据中的变量关系加以核对,从一些与常规不相符的个案中发现可能存在问题的数据。逻辑核查一般有以下几种策略:

1)检查变量类型和性质:变量分为数值变量和分类变量,数值变量中不能包含字母或文字,分类变量一般不包含小数点。一旦数值变量里包含文字,或分类变量包含小数点,说明数据有误。

2)核查变量值范围:检查每个变量的取值范围(最大值和最小值)。一般情况下我们知晓变量的大概范围,超过这个范围则提示可能有误。例如:一个人的体重不可能为负数,龋失补牙数不可能为35。

3)有效值检查:检查数据是否为事先定义的数值之一,例如性别变量,1=男性,2=女性,9=缺失值,如果在1、2、9之外出现了一个新值,如5,那这个数据就有问题,需要查看原始资料进行核对。首先需要确定的是,这一取值是否有意义。如果无意义,则可能该问题的回答出现了缺失;如果有意义,就要判断它所代表的意义与事先定义的数值是否一样。如果一样,就需要将其重编码到原来的类别;如果不能,则以新值单独标记,并贴好标签,以便后续进一步分析处理。

4)一致性检查:检查前后有无矛盾,相关问题的逻辑是否一致。例如,在龋病检查时左侧上颌第二磨牙是缺失牙,但是牙周检查时该牙有牙龈出血和牙周袋深度值,说明牙周数据存在逻辑错误,需要更正。此外,调查对象是男生,但是问卷调查中月经初潮时间是数值,那这个数值也存在逻辑错误,也需要更正。

5)唯一性检查:每一个观察单位均设有唯一的标识号,例如病例号、调查对象编号、住院号等。根据标识号核查是否存在同一个观察单位的数据重复录入的情况。如重复录入,则需要更正。

6)完整性核查:检查每个观察单位数据的完整性和整个数据库的完整性。例如,在核查过程中发现某一研究对象问卷调查中的很多问题都是缺失值,这时就需要核查缺失值是录入错误还是研究对象没有填写问卷。

(2)离群值清理:对离群值的清理和判别是数据清理的第二个基本步骤。离群值(outliers)又称为极值(extreme value),主要是针对数值变量而言,是极大超过(或低于)总体平均水平,或者在正态分布曲线中极远地偏离中心的值。例如,某一名女性调查对象的身高为260cm,远远高于女性身高的平均值,则该调查对象的身高变量值就是离群值,需要查找原因。

查找离群值最有效又简单的办法就是查看频数表,从频数表中发现超出变量规定取值范围的值,然后一一对照问卷所记录的原始信息并加以分析和处理。对于查找出来的离群值,如果是录入或编码错误,则需要根据原始信息进行修改。但是对于那些未曾预料到的变量值,则需要慎重对待。如果不是编码或录入错误,需要将其保留在数据集中,并将这些极值存在的情况记录下来,为将来统计分析制订处理策略提供依据。

### (四) 统计分析

统计分析的目的是计算有关指标、反映资料的综合特征、揭示资料的内在联系和规律。统计分析包括统计描述和统计推断。后面两节将详细介绍统计描述和统计推断的内容。

# 第二节　统 计 描 述

数据进行收集、编码、输入和清理之后,就要统计分析了。统计分析包括统计描述和统计推断,这一点非常重要,因为一般科研论文中统计分析方法和结果的撰写都是按照先描述性统计,后推断性统计的顺序进行的。统计描述指用适宜的统计指标和统计图表描述统计资料的分布规律及数量特征,从而了解研究对象的基本情况。

## 一、数值变量的统计描述

### (一) 集中趋势数的描述

1. 均数(mean)　算术均数(arithmetic mean)简称均数,用来描述由数值变量取值得到的符合正态分布或近似正态分布数据的集中趋势,是一组数据的平均水平。其计算方法是所有观察值的总和除以总例数。通过该方法得到的是样本均数。样本均数是指通过某研究收集的研究对象的某观察值的算术平均数。总体均数是指根据研究目的所确定的全体研究对象的某指标观察值的平均水平。例如:通过抽样调查的方法调查某地区200名5岁儿童的龋失补牙数,算出龋均为2.3,这就是样本均数。但是总体均数并不知晓,需要通过样本均数去推断总体均数。

2. 中位数(median)　中位数是指将一组观察值按照由小到大的顺序排列,位次居中的值就是中位数。中位数适用于任何分布的数据,一般偏态分布的数据汇报中位数,正态或偏正态分布的数据汇报均数。

### (二) 离散趋势的描述

1. 方差(variance)　总体方差是指在全体研究对象中,变量值与总体均数之差的平方值的平均数,其统计学意义描述了全体研究对象取值的平均离散程度。样本方差是指在随机抽样所得到的样本中所有观察对象的观察值与均数之差的平方值的平均数。

2. 标准差(standard deviation) 标准差是方差的开方,同样也有总体标准差和样本标准差。和样本均数一样,样本标准差也一般适用于正态分布或近似正态分布的数据。

3. 全距(range,R) 全距是一组数据最大值与最小值的差值。由于全距的计算仅利用了最大值和最小值,不能很好地反映资料的变异情况,一般研究中很少汇报全距。

4. 四分位数间距(inter-quartile range,IQR) 四分位数间距是指中位数左侧25%的观察值与中位数右侧25%的观察值所分布的范围,即$P_{75} \sim P_{25}$,描述了50%数据的分布宽度或离散程度。偏态分布的数据一般采用中位数和四分位数间距进行统计描述,即中位数(标准四分位数间距)。正态分布或近似正态分布的数据一般采用均数和标准差进行统计描述,即均数(标准差)。

## 二、分类变量的统计描述

### (一) 比例(proportion)

比例又称百分比,是指分类变量各类别所占的比重,常用百分数表示。例如,性别是一个二分类变量,我们会计算男性和女性的比例。如果分类变量是多分类变量(例如血型),各类别所对应的比例称为构成比。

### (二) 率(rate)

率是一个具有时间概念的指标,用于说明在某一时段内某现象发生的频率或强度。研究中使用较多的是发病率和患病率,但是在使用中往往容易混淆。

1. 发病率 指在一定时间内,一定人群中某病新发生的病例出现的频率。计算公式如下:

$$发病率 = \frac{某时期内某人群中某病新发生病例人数}{同时期内暴露人口数} \times K$$

$K = 100\%$、$1\ 000‰$、$10\ 000/万$或$100\ 000/10\ 万$等。

发病率是由发病报告或队列研究获得的疾病频率,通常用来反映新发生病例的出现情况。例如龋病发病率是指至少在1年时间内,某人群新发生龋病的频率,是新龋发生的频率。

2. 患病率 指某特定时间内总人口中某病新旧病例之和所占的比例。计算公式如下:

$$患病率 = \frac{某时期内某人群中某病新旧病例人数之和}{同时期内暴露人口数} \times K$$

$K = 100\%$、$1\ 000‰$、$10\ 000/万$或$100\ 000/10\ 万$等。

患病率是由横断面调查获得的疾病频率,通常用来反映病程较长的慢性病的流行情况及其对人群健康的影响程度。例如,患龋率是指在调查期间某一人群中患龋病的频率,人口基数以百人计算,故常以百分数表示。

## 三、统计图和统计表

### (一) 统计图

1. 数值变量的统计图 一般采用直方图(histogram)和线图(line graph)。

（1）直方图:是用矩形面积表示相应组段的频数,用于表示数值变量组成数据的频数分布(图 10-2-1)。横轴表示数值变量。纵轴表示观察对象数值的频数(或频率),一般从 0 开始,各矩形的面积表示各组段频数。

（2）线图:是以线段的升降表示某数值变量的数据随某变量(如年份、年龄、剂量等)取值的变化(图 10-2-2),常用于表示某事物随时间变化的趋势。横轴表示某一连续变量(年份或年龄等),纵轴表示率或频数。

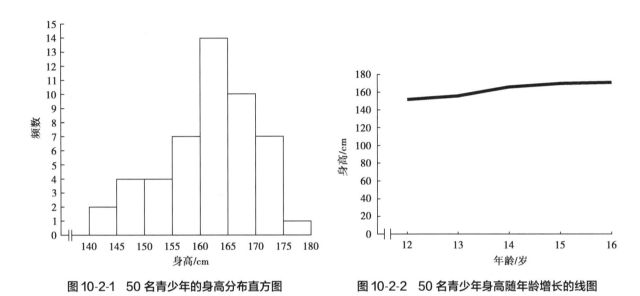

图 10-2-1　50 名青少年的身高分布直方图　　　图 10-2-2　50 名青少年身高随年龄增长的线图

2. 分类变量的统计图　一般采用条图(bar chart)和饼图(pie chart)。

（1）条图:指用等宽长条的高度表示分类变量内各类别的数值大小,以反映各类别间的对比关系(图 10-2-3)。横轴为分类变量的各类别,纵轴表示某指标的数值大小。条图与直方图往往容易混淆,直方图横轴为数值变量,条图横轴为分类变量的各类别,因此直方图中的长条是连续的,长条间无间距,条图中的长条之间有间距。

（2）饼图:用于反映分类变量内部各类别所占的比重或构成,表示构成比资料。总的圆面积代表100%,圆内各扇形面积为各类别所占的百分比(图 10-2-4)。

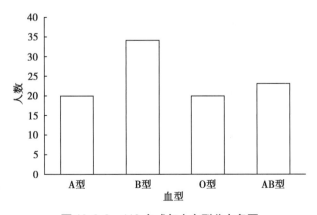

图 10-2-3　112 名成年人血型分布条图

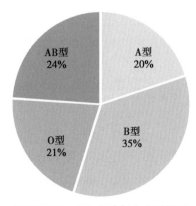

图 10-2-4　112 名成年人血型饼图

**（二）统计表**

统计表是将一系列相关的变量、数字和统计指标用表格的形式列出来，以方便计算、分析和对比。一般在流行病学研究中，由于研究变量较多，因此很多描述性统计结果采用统计表的形式，将所研究的变量按照一定的分类汇总在表格里，例如：将病例组和对照组的社会人口学特征制成一张统计表（表10-2-1）。

1. 表题　表题要概括表格的内容，一般位于表格上方正中位置。

2. 表头　纵表头是纵向排列的对表格各行单元格内容的概括，一般为各种研究变量，如年龄、性别等。横表头是横向排列的对表格各列单元格内容的概括，表示同类数据对应的统计指标，如n(%)或者均数(SD)。

3. 形式　统计表一般为三线表。

4. 数值　一般均数和标准差保留两位小数点，率或构成比保留一位小数点。$P$ 值一般保留三位小数点。如果 $P$ 值是 ≥0.001 的值，则直接写实际的 $P$ 值。如果 $P$ 值是 <0.001 的数值，则直接写 <0.001。注意 $P$ 值不能为0。

5. 表注　一般表注不列入表中，而采用圈码标注于表下（表10-2-1）。

表10-2-1　病例组和对照组的社会人口学特征比较

| 研究变量 | | 病例组 n(%) | 对照组 n(%) | 合计 n(%) | $P$ 值[1] |
|---|---|---|---|---|---|
| 合计 | | 63 | 75 | 138 | — |
| 年龄分组 | ≤40 岁 | 7(11.1%) | 17(22.7%) | 24(17.4%) | 0.076 |
| | 41~50 岁 | 11(17.5%) | 19(25.3%) | 30(21.7%) | |
| | 51~60 岁 | 19(30.2%) | 21(28.0%) | 40(29.0%) | |
| | ≥61 岁 | 26(41.3%) | 18(24.0%) | 44(31.9%) | |
| 性别 | 男 | 37(58.7%) | 40(53.3%) | 77(55.8%) | 0.525 |
| | 女 | 26(41.3%) | 35(46.7%) | 61(44.2%) | |
| 户籍所在地[2] | 上海 | 52(82.5%) | 54(74.0%) | 106(77.9%) | 0.230 |
| | 其他地区 | 11(17.5%) | 19(26.0%) | 30(22.1%) | |

[1]卡方检验。
[2]变量含有缺失值。

# 第三节　统计推断——单因素分析

统计分析的目的不仅在于对研究对象的特征进行描述，更多情况下是深入了解总体的特征。例如：在横断面研究中，调查某地区5岁儿童的患龋状况，除了对5岁儿童的龋失补牙数和患龋率进行描述，同时也想知道性别、刷牙次数、是否使用含氟牙膏等因素是否与患龋相关，也就是说男女之间、不同刷牙次数的儿童之间、是否使用含氟牙膏的儿童之间的患龋率是否有统计学上的差异，这时就要进行统计推断（statistical inference），即利用已获得的随机样本所提供的信息，以一定的概率推断总体的特征和性质，如推断总体参数。统计推断包括参数估计（parameter estimation）和假设检验（hypothesis test）。

参数估计是指以样本信息估计总体参数。例如:在横断面研究中,调查某地区 5 岁儿童的患龋状况,随机抽样 500 名儿童作为样本,调查得出龋均为 3.6,利用样本的龋均推断该地区所有 5 岁儿童的总体龋均,这就是参数估计,一般采用置信区间(confidence interval,CI)估计。统计学上通常采用 95% 置信区间,95% 置信区间的含义是:从同一已知总体中重复抽取 100 个样本,每个样本按照样本均数计算得出各自的置信区间,在这个 100 个置信区间中,理论上有 95 个包含了真实的总体均数。总体均数虽然未知,但却是固定的值,而不是随机变量。因此,95% 置信区间不能理解为总体参数有 95% 的可能落在该区间内,更不能理解为有 95% 的总体参数在该区间内,而 5% 的参数不在该区间内,因为相应的总体参数只有一个,不是随意变动的。

假设检验是统计推断的一种重要方法,是统计学中由样本推断总体的一类基本方法,采用反证法的思路进行。假设检验的第一步是建立检验假设,确定检验水准。假设包括无效假设(null hypothesis)和备择假设(alternative hypothesis)两部分。无效假设通常是对总体的阴性假定,通常表述为没有差异、无效或相等等,记为 $H_0$。备择假设是与无效假设对立的假定,通常表述为不同、有差异、大于、小于等,记为 $H_1$。第二步是在无效假设成立的前提下进行检验。检验需要根据变量类型和设计类型选择不同的方法。第三步是计算 $P$ 值,进行是否拒绝 $H_0$ 的统计推断。并且,依据统计学中小概率事件不可能在一次抽样中发生的原则进行推论。

单因素分析(univariate analysis)是用于比较某一变量(均数或率)在两组或多组之间的差别,往往是在假设检验的基础上进行。实际工作中应根据某一变量的类型来选择不同的统计学方法。

## 一、连续变量的统计分析

在单因素分析中,通过假设检验方法比较两组或三组之间的样本均数来推断他们分别代表的两组或三组之间的总体均数是否相等。也就是说,当检验两组或三组之间的均数是否有统计学差异的时候,可采用 $t$ 检验或方差分析。具体采用哪种方法主要是由比较的组别来决定。如果比较的组别是两组,使用 $t$ 检验;如果比较的组别是三组或以上,则使用单因素方差分析。

### (一)两独立样本均数的比较

两独立样本比较均数可采用两独立样本 $t$ 检验(two independent-samples $t$ test)。例如:在横断面研究中,调查某地区 5 岁儿童的患龋状况,拟研究男女之间的龋失补牙数是否有统计学差异,也就是说,性别这个变量是否与龋失补牙数显著相关。其中性别是名义变量,龋失补牙数是连续变量。比较男女两组之间的龋均是否有差异,男女儿童是两组独立的样本,应采用两独立样本 $t$ 检验来检验性别与龋失补牙数的关系。又例如,在病例-对照研究中,病例组为 2 型糖尿病患者,对照组为健康人群,拟比较病例组和对照组之间牙周袋深度(连续变量)的差异,即两组之间比较牙周袋深度的均数。病例组和对照组是相互独立的,因此也采用两样本独立 $t$ 检验。

### (二)两相关/配对样本均数的比较

两相关/配对样本比较均数可采用配对样本 $t$ 检验(paired-samples $t$ test)。两相关/配对样本是指样本中观察对象由于存在某种关系或具有某些相近特征而配成对子,每对中的两个个体分别接受两种不同的处理。应用配对设计可以控制某些非处理因素(如个体差异、试验误差等)对研究结果的影响,从而提高统计效率。配对样本数据的主要类型有:

1. 同一受试对象干预前后两次的数据。例如:比较某种牙周手术前后牙周袋深度和附着丧失的均数。

2. 同一样品采用两种不同的方法测量同一指标,或同一受试对象给予两种不同处理的数据。例如:在随机对照临床试验中,采用交叉设计的方法,同一批受试者先使用试验牙膏,洗脱期后再使用对照牙膏,比较试验牙膏和对照牙膏的牙龈出血位点所占比例的差异,其中,牙龈出血位点所占比例是连续变量。

3. 同一受试对象两个部位的数据。例如:同一受试者的 2 颗下颌第一磨牙,其中一颗进行窝沟封闭,另一颗为对照组,不进行任何干预,比较两组的龋均。

4. 配对的两个受试对象分别接受两种处理的数据。如在动物实验中,常常先将动物按同种属、同性别、同年龄等配成若干对后,每对中两个个体再随机分配到处理组和对照组。

两组之间比较均数所选择的统计方法流程图见图 10-3-1。

**(三) 多组独立样本均数的比较**

完全随机设计分组或从不同总体抽样的三组及以上独立样本比较均数,可采用单因素方差分析(one-way ANOVA)。例如:在横断面研究中,调查某地区 5 岁儿童的患龋状况,拟研究每天不同刷牙频率的儿童之间龋失补牙数是否有统计学差异,也就是说,刷牙频率这个变量是否与龋失补牙数显著性相关。其中每天刷牙频率是有序变量,类别分别为一次及以下、两次、三次及以上。龋失补牙数是连续变量。比较三组之间的龋均是否有差异可采用单因素方差分析。又例如,在随机对照试验中,组别有三组,分别是干预组一、干预组二和对照组,三组之间比较某一连续变量也采用单因素方差分析。

**(四) 多组相关/配对样本均数的比较**

多组相关/配对样本比较均数可采用重复测量方差分析(repeated-measures ANOVA)。与两相关/配对样本相似,多组相关/配对样本数据的主要类型有:

1. 同一受试对象干预前后三次的数据。例如:比较某种牙周手术前、术后 24 小时、术后 1 个月的牙周袋深度和附着丧失的均数。

2. 对同一样品采用三种不同方法测量同一指标,或对同一受试对象给予三种不同处理的数据。

3. 同一受试对象三个及以上部位的数据。

多组之间比较均数所选择的统计方法流程图见图 10-3-2。

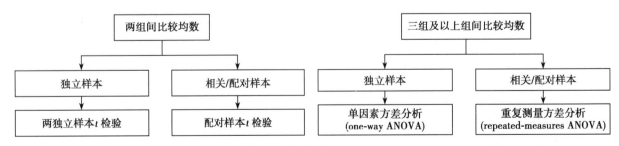

图 10-3-1 两组间比较均数所选择统计方法的流程图　　图 10-3-2 多组间比较均数所选择统计方法的流程图

（五）$t$检验和方差分析的应用条件

$t$检验和方差分析都是假定随机样本来自某已知分布（如正态分布）的总体,推断两个或两个以上总体参数是否相同的方法,亦称为参数检验（parametric test）。其特点主要有:①对总体参数进行估计或检验是统计推断的主要目的;②要求总体分布已知,如连续性资料符合正态分布,计数资料符合二项分布或Poisson分布等;③统计量有明确的理论依据（如$t$分布、$\mu$分布）;④有严格的使用条件。参数检验要求总体分布符合正态分布、总体方差齐和数据间相互独立。

$t$检验适用于比较两组间的连续变量,用于推断两个样本所代表的总体均数是否相同,或样本所代表的总体均数与已知的总体均数是否相同。单因素方差分析适用于比较三组及以上组间的连续变量,用于推断其应用条件均是:样本服从正态分布或来自正态总体,两样本或多样本比较时总体方差齐性（homogeneity of variance）。

（六）假设检验中需注意的问题

1. Ⅰ型错误和Ⅱ型错误的概念    假设检验是根据有限的样本资料提供的信息对总体进行推断,通过比较样本统计量的概率$P$值与事先设定$\alpha$水准的大小,来推断并做出结论,但结论有可能是错误的。当假设检验结论为拒绝$H_0$时,有可能拒绝了事实上成立的$H_0$,此类错误称为Ⅰ型错误（type Ⅰ error）,其概率为$\alpha$。对于某个具体事件来说,如拒绝$H_0$,其Ⅰ型错误概率$\alpha$的估计值为$P(P \leqslant \alpha)$。当假设检验不拒绝$H_0$时,有可能没有拒绝事实上不成立的$H_0$,此类错误称为Ⅱ型错误（type Ⅱ error）,其概率用$\beta$表示。$\beta$值可通过计算估计。表10-3-1为假设检验结论与事实对比的可能情况。

表 10-3-1  假设检验中可能的两类错误及其概率

| 客观实际 | 假设检验的结果 | |
|---|---|---|
| | 拒绝 $H_0$ | 不拒绝 $H_0$ |
| $H_0$ 成立 | Ⅰ型错误（$\alpha$） | 推论正确（1-$\alpha$） |
| $H_0$ 不成立 | 推论正确（1-$\beta$） | Ⅱ型错误（$\beta$） |

2. 检验效能    1-$\beta$称为检验效能（power of a test）,也称为把握度,是指当两总体参数确有差别（即事实上$H_0$不成立）时,按$\alpha$水准通过假设检验能发现他们有差别（即拒绝$H_0$）的概率。如1-$\beta$=0.90,表示若两总体参数确有差别,即事实上$H_0$不成立,而$H_1$成立,则理论上每100次抽样中,在$\alpha$的检验水准上平均有90次能拒绝$H_0$。

3. $P$值的含义    正确理解$P$值的含义首先需了解其与检验水准$\alpha$的关系。$\alpha$是根据检验需要事先选定并确定为小概率事件的水准,通常取0.05或0.01。当对某样本计算的$P$值有$P \leqslant \alpha$,表示该抽样为小概率事件,一般认为在一次抽样中不大可能得到此样本,因而拒绝$H_0$而接受$H_1$。但$P$值再小也不表示事件不会发生,只是发生的概率较低而已,即拒绝$H_0$时也可能犯错误（Ⅰ型错误）。因此,$P$值的意义是说明拒绝$H_0$接受$H_1$时所犯Ⅰ型错误的大小。当$P \leqslant \alpha$,通常认为按Ⅰ型错误不超过$\alpha$的水平拒绝$H_0$接受$H_1$,实际上犯Ⅰ型错误的概率为$P$。

当$P$值<0.05时,应表述为差异有统计学意义,而不应描述成有显著性差异。例如,当比较男女之间的患

龋率时,$P=0.001$,应该描述成男女之间患龋率的差异有统计学意义($P=0.001$),而不能描述成男女之间的患龋率有显著性差异。$P$值越小,说明我们越有信心认为两组之间的总体参数(如患龋率)存在差异。

4. 单侧检验与双侧检验　如果事先从前期研究结果得知青少年女性比男性的患龋率高,此时的检验假设称为单侧检验(one-sided test)。如不清楚患龋率是女性高还是男性高,此时的检验假设是两组间的患龋率不相等,称为双侧检验(two-sided test)。对同一资料计算相同统计量进行双侧检验和单侧检验,单侧检验所得的$P$值一般小于双侧检验的$P$值。如统计量的概率分布曲线是对称的,则单侧检验所得$P$值是双侧检验$P$值的一半。因此,单侧检验较双侧检验更易获得较小的$P$值,即单侧检验倾向于得到阳性结果。单侧检验的选择主要凭借专业知识和根据研究目的在计划阶段时确定,不能在得出统计量时根据$P$值大小或其他需要而主观选择。

### (七) 假设检验与置信区间的关系

假设检验是根据比较样本差异来推断总体参数是否不同。置信区间是根据样本信息估计总体参数所在范围。假设检验和置信区间从两个不同方面进行描述和分析,但检验效果是等价的。

1. 置信区间可用于回答假设检验的问题　置信区间总是与特定的假设检验相联系,通过样本数据计算的置信区间若包含了无效假设$H_0$,则按$\alpha$水准,不拒绝$H_0$,表示两组差异无统计学意义;若不包含$H_0$,则按$\alpha$水准,拒绝$H_0$,接受$H_1$,表示两组差异有统计学意义。例如,比较某地区5岁儿童男女之间的龋均差异,无效假设$H_0$是男女之间的总体龋均相同(总体龋均差值为0),备择假设$H_1$是男女之间的总体龋均不相同(总体龋均差值不等于0)。如果通过样本数据计算的置信区间包含0,则不拒绝$H_0$,表示男女两组之间龋均的差异无统计学意义;如不包含0,则拒绝$H_0$,接受$H_1$,表示男女两组之间龋均的差异有统计学意义。

置信区间除能完成假设检验的任务外,还能提供两总体参数间的差值大小(即双侧检验时的上限和下限值,单侧检验时的上限值或下限值),以及是否具有实际意义(尤其在拒绝$H_0$时),比如在临床治疗上是否达到所要求的标准。

2. 假设检验可提供置信区间不能提供的信息　当假设检验结论为拒绝$H_0$时,可以报告确切的$P$值,能较为准确地说明检验结论的概率保证或犯Ⅰ型错误的大小,而置信区间只能在预先给定的可信度95%或99%上进行推断。

综上所述,两者既有联系,又有区别,建议在结果汇报时同时报告两者的结果。

### (八) 统计学意义与实际意义

当假设检验的结论为$P>\alpha$时,不拒绝$H_0$,表示差异无统计学意义,说明样本统计量之间的差值由抽样误差所获得的可能性较大,即尚不能认为被推断的两总体参数有差别,但这不应被理解为所推断的两总体参数间绝对无差别或者差别不大。

当检验结论为$P\leqslant\alpha$,即拒绝$H_0$接受$H_1$,表示差异有统计学意义,说明样本统计量之间的差值并非仅由抽样误差所致,即被推断的两总体参数有统计差别。但所推断的两总体参数的差别有多大,是否具有实际意义等需结合专业知识进行分析和判断,统计学假设检验本身不能给予进一步回答。实际上在大样本比较时,没有实际临床意义的很小的差别,在统计学上也许是有意义的。因此,有统计学意义并不等于有实际临床意义,后者主要依靠专业知识来确定。

## 二、非参数检验

前面介绍的 $t$ 检验和方差分析,都是假定随机样本来自某已知分布(如正态分布)的总体,推断两个或两个以上总体参数是否相同的方法,亦称为参数检验。简单言之,参数检验要求总体分布符合正态分布、总体方差齐和数据间相互独立。但在实际工作中,许多资料不符合参数检验的要求,这时则需要应用一类对总体分布不严格限制的即任意分布(distribution free)的统计方法。这类方法并不考虑总体的参数和总体的分布类型,而是对样本所代表的总体分布或分布位置进行假设检验,由于这类方法不受总体参数的限制,故称非参数检验(nonparametric test),又称任意分布检验(distribution-free test)。

非参数检验的主要优点有:①适用范围广,可应用于总体分布形式未知或分布类型不明确的计量资料、偏态分布的资料、等级资料(即不能准确测量,只能按严重程度、优劣等级、次序先后等表示的资料)、不满足参数检验条件的资料(如各组方差明显不齐的资料),甚至个别数据较大或数据的一端或两端是不确定数值,如>40U 或 0.5mg 以下等形式的资料。②受限条件少,参数检验对总体分布等有特别限定;而非参数检验的假定条件少,也不受总体分布的限制,更适合一般的情况。③具有稳健性,参数检验是建立在严格的假设条件基础之上的,一旦不符合假设条件,其推断的正确性将受到怀疑;而非参数检验带有最弱的假定,所受的限制很少,稳健性好。④方法简便,易于理解和掌握。该类方法在近几年得到了极为广泛的应用。凡符合或经过变换后符合参数检验条件的资料,最好用参数检验。当资料不具备参数检验的条件时,非参数检验就是一种有效的分析方法。但对符合参数检验的资料,若采用非参数检验,则因为没有充分利用资料提供的信息,会导致信息损失和检验效能下降,故犯Ⅱ型错误的可能性比参数检验大。

非参数统计的方法很多,本部分仅介绍其中常用的秩和检验(rank sum test)。其方法均基于秩次(rank)。秩次是将数值变量值从小到大,或等级变量值从弱到强排列的序号。秩和是用秩次号代替原始数据后,所得秩次号之和(即按某种顺序排列的序号之和)。秩和检验的基本思想就是基于秩次,通过编秩,用秩次代替原始数据信息进行检验,即检验各组的平均秩是否相等。如果经检验各组的平均秩不相等,则可以推论数据的分布不同,进一步可推论各分布间分布位置发生了平移。

### (一) 两独立样本资料比较的 Wilcoxon 秩和检验

两独立样本资料比较时,若比较两组间连续变量的均数,样本来自正态总体且方差相等,可用两独立样本 $t$ 检验;若样本不符合正态分布,或者方差不齐,则可用 Wilcoxon 秩和检验(Wilcoxon rank sum test)或 Mann-Whitney $U$ 检验(Mann-Whitney $U$ test)。Wilcoxon 秩和检验比较的是两组间的秩和,而两独立样本 $t$ 检验比较的是两组间的均数。例如:在病例-对照研究中,拟比较患慢性肾病患者和健康对照组龈沟液中炎性因子 IL-6 浓度的差异。炎性因子数据是连续变量,正态性检验表明炎性因子浓度的数据不符合正态分布,且方差也不齐,这时可采用 Wilcoxon 秩和检验或 Mann-Whitney $U$ 检验比较两组间的差异。

### (二) 两相关/配对样本资料的 Wilcoxon 符号秩检验

两相关/配对样本资料比较时,若比较两组间连续变量的均数,样本来自正态总体且方差齐,可用两配对样本 $t$ 检验;若样本不符合正态分布,或者方差不齐,则可用 Wilcoxon 符号秩检验(Wilcoxon signed rank test)。例如:比较牙周手术前后牙周袋深度和附着丧失,若牙周袋深度和附着丧失的数据符合正态分布,且方差齐,可采用两配对样本 $t$ 检验;若不符合正态分布,且方差也不齐,则采用 Wilcoxon 符号秩检验。

两组之间参数检验和非参数检验选择统计方法的流程图见图 10-3-3。

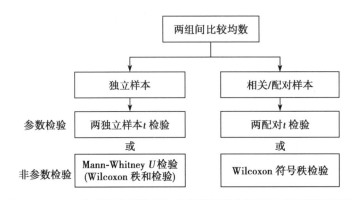

**图 10-3-3　两组之间参数检验和非参数检验选择统计方法的流程图**

### (三) 多组独立样本资料比较的 Kruskal-Wallis *H* 检验

三组及以上独立样本资料比较时,观察指标是连续变量,样本来自正态总体且方差相等,可用方差分析。否则,可进行数据变换使其满足正态性或方差齐性的要求后,用方差分析进行分析。通过数据变换也不能满足条件时,可用 Kruskal-Wallis *H* 秩和检验。例如:在横断面研究中,调查新疆地区 5 岁儿童的患龋状况,拟研究三个不同民族儿童龋失补牙数是否有统计学差异,也就是说,民族这个变量是否与龋失补牙数显著相关。其中民族是三分类的无序变量,类别分别为汉族、维吾尔族和其他民族,龋失补牙数虽然是连续变量,但是其分布不符合正态分布,且方差不齐,这时可采用 Kruskal-Wallis *H* 检验。

### (四) 多组相关样本资料比较的 Friedman 秩和检验

多组相关样本设计也称区组设计,亦称配伍组设计,是将多个条件近似的受试对象配成一组,称为区组,随机给予每个区组中的个体以不同处理或对观察每个区组不同暴露因素的情况。各区组的受试对象不仅数量相同,生物学特征也较均衡,这样既缩小了误差,还可分析出处理组及配伍组两个因素的影响。区组设计各处理组的观察指标是数值变量资料,且满足方差分析的条件时,可用随机化区组设计方差分析,否则可用 Friedman 秩和检验。

多组之间参数检验和非参数检验选择统计方法的流程图见图 10-3-4。

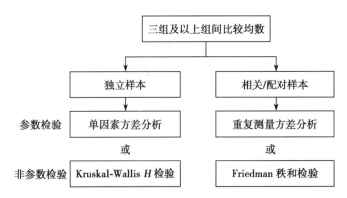

**图 10-3-4　多组之间参数检验和非参数检验选择统计方法的流程图**

### 三、分类变量的统计分析

在单因素分析中,通过假设检验方法比较两组或三组之间的某个率来推断他们分别代表的两组或三组之间的某个率是否相等。也就是说,当检验两组或三组之间的某个率是否有统计学差异的时候,均可采用卡方检验(Chi-square test/$\chi^2$-test)。需要注意的是,与比较均数不同,无论是两组还是三组及以上比较率,均可采用卡方检验。

#### (一) 两独立样本或多组独立样本比较率的卡方检验

两独立样本比较率可采用卡方检验。例如:在横断面研究中,调查某地区 12 岁儿童的患龋状况,拟研究男女之间的患龋率是否有统计学差异。其中性别是二分类变量,是否患龋是 0 或 1 的数据,也是二分类变量,男生和女生是两个完全独立的样本,探索分类变量与分类变量之间的关系可采用卡方检验。本例的四格表见表 10-3-2。一般数据的四格表可通过统计软件得到,不需要手动计算。

**表 10-3-2　我国 12 岁儿童性别与患龋率的关联研究**

| 性别 | 是否患龋 | | 合计 | 患龋率/% |
| --- | --- | --- | --- | --- |
| | 是 | 否 | | |
| 男 | 21 822(24 838) | 37 441(34 425) | 59 263 | 36.82 |
| 女 | 27 886(24 870) | 31 452(34 468) | 59 338 | 47.00 |
| 合计 | 49 708 | 68 893 | 118 601 | 41.91 |

注:括号中数据为理论值。

三组及以上独立样本比较率,同样可采用卡方检验。例如:在上述调查 12 岁儿童患龋状况的研究中,拟研究每天不同刷牙频率的儿童患龋率是否有统计学差异。其中每天刷牙频率是三分类变量,并且是完全独立的样本,是否患龋是二分类变量,探索这两者之间的关系同样可采用方差分析。对于多组独立样本比较率,同样可以制作 $r×c$ 表格。上述例子可制作 3×2 表格。

但是卡方检验的应用有一定的条件,表格中理论频数小于 5 的格数不能超过 20%。对于 2×2 四格表,如果有一个及以上格子的理论频数小于 5,就不能采用卡方检验,而要改用确切概率法。该法由 R. A. Fisher 于 1934 年提出,其理论依据是超几何分布,又称 Fisher 确切概率法(Fisher's exact test)。$P$ 值应该是通过 Fisher 确切概率法计算得来的,而不是卡方检验。

对于 $r×c$ 表格,如果表格中理论频数小于 5 的格数不能超过 20%,例如在 3×4 表格中,如果有三个及以上格子的理论频数小于 5,也不能采用卡方检验,同时也不能用 Fisher 确切概率法。一般会先合并行或列的变量的各个组别,使行或列的组别尽量减少,从而减少理论频数小于 5 的格子。例如,两个分类变量分别是每天刷牙频率(一次及以下、两次、三次及以上)和年龄分组(30 岁及以下、31~40 岁、41~50 岁、50 岁以上),可以将年龄分组中频数相对较少的组别合并,合并成三分类变量(30 岁及以下、31~40 岁、40 岁以上),从而减少理论频数小于 5 的格数。

#### (二) 两相关/配对样本或多组相关/配对样本比较率的检验

两相关/配对样本比较率可采用 McNemar 检验(McNemar test)。例如:在临床试验中,比较使用电动牙刷刷牙前后的菌斑去除率,刷牙前后的菌斑去除率是相关样本,可使用 McNemar 检验。两组独立样本或相关/配对样本选择统计方法的流程图见图 10-3-5。

同理,对于三组及以上的相关/配对样本比较率,可采用 Cochran Q 检验(Cochran Q test)。图 10-3-6 显示了多组独立样本或相关/配对样本选择统计方法的流程图。

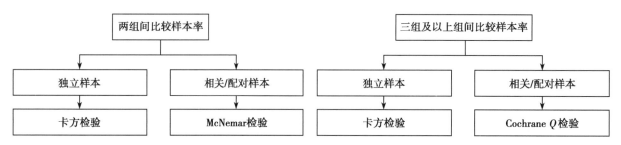

图 10-3-5　两组独立样本或相关/配对样本比较率的统计方法流程图

图 10-3-6　多组独立样本或相关/配对样本比较率的统计方法流程图

# 第四节　相关与回归

在医学研究中,经常需要研究两个变量之间的相互联系和相互依存关系,例如身高与体重、年龄与龋失补牙数等。两个变量之间的关系一般分为两种:一种是两个变量共同变化,一个变量增大,另一个也随之增大或减小,可通过相关(correlation)分析的方法来描述二者之间的关系;另一种是一个变量依存于另一个变量,可用回归(regression)的方法来研究二者之间的关系。常用 $X$ 代表自变量(independent variable),$Y$ 代表因变量(dependent variable)。在统计方法中常用简单线性相关与简单线性回归的方法来研究两变量之间的相互依存和互为消长的线性关系。

## 一、简单线性相关

如果两个变量是连续变量,且都呈正态分布,那这两个变量之间的相关性可采用 Pearson 相关系数(Pearson correlation coefficient)来描述。统计学中用符号 $r$ 来表示样本相关系数,用符号 $\rho$ 表示总体相关系数。$r$ 用来说明两个变量间线性相关关系的密切程度与相关方向,$r$ 没有单位,其范围为 $-1 \leqslant r \leqslant 1$。$r$ 的绝对值愈接近 1,说明两个变量间的直线相关关系愈密切;愈接近 0,相关关系愈不密切。相关系数若为正,说明一个变量随另一个变量的增减而增减,二者为正相关关系;若为负,表示一个变量增加,另一个变量减少,即二者为负相关关系。

图 10-4-1 直观地说明了不同 $r$ 值代表的相关关系。$r=0$ 表示两变量间无关系或可能存在一定程度的曲线关系而不是直线相关关系,称为零相关(zero correlation)。$r=1$ 为完全正相关(perfect positive correlation),$r=-1$ 为完全负相关(perfect negative correlation),散点在一条直线上,且两个变量是同向变化或反向变化。$0<r<1$ 为正相关,$-1<r<0$ 为负相关,散点呈椭圆形分布,表示两变量的变化趋势是同向或反向的。正相关或负相关并不一定表示一个变量的改变是另一个变量变化的原因,有可能二者同时受另一个因素的影响。

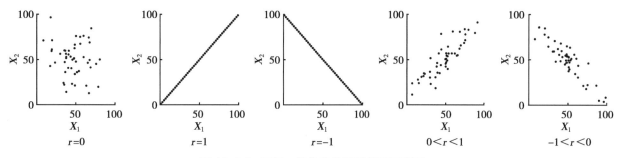

**图 10-4-1 不同 r 值代表的相关关系示意图**

在汇报相关的结果时,除了汇报 r 值,还需要汇报 P 值,说明两个变量间的线性关系是否有统计学意义。一般假设检验推断两个变量的相关关系时,可根据 r 的大小来判断:

(1) 当 $|r| \geq 0.7$ 时,两个变量为高度相关关系。

(2) 当 $0.4 \leq |r| < 0.7$ 时,两个变量为中度相关关系。

(3) 当 $|r| < 0.4$ 时,两个变量为低度相关关系。

## 二、简单线性回归

简单线性相关用来描述两个连续变量之间相关关系的方向和密切程度,两者都是结果变量,不分主次。但在医学研究中,通常需要通过易观测的连续变量,对难观测变量的变化趋势进行预测,例如通过成年人的年龄来预测全口牙的牙周袋深度。成年人的年龄是自变量,全口牙的牙周袋深度是因变量,线性回归(linear regression)就是研究一个因变量随一些自变量线性变化的统计学方法,且自变量和因变量均为连续变量,因变量必须服从正态分布。简单线性回归(simple linear regression)就是一个因变量($Y$)随一个自变量($X$)变化的关系。线性回归方程为:

$$Y = a + bX$$

式中,$a$ 为常数项,是回归直线在 $Y$ 轴的截距,其统计学意义为 $X$ 取 0 时,方程所估计的 $Y$ 的平均水平。$b$ 为回归系数,即直线的斜率,其统计学意义是 $X$ 每增加或减少一个单位,$Y$ 平均改变 $b$ 个单位。$b > 0$ 时,$Y$ 随 $X$ 的增大而增大;$b < 0$ 时,$Y$ 随 $X$ 增大而减小;$b = 0$ 时,直线与 $X$ 平行,表示 $Y$ 与 $X$ 无直线关系。

## 三、等级相关

研究两个连续变量的相关关系时,如两个变量分别满足正态分布,可采用 Pearson 相关系数来描述。然而,当两个连续变量无法满足正态分布,或者当一个连续变量和一个分类变量,或者两个分类变量进行相关分析时,由于分类变量无法满足正态分布,因此可采用等级相关分析的方法来进行相关分析,最常用的是 Spearman 等级相关系数(Spearman correlation coefficient)。它是用等级相关系数 $r_s$ 来说明两个变量间相关关系的密切程度与相关方向。$r_s$ 没有单位,其值界于−1 与 1 之间。$r_s$ 的正负表示等级相关的方向,$r_s$ 值为正,表示正相关;$r_s$ 为负,表示负相关;$r_s$ 为 0,表示零相关。

表 10-4-1 列举了根据不同的变量类型数据选择不同的描述性统计和推断性统计方法。

**表 10-4-1  根据不同的变量类型数据选择不同的描述性统计和推断性统计方法**

| 分类 | 数值变量(正态分布) | 等级/有序变量或<br>非正态分布数值 | 分类变量 |
| --- | --- | --- | --- |
| 描述性统计 | 均数(标准差) | 中位数(四分位间距) | 构成比 |
| 比较独立的两组 | 两独立样本 t 检验 | Wilcoxon 秩和检验或 Mann-Whitney<br>U 检验 | 卡方检验 |
| 比较相关/配对的两组 | 配对 t 检验 | Wilcoxon 符号秩检验 | McNemar 检验 |
| 比较三组或以上独立的组 | 单因素方差分析 | Kruskal-Wallis H 检验 | 卡方检验 |
| 比较三组或以上配对的组 | 重复测量方差分析 | Friedman 检验 | Cochrane Q 检验 |
| 量化两个变量之间的关系(相关) | Pearson 相关系数 | Spearman 相关系数 | — |

# 第五节  统计推断——多因素分析

医学研究常常需要分析某一健康结局的影响因素或相关因素,由于生命现象的复杂性,往往需要同时考虑多个因素对结局变量的影响。例如:儿童是否患龋与遗传、摄入糖的频率、口腔卫生习惯、是否使用含氟牙膏等因素相关。因此如何从诸多的相关或影响因素中筛选出有统计学意义的变量,并估计某因素在其他因素同时存在时对结局变量的影响,这是医学研究的重要任务之一。多因素分析(multiple factors analysis)是研究多个自变量($X_1, X_2, X_3 \cdots X_m$)与一个因变量($Y$)之间的关系,同样会根据因变量与自变量的类型来选择不同的统计学方法。

## 一、因变量是连续变量——多重线性回归

简单线性回归是研究一个因变量与一个自变量之间线性趋势的数量关系。但由于事物之间的关系是多方面的,一个因变量的变化可能受到其他多个自变量的影响,如全口牙的牙周袋深度可能与年龄、性别、全身系统性疾病、口腔卫生习惯、吸烟状况、家族史等有关。用回归方程定量的刻画一个因变量 $Y$ 与多个自变量 $X_1, X_2, X_3 \cdots\cdots X_m$ 间的线性依存关系,称为多重线性回归(multiple linear regression),简称多重回归(multiple regression)。

在一定的假设条件下,因变量 $Y$ 与自变量 $X_1, X_2, X_3 \cdots X_m$ 之间存在如下线性函数关系:

$$Y = \beta_0 + \beta_1 X_1 + \beta_2 X_2 + \cdots \beta_m X_m + \varepsilon$$

此线性函数即为多重线性回归模型的一般形式,其中 $\beta_0$ 为常数项,也称为截距,$\beta_1, \beta_2, \beta_3 \cdots \beta_m$ 称为偏回归系数(partial regression coefficient),$\varepsilon$ 为残差(residual),即去除 $m$ 个自变量对 $Y$ 的影响后的随机误差。偏回归系数 $\beta_j (j = 1, 2, 3 \cdots m)$ 的含义为:在其他自变量保持不变的条件下,自变量 $X_i$ 每改变一个单位,因变量 $Y$ 的平均改变量。

多重线性回归模型的应用条件有以下几方面:

1. 因变量 $Y$ 是连续变量,需要服从正态分布且具有方差齐性。

2. $Y$ 与 $X_1, X_2, X_3 \cdots X_m$ 之间具有线性关系。

3. 各观测值 $Yi(i=1,2,3\cdots n)$ 之间相互独立。

4. 自变量 $X$ 可以是连续变量,也可以是分类变量。对于二分类变量无需进行转换,但是如果是三分类的有序和无序变量,就需要转换赋值成哑变量(dummy variable)后再进行统计分析。但是在实际应用中,自变量很多都是三分类的有序或无序变量,因此对于此类自变量进行多因素分析时,可采用广义线性模型中的多因素方差分析或多因素协方差分析。

5. 关于多重线性回归的最小样本量,一般样本量是自变量数目的 20 倍。例如,欲研究的自变量为 5 个,那么至少需要 100 个样本量才能进行多因素分析。如果样本量只有 200 人,拟研究的自变量有 15 个,也就是自变量太多,可先进行单因素分析,选择 $P<0.2$ 或 $P<0.3$ 的自变量进入多因素线性回归的方差,这是一种自变量筛选的策略。但是需要研究的自变量仍然要根据临床意义来选择。

例如:为研究某地区成年人牙周状况的影响因素,采用横断面研究方法随机抽取 500 名成年人进行检查,通过牙周健康检查和问卷调查的方式收集数据,牙周健康状况包括牙周袋深度和附着丧失,检查全口(除第三磨牙)所有牙六个位点,调查与牙周袋深度相关的影响因素。相关因素包括年龄(连续变量)、是否吸烟(是/否,二分类变量)、是否使用牙线(是/否,二分类变量)、是否患有全身性疾病(是/否,二分类变量)(影响因素有多种,因篇幅所限只举几项,简要阐述分析思路)。因变量是每个居民的平均牙周袋深度,为连续变量,通过全口所有牙周袋深度之和除以全口位点数所得。由于因变量是连续变量,自变量为连续变量和二分类变量,没有多分类变量,因此不需要转化成哑变量,直接采用多重线性回归研究 500 名成年人牙周袋深度的相关因素,具体结果见表 10-5-1。

表 10-5-1 500 名成年人关于牙周袋深度的多重线性回归分析结果

| | 偏回归系数 | 95% CI | $P$ 值 |
|---|---|---|---|
| 是否吸烟 | | | <0.001 |
| 否① | | | |
| 是 | 1.43 | 0.45~4.35 | |
| 年龄 | 0.82 | 0.23~3.35 | 0.012 |
| 常数项 | 0.23 | — | 0.348 |

注:决定系数 $R^2=0.25$。
①参考组。

表中结果显示,年龄的偏回归系数为 0.82(95% CI:0.23~3.35),表明在其他因素不变的情况下,年龄每增加 1 岁,平均牙周袋深度增加 0.82mm。是否吸烟的偏回归系数为 1.43(95% CI:0.45~4.35),表明在其他因素不变的情况下,吸烟的成年人比不吸烟的成年人平均牙周袋深度增加 1.43mm。

多重线性回归分析中,通常用决定系数 $R^2$ 评价多重线性回归方程拟合效果,决定系数的取值在 0 到 1 之间,可说明引入自变量而使因变量的总变异减少的比例,越接近 1,说明模型对数据的拟合程度越好。本例 $R^2$ 为 0.25,表明牙周袋深度变异的 25% 可由年龄和是否吸烟的变化来解释。

## 二、因变量是二分类变量——Logistic 回归

多重线性回归是研究一个正态随机因变量 $Y$ 和多个自变量 $X(X_1,X_2,X_3\cdots X_m)$ 的数量关系。因变量

$Y$ 是连续变量,要求因变量 $Y$ 与 $X$ 呈线性关系并满足相应条件。但在医学研究中常研究因变量 $Y$ 为二分类变量(如患龋与未患龋、阴性与阳性等)与多个自变量 $X(X_1,X_2,X_3\cdots X_m)$ 的关系,显然,这类因变量 $Y$ 不满足正态分布的条件,应采用 Logistic 回归(Logistic regression)分析方法。Logistic 回归分析可用于影响或相关因素分析、建立预测模型等。

Logistic 回归分析的应用条件有以下三个方面:

1. 应用 Logistic 回归分析时,要求观察单位间彼此独立,即个体间具有独立性。例如:调查某地区 5 岁儿童的患龋率,研究对象是儿童,每位儿童是相互独立的。但是当研究个体间存在聚集性特征时,应考虑采用广义估计方差或多水平模型等更复杂的方法来进行分析。例如,在研究某类种植钉的失败率时,选择每位患者口腔中 2~3 枚种植钉为观察单位,同一患者的种植钉之间受这位患者口腔卫生习惯、吸烟状况、家族史、全身性疾病等的影响,不是独立的个体,同一位患者的 2~3 枚种植钉具有聚集性效应,因此将种植钉作为观察单位,简单地采用单水平 Logistic 回归分析是不合理的。

2. Logistic 回归分析的因变量 $Y$ 是二分类变量,通常编码为 0 和 1,自变量 $X$ 可以是连续变量,也可以是分类变量。分类变量可以是二分类或三分类变量,因此 Logistic 回归分析的应用范围较广。

3. 关于 Logistic 回归的最小样本量,与多重线性回归相同,一般样本量是自变量数目的 20 倍。自变量筛选策略在 Logistic 回归中仍然可用。

Logistic 回归分析的计算公式比较复杂,这里不过多解释。简而言之,因为因变量 $Y$ 是二分类变量,通常编码为 0、1,无法与自变量形成线性关系,所以对因变量数据进行了 Logit 变换后,将非线性关系转换成线性关系,形成以下公式:

$$Logit(P) = \ln\left(\frac{P}{1-P}\right) = \beta_0 + \beta_1 X_1 + \beta_2 X_2 + \cdots + \beta_m X_m$$

$\beta_0$ 常数项为常数项,$\beta_j(j=1,2\cdots m)$ 称为 Logistic 回归系数(coefficient of Logistic regression)。Logistic 回归分析中汇报的比值比(odds ratio, OR)= $\exp(\beta)$,exp 表示以 e 为底的指数。比值比可以反映自变量(暴露)与因变量(结局)的关联强度。$\beta$ 值、OR 值、因变量与自变量之间的关系见表 10-5-2。

**表 10-5-2 $\beta$ 值、OR 值、自变量与因变量之间的关系**

| $\beta$ 值与 OR 值 | 自变量与因变量的关系 | $\beta$ 值与 OR 值 | 自变量与因变量的关系 |
| --- | --- | --- | --- |
| $\beta=0,OR=1$ | 无关 | $\beta<0,OR<1$ | 有关,保护因素 |
| $\beta>0,OR>1$ | 有关,危险因素 | | |

例如:为研究某地区成年人患龋率的相关因素,采用分层整群抽样方法,对某地区 1 000 名居民进行口腔健康检查和问卷调查,调查影响因素包括年龄(连续变量)、地区(城市/农村,二分类变量)、性别(男/女,二分类变量)、每天刷牙频率(1 次及以下/2 次/3 次及以上,有序分类变量)(影响因素多种,因篇幅所限只举几项,简要阐述分析思路),因变量为 $Y$(患龋:1,未患龋:0),采用 Logistic 回归分析 1 000 名成年人患龋率的相关因素,具体结果见表 10-5-3。

表 10-5-3　1 000 名成年人关于患龋率的 Logistic 回归分析结果

| | 比值比（OR） | 95% CI | $P$ 值 |
| --- | --- | --- | --- |
| 性别 | | | <0.001 |
| 　男① | | | |
| 　女 | 1.21 | 1.32~4.65 | |
| 每天刷牙频率 | | | 0.008 |
| 　3 次及以上① | | | |
| 　2 次 | 1.28 | 0.93~5.58 | |
| 　1 次及以下 | 2.39 | 1.78~5.93 | |
| 年龄 | 1.78 | 1.15~4.35 | 0.025 |
| 常数项 | 0.50 | — | 0.258 |

注：Cox & Snell $R^2$ = 0.22，Nagelkerke $R^2$ = 0.24。
①参考组。

表中结果显示，性别（二分类变量）的 OR 值为 1.21，表示在其他自变量不变时，女性患龋的风险是男性的 1.21 倍（$P<0.001$）。每天刷牙频率（有序分类变量）的 OR 值表示在其他自变量不变时，每天刷牙频率 1 次及以下的成年人患龋风险是刷牙频率 3 次及以上的 2.39 倍（$P<0.001$），然而每天刷牙频率 2 次和刷牙频率 3 次及以上成年人患龋的风险差异无统计学意义，同时 OR 值的 95% CI 包含 1。年龄（连续性变量）的 OR 值为 1.78，表示年龄每增长 1 岁，患龋风险是之前的 1.78 倍（$P<0.05$）。

Cox & Snell $R^2$ 和 Nagelkerke $R^2$ 这两个指标的意义与多重线性回归分析中的 $R^2$ 相似，从不同角度反映了当前模型中自变量解释了因变量的变异占因变量总变异的比例。本例 Cox & Snell $R^2$ = 0.22，Nagelkerke $R^2$ = 0.24，表明患龋率变异的 22% 和 24% 可由年龄、性别和每天刷牙频率的变化来解释。

（陆海霞）

# 参 考 文 献

1. 施榕. 预防医学. 3 版. 北京：高等教育出版社，2016.

2. 赵耐青，陈峰. 卫生统计学. 北京：高等教育出版社，2008.

3. 李晓松. 卫生统计学. 8 版. 北京：人民卫生出版社，2017.

4. 王兴. 第四次全国口腔健康流行病学调查报告. 北京：人民卫生出版社，2018.

5. 方积乾. 医学统计学与电脑实验. 4 版. 上海：上海科学技术出版社，2012.

6. 齐小秋. 第三次全国口腔健康流行病学调查报告. 北京：人民卫生出版社，2008.

7. DOUGLAS G，ALTMAN. Practical statistics for medical research. New York：Chapman & Hall，1991.

8. 冯希平. 口腔预防医学. 7 版. 北京：人民卫生出版社，2020.

9. 贺佳，尹平. 医学统计学. 2 版. 北京：高等教育出版社，2020.

# 第十一章　系统评价在口腔医学的应用

## 第一节　概　　述

### 一、循证医学的起源

早在 1972 年,英国 Archie Cochrane 提出,既然卫生保健资源是有限的,应将这些有限的资源用于已被证明有效的卫生保健服务中。Cochrane 观察到,虽然医学的发展基于科学的进步,但很多时候在对新的治疗方法进行评价时都缺乏科学的原则。1992 年,David L. Sackett 教授将这个概念命名为循证医学,并成立了循证医学工作组。这个工作组于 1992 年在 *JAMA* 杂志上发表了第一篇循证医学文章,介绍循证医学概念。1992 年,在 Iain Chalmers 的领导下英国 Cochrane 中心成立,次年世界 Cochrane 协作网成立,以响应 Archie Cochrane 倡导的对医疗保健领域所有相关随机对照试验进行系统回顾,旨在帮助卫生决策。

循证医学指的是运用现有较好的研究证据,同时结合医生的个人专业技能和临床经验,考虑患者意愿,制订医疗决策。循证医学可促进临床实践中研究证据的有效使用,有利于新的和好的治疗方法的尽早采用,及时拒绝无效的治疗方法,因而能更有效地利用资源。

### 二、循证口腔医学

循证口腔医学(evidence-based dentistry,EBD)是循证医学的一个分支,也是口腔医学的一个重要部分。循证口腔医学的发展有几个里程碑。1994 年,Alexia Antczak Bouckoms 在英国建立了循证口腔健康组。该健康组至今已发表了 200 多篇有关口腔癌、正畸和牙周病等领域的系统评价文章。1995 年,Derek Richards 建立了循证口腔医学中心网站。Amid Ismail 和 Nigel Pitts 建立了国际循证口腔医学工作组,推动循证口腔医学的发展。近年来,多个国际牙科专业团体举办了循证口腔医学研讨会。1998 年,*Evidence-Based Dentistry* 杂志创刊,登载循证口腔医学继续教育文章、质量评价摘要、系统评价小结和临床试验等。此外,越来越多的国际牙科杂志也登载循证口腔医学相关的内容。

循证口腔医学的目的是鼓励专业人士在他们的口腔医疗服务中,寻找和了解可得到的证据,以应用于临床问题中。循证口腔医疗实践与传统的口腔医疗实践相比,两者既有相似的地方,也有差异之处。两者都需要良好的临床技术和临床经验,这些技术包括获取准确的病史、采用有条理的检查程序和合理的诊断方法。此外,两者实践都需要证据与患者意愿的结合。但循证口腔医学实践的证据来源更有优势,循证口腔医学强调使用最佳证据,对证据进行评价,评价程序更客观、透明,偏倚较少,更多接受不确定性的结论。

而传统口腔医疗实践的证据来源不明确,没有对证据质量进行评价,或评价程序较主观、不透明,偏倚较多,偏向于得出是或非的结论。

随着循证口腔医学的重要性日渐突显,越来越多的学者发表循证口腔医学方面的文章。目前发表的文章多集中在口腔疾病的病因学和防治两个类型,其中口腔内科学和口腔颌面外科学方面的循证医学文章占主要地位,因为这两个领域病种多,治疗手段多样且相对复杂。

### 三、系统评价概况

系统评价是循证医学重要的研究方法和最佳证据的重要来源之一,是当前临床医学各专业使用较频繁的工具之一。2001 年,美国纽约州立大学推出的证据等级金字塔——新九级标准中,系统评价位于金字塔的顶端。

系统评价是一种文献综合方法,指针对某一具体临床问题,系统、全面地收集目前已发表或未发表的所有临床研究,采用临床流行病学严格评价文献的方法,筛选出符合质量标准的文献,进行定性或定量分析,得出综合可靠的结论。同时,随着新的临床研究结果的出现,及时进行更新。Meta 分析亦称为荟萃分析、二次分析、汇总分析或集成分析,但以上中文译名均有其局限性,因此学者们仍建议使用 Meta 分析一词。Meta 分析存在广义和狭义两个概念,目前尚未统一。广义概念认为 Meta 分析是系统评价的一种类型,当系统评价用定量方法对资料进行统计学分析时,称为 Meta 分析,即定量系统评价,不进行统计学分析时,认为是定性系统评价。狭义概念认为 Meta 分析只是一种定量合成的统计学方法,不一定严格按照系统评价步骤进行。但现在普遍接受 Meta 分析是系统评价的一种类型。

系统评价没有直接做实验,只是对原始研究进行引用、合成和推论,过去多被视为一种科学研究,近年来较多杂志将其归类为临床综述(clinical review)。系统评价与传统文献综述有较大差异。传统的文献综述涉及的问题一般较大,资料来源常不全面,不考虑文献质量,研究结果不合并或常定性分析,且不可避免地会带入研究者的主观观点。系统评价常集中于某一问题,有明确的设计,严格的纳入标准和文献评估标准,透明度高,阅读者可对其过程进行判断,相对客观。

需要注意的是,系统评价亦存在一些问题:①目前大量发表的临床研究多是为了加强专业前景,而不是增加必需的知识,这样可能对证据的质量产生危害。②研究者倾向于发表阳性结果的文章,阴性结果的文章容易被拒绝。实际上,阴性结果的试验同样具有价值。③由商业机构赞助的临床试验呈增多趋势,这种试验的结果如果是阴性或者所得的结果对商业机构没有帮助,更加不易发表。④系统评价亦受使用者人为因素的影响,如果按照严格的系统评价规范进行操作,可形成高质量的系统评价文章,否则容易引起误导。因此,应以严谨的态度学习和实施系统评价。

## 第二节　系统评价的步骤与方法

经典系统评价步骤包括:选题、文献检索、文献筛选、数据提取、质量评价、效应尺度选择、异质性检验、敏感性分析和亚组分析等。本节将具体介绍每个步骤。

## 一、选题

### （一）系统评价的选题原则

选择一个好的题目是系统评价成功的一半，也是最重要、最基础的一步。选题应当遵循实用性、价值性、科学性、创新性和可行性五大原则。

1. 实用性原则　实用性原则强调选题要紧密结合临床实践，选取尚未确定的、有争议的临床问题。

2. 价值性原则　价值性原则强调关注的问题具有研究应用的价值，可选取发病率高、经济或社会负担重的疾病相关问题，如口腔肿瘤、龋病等。近年来罕见病的研究逐渐受到关注，虽然这类疾病的文章数量少，但进行系统评价的量亦少，有研究的空间。

3. 科学性原则　科学性原则强调所选问题要符合客观规律，不可主观臆造。研究内容应当能回答所提出的问题。

4. 创新性原则　创新性原则是每个研究必须遵守的，不可照抄他人研究。所选研究相较于前人研究要有创新之处。

5. 可行性原则　可行性原则包括是否掌握系统评价方法、相应的操作软件、该领域的专业知识，所选题目是否有针对性，是否过大而难以操作。

### （二）系统评价选题来源和注意事项

系统评价选题范围较大，所有碰到的临床问题都可能成为选题来源。选题来源主要有：①临床实践中发现的尚无定论的问题；②学术会议上专家提出的尚未解决的问题；③指南上证据等级较低的问题；④阅读文献时发现的有争议的问题；⑤同行交流中发现的不确定的问题。此外，循证口腔健康组已经进行了广泛的优先排序过程，以确定口腔健康证据合成的优先领域，是很好的选题来源。

在初步确定选题后，需粗略设计相应的关键词进行数据库检索。浏览以往发表的文献时需注意以下几个方面：①可能纳入的文章数目有多少；②可能纳入的文献有无相应的效应指标；③以往是否已经发表过相似的系统评价。如可能纳入的文章数目过少，则达不到数据汇总的效果，会增加出现假阳性或假阴性的机会，使结果不可靠。理论上来说可能纳入的文献过多并无坏处，实用性和推广性更好，分析结果更准确，但会消耗更多的资源和时间。了解可能纳入的文章数量后，初步阅读文献全文，明确是否有相应的效应指标。有些文献常常缺失明确的效应指标，最终不符合纳入标准，需排除。如果检索和筛选完成后再提取数据，发现没有相应的效应指标，则可能要重新选题，浪费了精力和时间。如果以往有发表过的类似的系统评价，应当注意其发表年份，若在此系统评价后还有较多新的可能纳入的文章，则说明可以更新系统评价。此外，应当仔细阅读文献全文，若能发现与以往系统评价不同的点，则以该点为创新，独辟蹊径，继续完成系统评价。总之，系统评价选题是最重要的一环，选题的高度也将决定文章的高度。

### （三）确定题目与注册

系统评价注册的目的在于：①避免和前人的研究内容重复；②系统评价初步方案可获得专业人士的评价；③目前系统评价投稿时，审稿人一般都要求注册。系统评价注册分 Cochrane 系统评价注册和非 Cochrane 系统评价注册。

Cochrane 系统评价注册题目后,Cochrane 评价小组经过评审,若接受将会通过电子邮件发送注册表,否则会提出修改题目或告知题目不在优先资助范围。题目一旦注册成功,Cochrane 专业小组会主动联系作者,协助制订检索策略、查找原始资料、翻译非英文语种文献和分析资料,确保文章最后发表的质量。一般题目注册成功后,6~9 个月完成计划书,计划书发表后 6~18 个月完成系统评价。此后,Cochrane 系统评价每 2 年需更新一次。

如果作者不能保证每 2 年更新一次已发表的系统评价,或短时间内急于发表文章,则不适合选择 Cochrane 系统评价注册,可在国际化前瞻性系统评价注册数据库(international prospective register of systematic reviews,PROSPERO)注册题目。

## 二、文献检索

文献检索强调尽可能获得当前与问题相关的全部研究结果,无国别和语种限制,以计算机检索为主,辅以手工检索。计算机检索需要制订严格的检索策略,但检索过程中也可根据检索结果、文献查找数量等灵活运用组配、限定和加权等检索功能,适当调整检索策略。无论如何,检索策略应当能反映研究目的。

### (一) 确定检索词和检索式

1. 分析所选的临床问题,将此问题分解为 PICOS 5 个部分:其中 P 代表 participant/population(研究对象),I 代表 intervention(干预措施),C 代表 comparison(比较措施),O 代表 outcome(结局指标),S 代表 study(研究类型)。一般来说,可以选择 PICOS 中的 P 和/或 I 作为检索词,若检索结果太多可适当增加 1 个或 2 个检索词,但一般不同时出现 5 个检索词。

2. 确定检索词后,应使用规范的主题词或关键词,及其同义词、相近词,不选择禁用词、动词或名词,尽量少用不能表达研究内容的高频词。为了更全面、准确地确定检索词,可查找以往发表的与该检索词有关的系统评价文章,借鉴里面的检索词,也可参考类似文献的标题和摘要,确定检索词。

3. 确定检索词后,应充分利用布尔逻辑运算符、位置算符和限制符等制订检索式。布尔逻辑运算符包括:与(And/ * ),或(Or/+),非(Not/-)。"逻辑与"表示检索同时包含两个检索词的文献,该运算可缩小检索范围,提高查准率,一般两个不同类别的检索词之间用"逻辑与"。"逻辑或"表示包含任一检索词的文献均被记录。该运算符可扩大检索范围,提高查全率,一般同一意思的检索词用"逻辑或"。"逻辑非"表示从一个大的检索范围中去掉某一小概念。截词检索一般用于检索词存在单复数,或检索词词尾有变化但是词根不变等情况。常用的截词符有:无限截词符" * "和有限截词符"?"。无限截词符常用于词根相同的检索词或存在单复数的检索词,常用于检索词的末端。有限截词符常用于一个词的中间,代替一个字符,如 wom? n 指代 woman 和 women。限定检索指限定检索词出现的字段位置,如检索 TI(Title)、AB(Abstract)。PubMed 和 Embase 的高级检索中已经提供了选择布尔逻辑运算符和检索范围的选项。

### (二) 数据库检索

系统评价进行数据库检索时要求至少检索 2 个数据库,最好检索 3 个或以上数据库。一般来说,检索不限定时间,不限定语种。

常用的英文数据库包括:

1. Cochrane 图书馆 Cochrane 图书馆收录了 6 个相关数据库的资源,其中 Cochrane 临床对照实验中心数据库(Cochrane central register of controlled trials,CENTRAL)收录了可能纳入 Cochrane 系统评价的临床对照试验文章,在进行 Cochrane 系统评价时必须检索此数据库。

2. MEDLINE 数据库 MEDLINE 数据库检索可通过 PubMed 和 Ovid 两个途径实现,最常用的是 PubMed 数据库。PubMed 数据库是目前国际公认的、首选的生物医学免费检索系统。

3. Embase 数据库 Embase 数据库涉及临床医学、基础医学和药学等,其中药学相关文献可达 40%。

4. Web of Science 数据库 Web of Science 数据库不仅涵盖生物医学,还包括了自然科学、工程技术和社会科学等。通过 Web of Science 可以直接检索到科学引文索引扩展版(science citation index expanded,SCIE)。

常用的中文数据库包括:

1. 中国国家知识基础设施(China national knowledge infrastructure,CNKI)数据库 CNKI 即中国知网,是目前世界上最大的连续动态更新中国学术期刊全文的数据库。越来越多的中国人在做系统评价时检索 CNKI 数据库。

2. 中国生物医学文献数据库(China Biomedical Literature Database,CBM) CBM 是中国生物医学文献服务系统(SinoMed)的数据库之一,收录基础医学、临床医学和预防医学等领域的文章。

3. 万方数据库 万方数据库除中国学术期刊数据库外,还包括中国学术会议文献数据库、中国学位论文全文数据库等。

除数据库检索外,还应进行手动检索。在文献筛选过程中将相关的综述和系统评价类的文章整理在一起,阅读这些文章,明确文章里纳入的文献或参考文献是否有遗漏,如有相关文献未检索到,应当手动补充到所查找的文献中。此外,会议论文汇编是手动检索的另一对象。

## 三、文献筛选

### (一) 制订纳入标准和排除标准

制订严格的纳入标准和排除标准是系统评价与传统综述的一个重要区别。制订纳入标准和排除标准时,可以按照前面所述的 PICOS 来进行。对于系统评价而言,研究结果一般不作为临床试验研究是否纳入的决定性因素,但进行 Meta 分析时,需要获得明确的结局指标。对于某些问题,某些研究类型更适合回答这个问题,则限定研究类型。或者可能纳入的文献数量较多,为提高研究质量,可限定纳入随机对照实验。此外,对于某种疾病或状态诊断方式较多,应当限定诊断标准。

### (二) 通过文献管理软件进行文献筛选

常用的文献管理软件有 EndNote、NoteExpress 等。以 EndNote 为例,将从数据库中导出的题录全部导入 EndNote 中,建立一个包括所有文献的文件夹,利用软件自带的查重功能去掉重复的文献。需要注意的是,利用软件去重后,还需手动去重一次,因为不同数据库导出的同一篇文章的题录可能会有轻微的差异,而软件不能识别这种差异,需要手动去重。文献筛选受实施者的经验和专业技能的影响,因此去重后由两名研究者独立进行筛选。

去除重复和不相关的文献后,将剩余文献拷贝到新建的文件夹,阅读每篇文献的题目和摘要,去除明显不相关的文献。阅读题目和摘要后不能判断是否应排除的文献,应当下载文献全文,进入下一步——全文筛选。全文筛选要求阅读全文,判断每一篇文献的纳入或排除,此步骤应当记录文献被排除的原因。整理可能纳入文献的基本信息,如发表时间、作者、国家、机构和研究人群基线资料等,判断是否存在重复发表、同一人群被多次研究、不同随访时间,如有文献研究内容重叠的情况,应当纳入最新发表、研究人群数量最大的文献。需要注意的是,文献筛选过程中不应该同时进行数据提取,不能根据研究结果决定是否纳入文献。

文献筛选过程以流程图的形式呈现,列出数据库的检索量、手动检索的文献量、去重后的文献量、阅读题目和摘要后排除的不相关文献量、阅读全文后排除的文献量,以及排除原因,最后列出符合纳入标准应当纳入的文献量。

## 四、数据提取

数据提取是系统评价研究的重要部分。提取的数据包括研究的基本信息和结局指标信息。数据提取应当由 2 名研究者独立进行,并对收集的数据比较讨论,最终达成共识。

### (一) 制订数据提取表

数据提取表中的基本信息包括作者、发表时间、国家/机构、研究对象、研究人数、诊断标准、干预措施、随访时间、失访情况和结论等。结局指标可以有多个,应该按照优先次序列出。对于无明确结局指标的文献,若可从文献提供的原始数据推算出来,则应写明推算依据。若无法推算,则可发邮件向文章通讯作者说明情况获取数据。如以上途径都无法获得数据,则此篇文献可纳入系统综述,但不适合纳入 Meta 分析。此外,还需考虑结局指标的测量方式,有些是连续变量,有些是分类变量,如需要数据合并,则应写明合并依据。需要注意的是,数据提取的每一步都应当有迹可循,有理有据。

### (二) 不同类型数据的提取内容

1. 二分类数据　对于二分类数据,可将结果整理成 2×2 四格表,记录或计算比值比(odds ratio,OR)、相对危险度(relative risk,RR)等,以及最终数据合并后的 OR 或 RR。OR 和 RR 的概念及计算方式略有不同,如有些文献列出的是 OR,有些文献列出的是 RR,两者之间需要进行转换。

2. 连续型数据　连续型数据需要提取均数、标准差和样本量。文献中标准差(standard deviation,SD)和标准误(standard error,SE)经常混淆使用,需要评价者仔细区分。标准误和标准差的转换公式为 $SD=SE\times\sqrt{N}$。如未提供标准误,也可根据置信区间计算,公式为 $SD=\sqrt{N}\times(上限-下限)/系数$。90%、95% 和 99% 置信区间对应的系数分别为 3.29、3.92 和 5.15。

3. 时间事件数据　有些观察指标是某个特殊事件发生的时间,如死亡的时间,或某些具有特殊意义的疾病事件,如脑卒中发生的时间,称为时间事件数据。此类数据提取风险比(hazard ratio,HR)和 95% 置信区间,计算得到 logHR 及其标准误。

4. 有序数据　有序数据指研究对象被分为几个有自然顺序的类别,如疾病病情程度的轻、中、重等,或根据行为认知功能量表所得的分数数据。如果分类等级较少,可以采用比例优势(比数)模型进行 Meta

分析。如果分类等级较多,则可作为连续变量进行 Meta 分析,或选择合适的切割点将之合并成二分类数据进行 Meta 分析。

## 五、质量评价

系统评价应对原始文献质量进行客观评价,如忽略原始文献的质量,则得到的结果有可能是错误的。质量评价是指对单个临床研究在设计、实施和分析各步骤中预防和减少偏倚和随机误差的程度的评价,以作为该研究是否可解释不同文献结果差别的理由,进行敏感性分析、Meta 分析时给予文献不同权重值的根据和指导系统评价结果的解释。

文献质量评价应包括:①内在真实性(internal validity),指研究结果接近真实的程度;②外在真实性(external validity),指研究结果是否可应用于该研究对象以外的人群,也就是研究结果的推广价值;③影响结果解释的因素,如药物治疗试验中的剂型、疗程等因素。其中,内在真实性评价更重要。内在真实性也就是偏倚的情况。偏倚是一种系统误差,是指由于在研究的设计、实施、资料收集及结果分析中所采用的方法不当而造成的研究结果系统性偏离真实值的情况。尽管某项研究已经达到了很高的水平,但不代表没有偏倚。某些与研究质量相关的指标并不直接导致偏倚风险,如样本量估算、伦理审查和报告质量等。总体来说,偏倚风险可以一定程度上反映质量。

目前已有较多的质量评价工具,但大量的质量评估工具的信度、效度及反应度没有经过严密的程序验证,不同评价工具之间的异质性较大,导致同一个研究使用不同的质量评价工具会得到不同的质量评价结果。此外,质量评估条目并不适用于所有的研究,导致有些研究不知如何被评价,会带入评价者极大的主观性。因此,应该合理选择质量评价工具,仔细阅读每个条目,明确其评价内容与目的,并预评价所纳入的文献。当发现有些条目不适合时,可改良相应条目。质量评价应由 2 名评价者独立进行,评价过程中应仔细记录评价依据。在论文投稿时,详细的评价结果以附件形式上传。Cochrane 不推荐某一种量表或清单,而是由评价者自行选择。随机对照研究质量评价常选用 Cochrane 偏倚评估工具和 Jadad 量表,非随机对照研究常选用 Newcastle-Ottawa scale(NOS)量表。

## 六、效应尺度选择

效应尺度应选择一致性较好、具有数学特性和容易被解释的效应尺度指标。效应指标可分为:①相对效应指标,如 RR、OR 和标准化均数差(standardized mean difference,SMD);②绝对效应指标,如风险差异(risk difference,RD)和加权均数差(weighted mean difference,WMD)。相对效应指标不受基线因素影响,一致性好,但容易被夸大,不能反映事件真实的风险。绝对效应指标容易受基线因素的影响,难以将获得的结果应用于其他患者,但当患者基线风险与研究人群基线风险相似时,可采用绝对效应指标。

不同数据类型常用的效应指标如下:

1. 二分类变量 可选用 RR、OR 和 RD。综合考虑,随机对照研究常合并 RR。当 OR 或 RR 不能计算或为 0 时,可选择 RD。

2. 连续型变量 加权均数差或标准化均数差。常选用加权均数差。

3. 时间事件数据(生存数据) RR、OR 和危险比(hazard ratio,HR)。常选用 HR。

4. 等级变量可转化为二分类变量或连续变量。

注意,不同效应尺度不可直接合并,如 OR 和 RR 在定量数值上存在差异。当 OR 小于 1 时,OR 值比 RR 值小;当 OR 大于 1 时,OR 值比 RR 值大。研究显示,当干预组和对照组发生率均低于 20% 时,OR 和 RR 有较好的相似度;当大于 20% 时,OR 和 RR 差异较大。如文献同时提供了 OR/RR 和 RD 值等,为更全面的研究,可同时分析指标。

## 七、异质性检验

异质性检验(heterogeneity test)是 Meta 分析前必须做的工作,指对不同原始研究之间结果的变异程度进行检验。由于各独立研究的设计不同,试验条件、测量方法不同,以及协变量的存在均可能产生异质性。多个研究结果间效应量合并,假如真正的效应一致,由于存在抽样误差也可能造成实际结果不一致,如果研究结果差异过大,超出了抽样误差所能解释的范围,说明异质性存在。

异质性检验有图表法和统计学检验法等。图表法包括森林图(forest plot)、漏斗图、拉贝图等。森林图观察各个研究结果的效应值和置信区间是否有重叠。如果各研究的置信区间差异很大,说明存在异质性。漏斗图不对称常用于发表偏倚的识别,观察各研究是否落在 95% 置信区间线之外,如存在,则表明漏斗图不对称可能存在发表偏倚。统计学检验法包括 $Q$ 值统计量、$H$ 统计量和 $I^2$ 统计量检验法。$Q$ 值统计量检测法效能较低,检验结果不可靠。$H$ 统计量和 $I^2$ 统计量可校正研究文献数目对 $Q$ 值的影响,其值的大小不随文献数量变化,数值稳定可靠。异质性大,如:$I^2 > 50\%$,代表研究间的差异大于可以用随机性来解释的差异,故使用分析的结果应用到临床上不一定能得到同样的结果,也就是说分析的结果真实性较低。异质性较大时应采用随机效应模型,否则应采用固定效应模型。随机效应模型相对保守,结果更安全,因此有些学者对异质性较小的研究也会采用随机效应模型。

当异质性存在时,是否剔除异质性较大的文献存在争议。一种观点认为不能轻易剔除结果方向不一致的研究,应进一步核实资料的可靠性和处理方式,找出异质性的来源。另一观点认为应对各个独立研究的质量进行评价,剔除问题严重、质量低的研究,否则容易得出错误的结论。如无严重问题,则可按相同变量分层合并分析或随机效应模型进行合并分析。

## 八、敏感性分析和亚组分析

敏感性分析是指在改变条件后重新进行 Meta 分析,并同未改变条件前的结果比较,探讨其对合并效应量的影响程度及结果的可靠性。若敏感性分析未从实质上改变结果,说明结果较可信。若得出不同结果,提示有潜在重要因素影响结果,那么在解释结果和下结论时应非常谨慎。

敏感性分析与亚组分析的概念不同。在敏感性分析中,评价者可改变实施过程的条件,如文献检索标准、纳入标准、研究类型等,重新进行 Meta 分析,是采用不同方法评价同一个问题。亚组分析是纳入文献的不同组别间的比较。敏感性分析常采用不同效应模型法、剪补法和单项研究考察法等。敏感性分析应尽量使用汇总表格的方法,少用森林图形式。

1. 不同效应模型法　一般来说,效应模型(固定效应模型和随机效应模型)的选择是由异质性检验结果决定的。存在异质性时应选用随机效应模型,不存在异质性则选择固定效应模型。存在异质性且小样本研究时,可分别采用固定效应模型和随机效应模型进行 Meta 分析。如果两个分析得到的结果相似,表明小样本研究不会对研究结果产生较大的影响。

2. 剪补法　针对发表偏倚的漏斗图不对称情况,可采用剪补法,去除不对称的小样本研究,用修剪后的对称部分重新估计漏斗图的中心值,然后沿中心两侧添加被剪切的研究,以及估计缺失研究。在添补研究后重新进行 Meta 分析,若结果与添补前的差异不大,说明发表偏倚影响不大,结果稳定。

3. 单项研究考察法　该法是逐次去掉每一篇研究进行 Meta 分析,考察每篇研究对结果的影响,也称影响分析。

亚组分析没有固定的标准,可以根据临床特征,如年龄、性别、干预方式、剂量梯度、文献质量(高或低质量)、治疗时间或随访时间等进行分组,进行 Meta 分析。分析的结果可能对将来的研究具有提示意义。亚组分析是提升文章高度的一个方法。

# 第三节　Meta 分析的类型

Meta 分析的类型较多,包括随机对照试验的 Meta 分析、非随机对照试验的 Meta 分析、诊断性试验的 Meta 分析、生存资料的 Meta 分析、交叉试验的 Meta 分析、遗传关联性研究的 Meta 分析、累积 Meta 分析、个体参与者数据的 Meta 分析、网络 Meta 分析等。本节将简单介绍随机对照试验的 Meta 分析、非随机对照试验的 Meta 分析、诊断性试验的 Meta 分析和网络 Meta 分析。其中随机对照试验的 Meta 分析和非随机对照试验的 Meta 分析较为常见,本节将附上这两种类型的 Meta 分析的报告规范。网络 Meta 分析的文章数量相对较少,近年来越来越受到关注。在 Meta 分析文章较多的当下,网络 Meta 分析的文章是发表高质量Meta 分析的一个突破口,值得一提。

## 一、随机对照试验的 Meta 分析

目前公认度较好的临床证据是大样本多中心随机对照研究(randomized controlled trial,RCT)或 RCT的系统评价/Meta 分析。RCT 的系统评价可以使用荟萃分析报告规范(quality of reporting of Meta-analyses,QUOROM)、系统综述和荟萃分析优先报告条目(preferred reporting items for systematic reviews and Meta-analyses,PRISMA)声明。使用声明可增强报告的清晰度和条理性,避免遗漏重要信息,指导撰写 Meta 分析报告,同时便于读者和专家较准确地理解系统评价报告。目前,已有较多杂志要求投稿 RCT 的系统评价时提供声明,且在声明各清单中写明稿件对应的位置。

1999 年,加拿大渥太华大学 David Moher 小组针对 RCT 的 Meta 分析报告质量进了方法学的评价,并

提出了 Meta 分析的统一报告格式,即 QUOROM 声明。

2009 年,国际著名专家组通过对原有的 QUOROM 声明进行修订并总结,制定出 PRISMA 声明,PRISMA 较 QUOROM 声明更全面、完善。该声明主要针对 RCT 的系统综述、Meta 分析,是由 27 个条目组成的清单 (表 11-3-1),主要目的是帮助作者规范系统综述和 Meta 分析的撰写,目前更为常用。此外,PRISMA 也可用作其他研究类型系统评价的规范,以及对已发表的系统评价进行严格评价。

**表 11-3-1　PRISMA 清单**

| 项目 | 编号 | 条目清单 |
| --- | --- | --- |
| **标题** | 1 | 明确本研究报告是系统综述、Meta 分析,还是两者兼有 |
| **摘要**(结构式) | 2 | 提供结构式摘要包括背景、目的、资料来源、纳入研究的标准,研究对象和干预措施、研究评价和综合的方法、结果、局限性、结论和主要发现、系统评价的注册号 |
| **前言** | | |
| 　理论基础 | 3 | 介绍当前已知的研究理论 |
| 　目的 | 4 | 以研究对象、干预措施、比较措施、结局指标和研究类型 5 个方面为导向,提出需要解决的清晰明确的研究问题 |
| **方法** | | |
| 　方案和注册 | 5 | 如果已有研究方案,则说明方案内容并给出可获得该方案的途径(如网址),并且提供现有的已注册的研究信息,包括注册号 |
| 　纳入标准 | 6 | 将指定的研究特征(如 PICOS 和随访的期限)和报告的特征(如检索年限、语种和发表情况)作为纳入研究的标准,并给出合理的说明 |
| 　信息来源 | 7 | 针对每次检索及最终检索的结果描述所有文献信息的来源(如资料库文献、与研究作者联系获取相应的文献) |
| 　检索 | 8 | 至少说明一个资料库的检索方法,包含所有检索策略的使用,使得检索结果可以重现 |
| 　研究选择 | 9 | 说明纳入研究的过程(包括初筛、合格性鉴定及纳入系统综述等步骤,以及纳入 Meta 分析的过程) |
| 　资料提取 | 10 | 描述资料提取的方法(如预提取表格、独立提取、重复提取)以及任何向报告作者获取或确认资料的过程 |
| 　资料条目 | 11 | 列出并说明所有资料相关的条目(如 PICOS 和资金来源),以及作出的任何推断和简化形式 |
| 　单个研究存在的偏倚 | 12 | 描述用于评价单个研究偏倚的方法(包括该方法是否用于研究层面或结局层面),以及在资料综合中该信息如何被利用 |
| 　概括效应指标 | 13 | 说明主要的综合结局指标,如 RR、均数差(difference in means) |
| 　结果综合 | 14 | 描述结果综合的方法,如果进行了 Meta 分析,则说明异质性检验的方法 |
| 　研究偏倚 | 15 | 详细评估可能影响数据综合结果可能存在的偏倚(如发表偏倚和研究中的选择性报告偏倚) |
| 　其他分析 | 16 | 对研究中其他的分析方法进行描述(如敏感性分析或亚组分析、Meta 回归分析),并说明哪些分析是预先制订的 |
| **结果** | | |
| 　研究选择 | 17 | 报告初筛的文献数,评价符合纳入标准的文献数以及最终纳入研究的文献数,同时给出每一步排除文献的原因,最好提供流程图 |

| 项目 | 编号 | 条目清单 |
|---|---|---|
| 研究特征 | 18 | 说明每一个被提取资料的文献的特征（如样本含量、PICOS 和随访时间），并提供引文出处 |
| 研究内部的偏倚风险 | 19 | 说明每个研究中可能存在偏倚的相关数据，如果条件允许，还需要说明结局层面的评估（见 12） |
| 单个研究的结果 | 20 | 针对所有结局指标（有效性或有害性），说明每个研究各干预组结果的简单合并，以及综合效应值及置信区间，最好以森林图形式报告 |
| 结果的综合 | 21 | 说明每个 Meta 分析的结果，包括置信区间和异质性检验的结果 |
| 研究间偏倚 | 22 | 说明研究间可能存在偏倚的评价结果（见 15） |
| 其他分析 | 23 | 如果有，给出其他分析的结果（如敏感性分析或亚组分析、Meta 回归分析，见 16） |
| **讨论** | | |
| 证据总结 | 24 | 总结研究的主要发现，包括每一个主要结局的证据强度；分析它们与主要利益集团的关联（如医疗保健的提供者、使用者及政策决策者） |
| 局限性 | 25 | 探讨研究层面和结局层面的局限性（如偏倚的风险），以及系统综述的局限性（如检索不全面、报告偏倚等） |
| 结论 | 26 | 给出对结果的概要性的解析，并提出对未来研究的提示 |
| **资金支持** | 27 | 描述本系统综述的资金来源和其他支持（如提供资料），以及资助者在完成系统综述中所起的作用 |

## 二、非随机对照试验的 Meta 分析

尽管 RCT 的系统评价是证据的主要来源之一，但仍有较多问题在理论上和伦理上均无法设计成 RCT 研究，如外科手术领域。因此，非随机对照研究在这些领域起到不可或缺的作用。非随机对照研究包括前瞻性/回顾性队列研究、病例对照研究、横断面研究、前瞻性无对照研究等，涉及病因、诊断、治疗、预防和预后等众多方面。非随机对照研究有其局限性，如研究设计和质量不如 RCT 研究、易受到混杂因素的影响等。基于非随机对照研究的系统评价结果易受偏倚的影响。因此，对非随机对照研究进行系统评价时，应当更加严谨，使用推荐的报告进行检验。

PRISMA 声明可用作不同研究类型系统评价的规范。流行病学观察性研究的荟萃分析（Meta-analysis of observational studies in epidemiology，MOOSE）则是针对横断面研究的报告规范。

### MOOSE 的推荐报告内容概览

**研究背景**

定义研究问题

陈述研究问题假设

确定结局指标

暴露/干预措施

研究设计类型

研究人群

**文献检索策略**

文献检索的资格(例如:图书管理员和调查员)

文献检索策略,包括文献检索的时间范围和使用的关键词

尽可能获取所有文献,包括研究文献作者的个人通信情况

检索的数据库和档案库

采用的检索软件及其版本号,包括使用的特殊功能(例如:进行主题词及其下位词的扩展检索)

手工检索(例如:已有文献的参考文献清单)

列出纳入和排除的文献,以及判断标准

处理非英语文献的方法

处理只有摘要和未发表文献的方法

介绍个人通信的情况

**研究方法**

描述检索文献是否符合研究问题

数据整理和编码的基本原则(例如:有完善的临床编码规则或便于编码)

数据分类和编码的记录(例如:多个文献评价者、盲法,以及文献评价者之间的一致性)

混杂的评估(例如:病例组和对照组的可比性)

评价研究质量,包括对质量评价者采用盲法,对研究结果的可能预测值进行分层分析或者回归分析

评价研究异质性

详细介绍统计分析模型,以便能重复该研究(例如:详细描述采用是固定效应模型还是随机效应模型,并说明采用该研究模型的理由)

提供合适的统计图表

**研究结果**

绘图总结各研究,汇总研究结果

列表描述各研究结果

研究结果的敏感度分析(例如:亚组分析)

研究结果统计学稳健性的指标

**讨论**

定量评价偏倚(例如:发表偏倚)

解释排除标准的合理性(例如:排除非英语文献)

评价研究的质量

**研究结论**

导致结果的其他可能原因

根据研究所得的数据,在评价文献涉及的领域对研究结论进行适当外推

为以后该问题的研究提供指导意见

公布研究资助来源

### 三、诊断性试验的 Meta 分析

正确的诊断是制订医疗决策的首要步骤,因此合理地对诊断技术进行评价具有重要意义。诊断性试验指的是利用影像学技术、实验室检测或仪器检测等检测技术将人群进行分类,分为患者或非患者,常与金标准诊断结果比较。常用的评价指标包括灵敏度(sensitivity,SEN)、特异度(specificity,SPE)、假阴性率(false negative rate,FNR)、假阳性率(false positive rate,FPR)、似然比(likelihood ratio,LR)、诊断优势比(diagnostic odds ratio,DOR)和综合受试者工作曲线(symmetric receiver operator characteristic curve,SROC 曲线)。SROC 曲线是由同一个检测指标的 Meta 分析结果绘制,综合评价诊断性试验的整体性能。SROC 曲线下面积(area under the curve,AUC)反映待评价指标的整体诊断性能。越好的诊断性试验 AUC 越接近 1,不佳的诊断性试验 AUC 接近 0.5。Q 指数指的是 SROC 曲线上灵敏度等于特异度的一个坐标值,即从坐标左上角到右下角的连线与 SROC 曲线的交界点。一般来说,Q 指数与 AUC 相关,意义相近。AUC 越大,曲线越靠近左上角,Q 值也越大。

### 四、网络 Meta 分析

网络 Meta 分析(network Meta-analysis)可提供直接或间接比较,并对一个问题的所有干预措施同时进行综合评价并排序,故越来越受到青睐。近年来,网络 Meta 分析的观点和研究方法不断更新,大部分网络 Meta 分析均可通过频率统计或贝叶斯方法实现。

网络 Meta 分析流程与经典 Meta 分析流程一致,即提出问题后,收集包含感兴趣的干预措施(3 种或以上)的研究(注意同一个研究需有 2 种干预措施的比较),提取数据,采用合适的统计方法进行汇总。网络 Meta 分析的类型一般可分为 4 种:星形、梯形+星形、闭合环状和至少一个闭合环状(图 11-3-1)。星形和梯形+星形类型为开环网络,可将任意一种干预措施与另外一种干预措施进行间接比较。闭合环状类型可进行两两直接比较,也可进行间接比较。

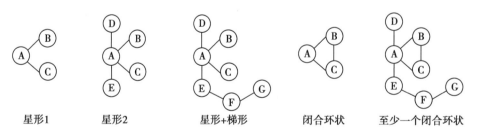

星形1　　　　星形2　　　　星形+梯形　　　　闭合环状　　　　至少一个闭合环状

**图 11-3-1　网络 Meta 分析类型**

异质性、相似性和一致性会影响网络 Meta 分析结果的可靠性。异质性检验同经典的 Meta 分析方法一样,如存在异质性可采用随机效应模型,否则采用固定效应模型。目前尚无统一的相似性检验方法,大部分网络 Meta 分析也不重视相似性检验。一致性检验是指在闭合环路中,既有间接比较,又有直接比较,需检测两者结果之间是否有差异。如没有差异或差异较小,代表一致性较好。如差异较大,则代表一致性较差,需要探讨不一致性的可能原因。可能原因是直接比较和间接比较方法学上有缺陷,或者两者临床特征有差异,分析后应考虑是否合并间接比较和直接比较的证据。

不同类型的网络 Meta 分析可以选用不同的分析方法。开环网络可用 Bucher 校正间接比较法、广义线性模型和 Meta 回归模型。闭环网络(至少含有一个闭环)可采用频率学方法和贝叶斯方法。其中贝叶斯方法可用于所有类型的网络 Meta 分析,此方法更受学者青睐。

# 第四节　系统评价的分析工具

Meta 分析的工具包括 RevMan、Stata、R、Meta-DiSc 和 WinBUGS/OpenBUGS 等。本节将简单介绍两个最常用的系统评价分析工具 RevMan 和 Stata。

## 一、RevMan

RevMan(Review Manager)是 Cochrane 上发布的免费系统评价软件,其界面操作较简单,主要包括 Cochrane 系统评价和 Meta 分析两大功能。其可制作干预试验系统评价(intervention review)、诊断试验准确性系统评价(diagnostic test accuracy review)、方法学系统评价(methodology review)、同类系统评价(overviews of reviews)和其他类型系统评价,可分析二分类变量(dichotomous)、连续型变量(continuous)、期望方差(Q-E and variance)、一般倒方差(generic inverse variance)和其他类型的数据。

RevMan 的操作界面如下:

(1) 选择系统评价类型,例如:intervention review。

(2) 选择题目,即干预措施的比较,例如:[Intervention A]versus[Intervention B]for[health problem]。

(3) 选择是做 protocol 还是 review,做 Meta 分析时选择 review。

(4) 点击左侧列表的 Studies and references,展开右侧的 Included studies,点击 Add Study 输入纳入的文献,输入作者和年份(图 11-4-1)。

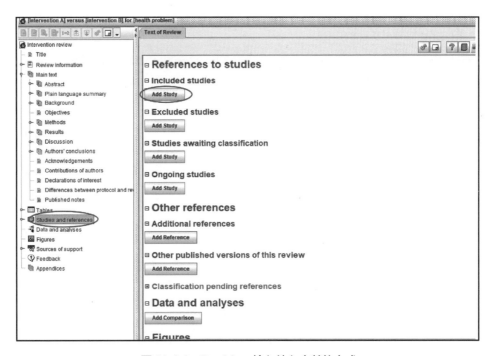

图 11-4-1　RevMan 输入纳入文献的方式

（5）点击左侧列表 Data and analyses，在右侧 Data and analyses 下的 Add Comparison（图 11-4-2）。

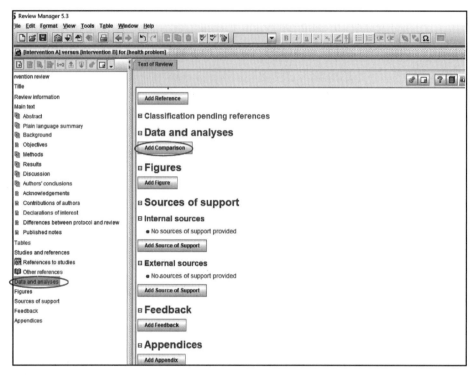

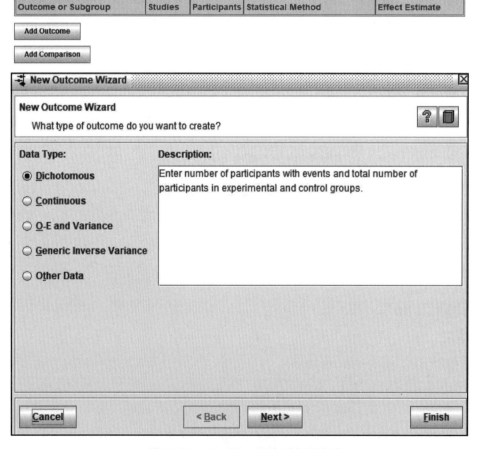

图 11-4-2　RevMan 添加分析的方式

（6）Add Comparison 后回到 Data and analyses 界面,可以选择 Add Outcome,根据需要选择变量类型（图 11-4-2）,分析方式选择 Mantel-Haenszel。

进入 Add Outcome 界面后,选择右上方工具栏的第一个选项添加用于 Meta 分析的文献,第三个选项可用于切换随机效应模型或固定效应模型,第四个选项为森林图（同右侧的森林图框）,第五个选项为漏斗图（图 11-4-3）。在相应的文献下输入效应量后会自动计算森林图、漏斗图和异质性等。回到 Data and analysis 界面,可以多次添加 outcome,以及选择某一 outcome,右键可选择添加 subgroup。

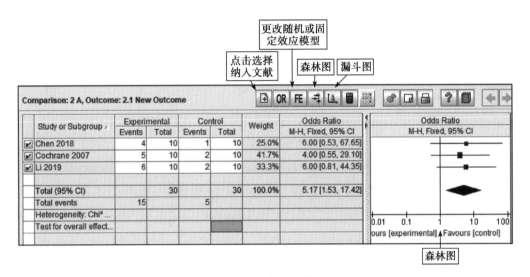

**图 11-4-3 数据输入及结果呈现**

以图 11-4-4 森林图来解释相关结果。此森林图为亚组分析结果,上半部分显示的是高收入国家超重和正常体重组乳牙龋的比较,下半部分显示的是低收入国家超重和正常体重组乳牙龋的比较。Mean Difference 显示的是比较结果,可见高收入国家结果为 0.52［0.01,1.03］,均值为 0.52,95% CI 为 0.01～1.03,因为均值和 95% CI 都在 0 的一侧,因此结果有统计学意义,说明高收入国家肥胖组的乳牙龋较正常体重组高。而低收入国家组肥胖组和正常体重组乳牙龋无明显差异。图中亦显示异质性计算结果,如果

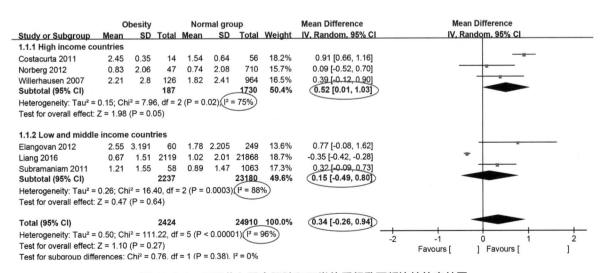

**图 11-4-4 不同收入国家肥胖和正常体重组乳牙龋比较的森林图**

$I^2 > 50\%$,说明异质性较大,应选用随机效应模型。

## 二、Stata

Stata 软件功能更加强大,可以分析更多类型的数据,且可将结果图示化。除了能进行随机对照试验 Meta 分析、非随机对照试验 Meta 分析、诊断性试验 Meta 分析、生存分析,还可进行 Meta 回归分析、累积 Meta 分析和网络 Meta 分析等。

Stata 软件主页面分为历史窗口、结果窗口、命令窗口、变量窗口和工具栏(图 11-4-5)。所有的操作都可以通过命令窗口完成,但需要掌握相应的语言,工具栏提供 Meta 分析所需的一般程序,可直接选择,相对简单。

首先,点击 Data 工具栏,选择 Data Editor,可直接将 Excel 数据复制过来,在右侧的变量窗口修改相应的变量名称(图 11-4-6)。选择工具栏的 User 下的 Meta-analysis 下的 Binary and Continuous(metan)。然后选择所要分析的参数类型,如二分类变量,输入顺序有提示,即 Event1 nonEvent1 Event2 nonEvent2,用空格隔开,不需标点符号,Name 可修改为研究的题目,在 Binary 选项下选择分析方法和 Statistic(图 11-4-7)。确定后即可出现分析结果,结果解释应与临床意义结合。在命令框输入 db Metafunnel,选择相应数据类型,可出现漏斗图。

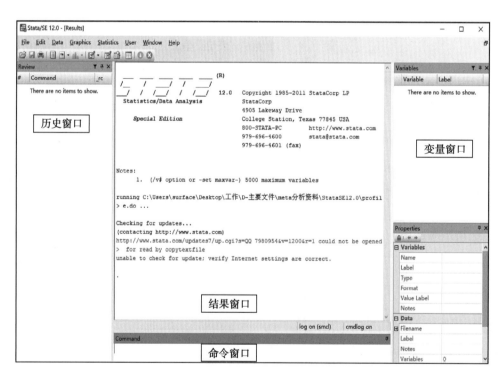

**图 11-4-5 Stata 软件主界面**

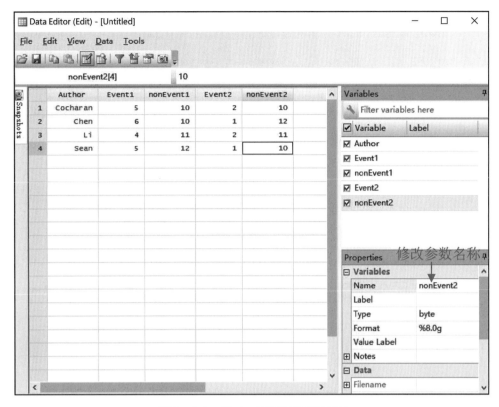

图 11-4-6　Stata 软件数据编辑页面

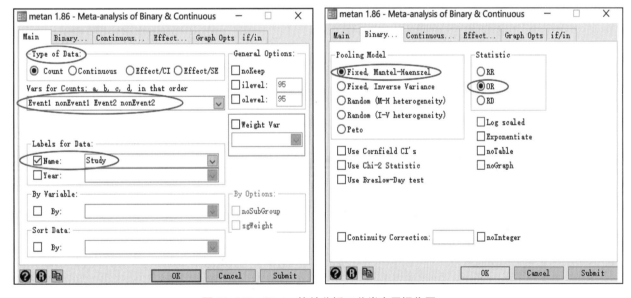

图 11-4-7　Stata 软件分析二分类变量操作图

（陈冬茹）

# 参 考 文 献

1. 张天嵩,钟文昭,李博. 实用循证医学方法学. 2 版. 长沙:中南大学出版社,2014.

2. 刘鸣. 系统评价、Meta-分析设计与实施方法. 北京:人民卫生出版社,2011.

3. 潭红专. 现代流行病学. 北京:人民卫生出版社,2001.

4. 王家良. 循证医学. 北京:人民卫生出版社,2001.

5. CLARKSON J,HARRISON J E,ISMAIL A I,et al. Evidenced based dentistry for effective practice. London:Martin Dunitz,2002.

6. SACKETT D L,STRAUS S,RICHARDSON S,et al. Evidenced-based medicine:how to practice and teach EBM. 2nd ed. London:Churchill Liveingstone,2000.

7. Evidence-Based Medicine Working Group. Evidence-based medicine:a new approach to teaching the practice of medicine. JAMA,1992,268(17):2420-2425.

8. ANTCZAK-BOUCKOMS A,SHAW W C. The Cochrane Collaboration:Oral Health Group. J Dent Res,1994,73(11):1674-1676.

9. MOHER D,COOK D J,EASTWOOD S,et al. Improving the quality of reports of Meta-analyses of randomised controlled trials:the QUOROM statement. Quality of Reporting of Meta-analyses. Lancet,1999,354(9193):1896-1900.

10. STROUP D F,BERLIN J A,MORTON S C,et al. Meta-analysis of observational studies in epidemiology:a proposal for reporting. Meta-analysis Of Observational Studies in Epidemiology(MOOSE)group. JAMA,2000,283(15):2008-2012.

11. 詹思延. 第一讲:如何报告系统综述和 Meta 分析——国际报告规范 QUOROM 和 MOOSE 解读. 中国循证儿科杂志,2010,5(1):60-63.

# 第十二章 口腔流行病学新进展

## 第一节 生命历程流行病学在口腔医学的应用

### 一、生命历程流行病学概述

生命历程流行病学是将生命历程理论应用于流行病学研究中。生命历程流行病学考虑疾病危险因素在生命过程中的不同阶段对疾病的影响。这些危险因素既包含个体当前的生活方式,又包含社会学、心理学、行为学等因素。它认为在人的不同阶段,危险因素可独立、积累或者通过相互作用来影响人的健康。生命历程流行病学研究在人的一生中,生理和社会暴露因素对慢性病风险的长期影响。

#### (一)生命历程流行病学的基本概念

1. 生命历程流行病学的发展过程 随着社会发展和科技进步,流行病学的研究对象由急性传染病发展到慢性非传染性疾病,比如高血压、糖尿病等。人们往往把不当的生活方式归结为慢性非传染性疾病的危险因素。但是,生活方式不能解释社会和地理差异对慢性病的影响。研究人员发现早期生活因素可能影响成年后慢性病的发生发展。若儿童期生活水平低下,则中年期冠心病发生风险较高。Barker 研究小组发现,胎儿或婴儿体质差与晚年患冠心病、脑卒中、糖尿病和呼吸系统疾病的高风险呈正相关。婴儿期阶段的风险因素中,某些暴露因素对特定器官或在生长发育的关键时期起作用,可改变器官的结构和功能,限制器官的发展潜力,使身体很难弥补缺陷或修复损伤。此外,Poulton 等(2002)调查儿童期社会经济状况(socioeconomic status,SES)与健康结果(包括口腔健康)之间的联系发现,儿童期较差的 SES 增加了成年后的患病风险,并且成年后暴露的危险因素和成年后的 SES 无关,这表明儿童期 SES 影响其成年后的健康状况。生命历程流行病学强调从暴露的持续时间(duration)和暴露的时机(timing)考虑疾病的发生发展。它把人的整个生命历程融合到疾病的发生发展之中,同时强调生命早期的某些暴露因素影响成年后的疾病发展。

2. 生命历程流行病学理论模型 生命历程流行病学采用一定的理论模型进行研究。理论模型主要阐述的是早期暴露因素影响后期疾病的不同路径,主要包括累积期模型(accumulation period model)和关键期模型(critical period model)。

(1)累积期模型:指疾病的暴露因素在疾病发生发展过程中逐渐累积,随着累积数量和时间的增加而引起生物系统的损害。其机制是随着暴露危险因素数量和强度的积累,增加了疾病发生的风险。例如儿童成长在较差的生长环境,成年后更容易感染、吸烟,口腔卫生更差,牙周病发病风险增加。

（2）关键期模型：指早期暴露因素出现的关键时间点对后期疾病的影响。它强调暴露的时机对疾病发生的影响。关键期模型认为暴露的窗口期是疾病发生的关键。例如婴儿出生时的身长较小，其成年后患心血管疾病、脑卒中、糖尿病的风险增加。其机制是婴儿出生时就被"生物编程"了，成年后的疾病源于胎儿期的发育缺陷。

此外，累积期模型和关键期模型不是独立的，可以相互结合，贯穿在疾病的发生过程中。

3. 生命历程流行病学的研究方法　生命历程研究的理想设计是出生队列研究设计，即从出生时开始收集相关资料，研究疾病从无到有的发生发展过程。但是，出生队列研究设计耗时长、投入大。其他回顾性的研究，比如病例-对照研究也可以运用到生命历程研究中。生命历程研究的资料分析需要从多个指标、多个层面，综合多种分析方法进行。常见的分析方法包括路径分析、结构方程模型、寿命表、生存分析等。路径分析是一种传统的分析方法，通过对自变量和因变量之间的相关分析来研究因变量的相对重要性，它以多元线性回归分析为基础。结构方程模型（structural equation model）通过研究变量与潜变量之间的关系，对资料进行验证性分析，克服了多元回归分析、路径分析等多因素研究方法的局限性。在实际应用中，结构方程模型被认为是进行疾病因果推断研究的经典代数学方法。然而，由于一些统计学方法缺乏统一的标准，其结论的可信度仍需研究。

因此，为了得到更科学的推论，在研究中应该综合多种分析方法的结果，比较各自的异同点，从而提高检验效能。口腔流行病学分析方法借鉴了生态流行病学研究的分析方法（表12-1-1）。根据生态流行病学研究的四个分析层次，生命历程流行病学方法是研究终生健康和疾病的轨迹。其目的是阐明生物、行为和社会心理因素在个体的生命历程中，或在几代人之间，对疾病发生发展的影响。

表12-1-1　生态流行病学的主要分析法

| 类型 | 描述 |
| --- | --- |
| 第一层 | 将多层次的因果关系视为人口疾病或健康的决定因素，包括宏观（社会），个体（行为）和微观（分子）水平 |
| 第二层 | 分析遗传因素和环境因素的相互作用 |
| 第三层 | 从多学科和跨学科方法渗入不同的医学亚专科 |
| 第四层 | 分析研究终生健康和疾病的轨迹，目的是阐明生物、行为和社会心理因素在个体的生命历程中，或在几代人之间，如何影响疾病的发生发展 |

4. 生命历程流行病学运用的原则　生命历程流行病学有一定的适用范围，这些适用范围十分契合口腔疾病的特征。它主要适用于以下5个方面：①适用于慢性疾病。②疾病的发展过程是累积性发展。③疾病的诊断工具和诊断标准具有可信度。④疾病的流行是中度流行，可以获得充足的样本量。⑤疾病的研究在公共卫生领域具有重要性。

## 二、生命历程流行病学在口腔医学研究中的应用

### （一）生命历程流行病学在龋病研究中的应用

1. 儿童和青少年龋病　Abreu等人对5个电子数据库进行检索，系统回顾了采用生命历程流行病学方法的研究，探讨儿童和青少年龋病发生的相关危险因素。结果发现，不同的生命历程因素与儿童（<10岁）

或青少年(>10岁)龋病的发生相关。这些因素包括社会人口学、生物学、心理学、口腔健康行为及口腔状况(包括儿童或青少年及其母亲的口腔状况)。系统分析结果如下:①社会人口学因素,母亲的受教育年限<8年的儿童和少年易患龋病,家庭收入高或者低均可能是儿童患龋的危险因素,出生在非砖房、偏僻区域或单亲家庭的少年更易患龋。②生物学因素,低出生体重、超重的青少年易患龋,牙釉质发育不全的儿童易患龋;同龄儿童中身高较低的儿童易患龋,身高较高的儿童不易患龋,身高是龋病的保护因素之一。③心理学因素,经常遭受父母惩罚的少年易患龋,自尊心较低的孩子易患龋。④口腔健康相关行为,每天至少吃糖一次以上、每天吃零食一次以上、曾经奶瓶喂养、1岁以后才开始刷牙、没有上过幼儿园的儿童更易患龋。⑤口腔健康状况,母亲是无牙颌,口腔中可视菌斑的比例大、变异链球菌菌落形成单位数量多的儿童更易患龋;牙龈出血或儿童期有更高的龋失补牙数的少年易患龋;15~18岁经常看牙医的少年,18岁后有更高的龋失补牙数。

2. 青年人龋病　Teixeira等(2019)采用队列研究,分别在2000年、2006年、2012年调查家庭收入的变化对青年口腔健康状况的影响。结果发现,生活在一直贫穷的家庭的青年更易患龋,家庭经济状况一直富裕的青年不易患龋,有较多贫困经历的青年人有更多龋齿和较少的牙科治疗。该结论支持生命历程因素中的社会经济因素对青年人口腔健康的影响。

3. 成年人龋病　Broadbent等(2016)通过观察一项出生队列研究(出生至38岁),采用广义结构方程模型方法分析生命历程中各变量间的关系。结果发现,早期社会经济状况、父母的口腔健康信念与成年人的口腔健康信念密切相关,会影响刷牙频率和牙科服务使用情况;刷牙频率与牙科服务使用情况与成年人未治疗的龋齿及因龋失牙的牙面数相关;未治疗的龋齿及因龋失牙的牙面数与口腔健康相关生活质量有关;成年人口腔健康与其儿童期的家庭经济状况、口腔健康信念、牙科服务使用情况等密切相关。研究结果支持龋病相关危险因素从出生开始,在生命过程中逐渐累积,进而引起成年后龋病的发生。

**(二)　生命历程流行病学在口腔其他疾病的应用**

1. 牙缺失　Lee等(2019)报道儿童早期不良生活经历影响其成年后的牙缺失。他提出了生命历程相关的三种疾病模型:关键期模型、累积期模型、社会流动模型。其中,社会流动模型是指持续的儿童期不良社会环境影响其成年后的健康。他通过收集美国6 427名50岁以上的成年人信息,包括他们在儿童时期的经济状况、创伤、虐待、吸烟等信息。结果发现,儿童期遭受创伤如父母离婚、身体虐待及接受的教育年限低的儿童,成年后更易发生牙缺失,即使成年后社会经济地位改善也不能改变这种情况。该研究结果支持累积期模型,这些早期危险因素的累积比成年后经济地位改善的影响更大。因此,早期不良生活经历加重了成年后牙缺失的风险。Fantin等(2018)通过分析哥斯达黎加2 796名成年人发现早期社会经济状况与严重的牙缺失(缺牙数目占全口牙数目的一半以上)密切相关。社会经济状况最底层的1/4人群中有72.4%的人有严重的牙缺失,社会经济状况最高层的1/4人群中有43.3%的人有严重的牙缺失。综合性别、城乡、受教育水平、软饮料消耗等危险因素,社会经济背景仍然与严重牙缺失密切相关。

2. 牙疼痛　Ghorbani等(2017)在南澳大利亚持续14年的前瞻性研究发现,生命早期家庭贫困者,后期更易遭受频繁的牙疼痛(OD=1.45,95% CI=1.27~1.66)。该研究认为生命早期的家庭贫困是成年后口腔状况的关键暴露因素。

# 第二节　结构方程模型在口腔流行病学中的应用

## 一、结构方程模型的原理

结构方程模型(structural equation model,SEM)是用一种基于变量的协方差矩阵来分析变量之间关系的统计方法。它是一种针对传统因果模型和路径分析的不足,将因子分析引入路径分析后提出来的方法。一般而言,SEM 由测量部分和潜变量部分组成。测量部分考察观测变量(指标)与潜变量之间的关系。潜变量部分考察潜变量之间的关系。因此,SEM 可分为测量模型和潜在结构模型。

### (一) 结构方程模型的计算模型

测量模型的方程是:$x=\Lambda_x\xi+\delta$,$y=\Lambda_y\eta+\varepsilon$。其中,$x$、$y$ 分别是外源和内生指标。$\xi$、$\eta$ 分别是外源和内生潜变量。$\Lambda_x$ 是指标 $x$ 与外源潜变量 $\xi$ 的关系(即因子贡献),$\Lambda_y$ 是指标 $y$ 与内生潜变量 $\eta$ 的关系。$\delta$、$\varepsilon$ 分别是 $x$、$y$ 的误差项,反映指标的变异无法被共同的潜变量充分揭示的部分,亦称为测量误差。

潜在结构模型的方程是:$\eta=\beta_\eta+\Gamma\xi+\zeta$。其中,$\beta$ 是内生潜变量之间的关系。$\Gamma$ 是外源潜变量对内生潜变量的影响。$\zeta$ 是结构方程的残差项,反映 $\eta$ 在方程中未能解释的部分。

### (二) SEM 的优点

SEM 的主要优点:①可同时处理多个因变量;②容许自变量和因变量含有测量误差;③与因子分析相似,SEM 容许潜变量由多个指标构成,并可同时估计因子结构和因子关系;④可采用比传统方法更有弹性的测量模型。如某个指标在 SEM 中可从属于两个潜在因素,但在传统方法中一个指标大多只依附于某一个因素;⑤研究者可设计出潜变量间的关系,并估计整个模型与数据的拟合程度。

### (三) SEM 的主要步骤

1. 模型构建　根据现有的理论和知识,经过推论和假设形成一个关于一组变量之间相互关系的模型;或者采用前人提出的理论模型,采用结构方程分析的方法验证该模型,用路径图表明各变量间的因果联系。

**SEM 常用图标的含义**

| 图标 | 含义 |
| --- | --- |
| ◯　◯ | 圆或椭圆表示潜变量或因子 |
| ▢　▢ | 正方形或长方形表示观测变量或指标 |
| → | 单向箭头表示单向影响/效应 |
| ⌒ | 双向箭头表示相关 |
| ◯← | 单向箭头指向因子表示内生潜变量未被解释的部分 |
| ▢← | 单向箭头指向指标表示测量误差 |

2. 数据收集 按照模型的设定,收集相关指标资料的数据。

3. 模型估计 选用合适的方法求参数,使得模型隐含的协方差矩阵与样本的协方差矩阵间的差距最小。

SEM 估计包括工具变量法、两阶段最小二乘法、无加权最小二乘法、最大似然法(maximum likelihood, ML)、广义最小二乘法、一般加权最小二乘法(generally weighted least squares, WLS)及对角加权最小二乘法。在上述方法中,以 ML 最为常用,其次为 WLS。选用何种方法主要根据数据的样本含量及数据的类型来决定。采用 ML 分析 SEM 需要满足的条件:①变量为多元正态分布;②用协方差矩阵分析(部分模型中也可用相关矩阵分析,得到的结果相同);③样本容量要足够大;④模型真实(即样本来自符合该模型的总体)。WLS 则不要求数据符合多元正态分布(如数据为等级变量、名义变量或偏峰分布的连续型变量等),但样本容量需要足够大,通常要求大于 1 000,采用渐近协方差矩阵分析。

4. 模型评价 在已有的证据与理论范围内,检查分析得到的模型拟合样本数据的程度,包括:①结构方程的解释是否得当,如迭代估计是否收敛、各参数的估计值是否合理(因子间的相关系数及各指标的因子负荷应为 $-1 \sim +1$);②参数与预设的模型是否合理,即是否能恰当地解释原有的理论依据;③排除上述两个问题后,再检查方程的整体拟合指数。

目前,关于采用哪个指数来衡量方程的拟合度是最佳选择尚无定论。理想的拟合指数应当具备三个特征:①与样本容量无关,即拟合指数不受样本容量的系统影响;②惩罚复杂的模型,即拟合指数要根据模型参数的多寡而调整,惩罚参数多的模型;③对误设的模型敏感,即如果所拟合的模型不符合理论依据(参数设置过多或过少),拟合指数能反映拟合度。大多数统计学家推荐使用非标准拟合指数(non-normed fit index, NNFI)、比较拟合指数(comparative fit index, CFI)、近似误差均方根(root mean square of error of approximation, RMSEA)。NNFI、CFI 应大于 0.90,表示方程的拟合度佳。RMSEA 小于 0.05 表示方程的拟合度佳,小于 0.08 则表示方程的拟合度可以接受,同时还应当看 RMSEA 的 95% 置信区间及 close-fit 检验的 $P$ 值。NNFI、CFI 及 RMSEA 均不受样本量大小的影响。此外,有学者认为应该考虑拟合优度指数(goodness of fit indexes, GFI)和调整拟合优度指数(adjusted goodness of fit indexes, AGFI),这两个指标大于 0.95 表示模型的拟合度优,大于 0.90 表示模型的拟合优度可以接受。但有时即使模型离真模型很远,这两个值都有可能很高。在模型比较时,除了报告 NNFI、CFI 和 RMSEA,还应报告卡方值/自由度( $x^2/\mathrm{df}$ )的值,这个值相对较小的模型较好。

5. 模型修正 模型修正是为了改进初始模型的适合程度。当尝试性的初始模型不能拟合观察数据时,即这个模型被数据拒绝时,就需要修正模型,再用同一组观察数据检验。对于同一模型,需要先检查修正指数、参数期望改变值、 $x^2$ 及各种拟合指数,再进行修正。

修正模型时,可以参考 SEM 分析软件输出的模型修正指数和残差矩阵。模型中某个受限制的参数(通常是固定为 0 的参数)若被容许自由估计,模型会因此而改良,所得到的 $x^2$ 会减少,整个模型 $x^2$ 减少的数值称为此参数的修正指数(modification index, MI)。修正模型时,原则上每次只修改一个参数。先考虑 MI 为最大自由参数的自由估计,可以取 MI>3.84 或 6.63 的参数。修改自由估计的参数必须建立在相应的理论基础上。修正的方法为:①在误差项之间建立共变关系(两随机变量不互相独立,存在关联的关系称为共变);②调整潜变量的数量或变量之间的关系。

## 二、结构方程模型在口腔医学中的应用

长期以来,在口腔疾病相关研究中,过分注重对生物学的研究,而忽略了心理、社会、环境和行为的综合作用。随着现代医学的发展,医学模型已转变为生物-心理-社会-环境-行为的立体模型,让人们更加意识到与疾病发生、发展的相关因素的错综复杂。心理、社会、环境、行为及生物这几大因素可互相影响,甚至有些因素彼此间可互为因果关系,直接或间接对疾病的发生起作用。因此,采用一种更为可行的理论模型及统计分析方法,揭示这些因素在疾病发生中所扮演的角色,可为制定促进口腔健康的策略提供理论依据和指导方针。同时,社会、心理及行为因素中很多变量并不能准确直接测量,如社会经济地位由家庭成员的受教育程度、职业及收入等组成,口腔健康习惯则由刷牙习惯、吃甜食习惯、氟的使用情况等组成。SEM 则能很好地解释这些复杂的变量,并分析纳入模型中各因素彼此的作用。此外,SEM 分析还可以容许测量误差,能较准确地估算参数。

由于 SEM 的复杂性,目前主要在经济学、社会学和心理学领域运用较为广泛,在医学领域,尤其是口腔医学领域中的运用较少。随着人们对疾病深入认识的需要,探明疾病相关因素之间的关系尤为重要。于是相关领域的医学专家们便开始建立不同的理论模型,试图揭示疾病相关因素间更深刻的内涵。20 世纪 90 年代,SEM 被应用于口腔医学领域。Baker 等(1998)将 SEM 成功运用于 Andersen 口腔健康模型的分析,肯定了口腔健康行为及其他因素如社会经济因素、心理因素等与口腔健康存在密切联系,且每种因素之间还存在着相互联系,证实该模型具有很好的实用意义。此外,诸多学者根据现有的理论知识,提出了自己的理论模型,并收集资料进行了模型验证。

## 三、结构方程模型常用的统计学软件

SEM 运算的统计软件有 LISREL(linear structural relations)、AMOS(analysis of moment structures)、EQS(equation modeling structures)等,以 LISREL 较为常用。

### (一) LISREL

LISREL 被公认为最专业的 SEM 分析工具,问世较早,其权威性强。SEM 又称为协方差结构模型、LISREL 模型等,可见 LISREL 软件在结构方程分析中的重要作用。LISREL 软件几乎可以在各操作系统运行,包括 Windows、Mac OS 9X、Solaris、AIX、RISC、OpenVMS、Linus 等,其内容包含多层分析、二阶最小平方估测和主成分分析。

由于 LISREL 在探讨多变项因果关系上的强力优势,使得 LISREL 在社会学研究上似乎有愈来愈受重视的趋势。LISREL 的最大优势在于探讨多变项或单变项之间的因果关系。而口腔疾病通常与多项因素相关,因此 LISREL 更适合口腔医学的应用。

### (二) AMOS

AMOS 是目前可以执行 SEM 有名的软件,主要有最早的 LISREL 模型与 SPSS 的外挂软件 AMOS。此外,统计分析系统(SAS)也包含 SEM 的功能。如欲采用 LISREL 与 SAS,需要熟悉相关的语法,所以使用较

不友善。但 AMOS 则提供了相当友善的图形接口,以图形来直接建立结构方程模型,使用较容易,且它是 SPSS 的外挂程序,所以可以读取 SPSS 的资料文件,两者可以相互整合。此外,对于变量不是太多的 SEM 分析,AMOS 也提供了简易的 AMOS 版本,可以直接上网下载使用。

AMOS 的特点是以图形表达的形式来分析统计模型。一般 SEM 包含的路径分析与验证性因素分析也都可利用 AMOS 分析,并可根据分析结果了解数据与设定的模型是否相互拟合。

### (三) EQS

EQS 是使用较广泛的 SEM 的软件之一,以便利的数据处理和统计预先处理为特色。EQS 是为研究人员与统计学家提供简单建构结构方程模型的最佳工具,包含复回归分析、多变量回归、验证性因素分析、结构分析、路径分析以及多重母体比较。用户可以使用 EQS 绘图工具绘制路径图以建立相关模型,并且使用合适的统计方法正确处理非正态数据(non-normal)数据。

# 第三节　分子流行病学和遗传流行病学在口腔医学中的应用

随着分子研究技术和生物信息学方法等的不断发展和引入,分子流行病学与遗传流行病学在口腔疾病病因学研究中应运而生,使传统的宏观研究与现代微观研究有机结合,从不同水平阐明疾病的发生和流行规律,进一步提高了疾病监测与预防措施的准确性和有效性。近年来越来越多的分子与遗传流行病学调查在世界各地开展。

## 一、分子流行病学概述

### (一) 分子流行病学的概念

流行病学在疾病预防、治疗及危险因素研究方面起着重要作用。近些年来随着生物学技术尤其是分子生物学技术的发展,分子生物学不断应用于流行病学,一门新的分支学科——分子流行病学(molecular epidemiology)逐渐形成。分子流行病学是传统流行病学与分子生物学交汇融合而形成的新兴学科,与传统流行病学不同的是,分子流行病学是采用先进的实验技术测定生物标志,结合流行病学研究方法,从分子水平上阐述疾病的病因、流行规律、发病机制及相关影响因素,并提出相应防治措施的科学。

### (二) 分子流行病学的研究内容

分子流行病学的研究内容包括疾病病因的探讨、疾病易感性的测定、疾病危险因子的致病机制、疾病流行规律和防治措施的研究。

### (三) 分子流行病学的研究设计

1. 测量指标　分子流行病学的研究测量指标主要针对暴露指标、效应指标和易感性指标。开展分子流行病学研究首先需选择合适的生物标志。生物标志是可以测量的能代表生物结构和功能的大分子物质,涉及细胞、生物化学、免疫学或分子的改变。适宜的生物标志应具备良好的关联性、敏感性和特异性。选择生物学材料也要兼顾可检测性、易获得性和适宜的实验环境。分子流行病学研究常采用的生物标志包括核酸、蛋白质、抗体、脂类等。

生物标志总体上可分为三类:暴露标志、效应标志和易感性标志。

(1) 暴露标志:暴露标志是与疾病或健康状态有关的暴露因素的生物标志,根据进入机体的前后状态可分为外暴露标志和内暴露标志。外暴露标志指暴露因素进入机体之前的标志,如微生物、化学致癌物等。内暴露标志指暴露因素进入机体之后的标志,包括抗原、抗体、暴露剂量等。

(2) 效应标志:效应标志是机体暴露后能反映生理、生化等方面变化的物质,如突变的基因、畸变的染色体、特异抗体等。

(3) 易感性标志:易感性标志是反映机体对疾病发生、发展敏感程度的指标。通常选择易感基因和免疫学指标作为易感性标志,其中单核苷酸多态性(single nucleotide polymorphism,SNP)是目前遗传关联研究使用最为广泛的易感性检测指标。

2. 标本采集　生物标本采集和储存是分子流行病学研究的关键,生物标本包括微生物标本、血液(血清)标本、组织标本。

3. 现场调查研究方法　分子流行病学在横断面研究中多采用小样本抽样调查,在实验性研究中则多采用小样本随机对照试验,在分析性研究中采用病例-对照、巢式病例对照等。

4. 常用的实验技术　分子流行病学常用的技术包括用于基因诊断与基因分型的核酸分子杂交技术、聚合酶链式反应、质粒分析、限制性片段长度多态性分析、单链构象多态性分析、随机 PCR 等,用于大分子蛋白和酶学分析的免疫组织化学染色、外膜蛋白分析、多位点酶电泳分析等。

5. 资料分析　遗传多态性普遍存在于自然群体中,为生物进化的遗传基础,常通过等位基因频率、杂合度等进行量化和分析。等位基因频率指某种基因在某个种群中出现的比例,反映一个种群中基因的多样性或基因库的丰富程度。杂合度指某一基因座上的等位基因是杂合体的频率,可用于度量群体遗传多态性的均匀度。遗传关系分析侧重基因型等的研究。基因型是由个体控制相关性状的基因组成,比如:豌豆控制茎的高度的基因有高茎基因 $D$ 和矮茎基因 $d$,则豌豆茎基因型有:$DD$、$Dd$ 和 $dd$。

## 二、遗传流行病学概述

### (一) 遗传流行病学的概念

遗传流行病学是一门基于医学遗传学、流行病学与统计学发展形成的交叉学科。遗传学和流行病学的结合是近代对复杂疾病病因认识的需要。1954 年,Neel 和 Schull 首次提出流行病遗传学的概念,研究遗传和疾病的关系。但流行病遗传学的概念忽视了环境因素的作用,于是 Morton 等人在 1978 年提出遗传流行病学(genetic epidemiology),该定义指出,遗传流行病学是研究与亲缘有关的疾病的病因、分布和控制,以及疾病在人群中遗传原因的科学。20 世纪 90 年代,我国流行病学界提出遗传流行病学是研究与遗传有关的疾病在人群中的分布、发生原因以及制定预防和控制对策的学科。近年来,随着分子生物学及计算机科学的发展,遗传流行病学得到了飞速发展,其内涵也在不断更新。

### (二) 遗传流行病学的研究对象、任务和方法

所有与遗传有关的人类疾病均属于遗传流行病学的研究对象,包括单基因遗传病、多基因复杂性疾病和染色体病等。遗传流行病学的主要研究任务包括:疾病是否有家族聚集性,家族聚集性疾病的致病因素

分析,家族聚集性疾病的遗传方式,提出疾病的预防策略和措施。

遗传流行病学的主要研究方法包括:家族聚集性研究、分离分析、连锁分析、关联分析。

1. 家族聚集性研究 家族聚集性研究是遗传流行病学的重要部分,判断某一性状是否受遗传因素影响时,首先要进行其家族聚集性研究。通常采用家族史分析、双生子研究、养子研究等方法了解疾病的家族属性及危险因素,分析遗传易感性传递的遗传机制。

2. 分离分析 先通过家族聚集性分析发现遗传因素,然后使用分离分析的方法探讨遗传因素在疾病发生中的作用。分离分析是通过对不同模型的参数估计寻找最佳拟合结果,从而确定疾病的遗传方式。

3. 连锁分析 连锁分析是现在常用的基因定位方法,通过分析染色体上位置已知的遗传标记和某种性状易感基因的连锁关系,从而将易感基因在染色体上定位。寻找疾病易感基因是当今遗传流行病学的研究热点。

4. 关联分析 关联分析是对经连锁分析确定的候选基因进行检验,确定其是否为疾病相关基因的方法,其中传递不平衡检验最为常用。

遗传性疾病种类多,且目前大多数遗传病尚无理想的治疗方法。某些遗传病经过治疗虽可以缓解症状或防止其发病,但尚无改变其致病基因、阻断遗传的方法。因此,这些遗传病的发病机制、诊断、治疗及预防的研究尤为重要。遗传流行病学在医学和公共卫生领域的应用主要包括疾病筛查和诊断试验评价、疾病异质性研究、疾病自然史研究、治疗效果和安全性评价,以及在家庭和人群中疾病的预防、公共卫生监测等。

## 三、分子流行病学和遗传流行病学在口腔医学中的应用

近年来随着分子流行病学和遗传流行病学在口腔医学领域研究的不断应用,口腔疾病的发病机制、易感性测定、病情监测和防治方面都有了更深入的研究。

### (一) 在龋病研究的应用

龋病防控是目前我国口腔健康促进十分重要的目标。龋病是遗传和环境因素共同作用导致的疾病。

1. 宿主因素的研究 龋病在人群中并不服从正态分布,往往30%的人群拥有多于70%的龋齿,在相同致龋环境下,个体之间的患龋风险是不同的。龋病具有明显的遗传易感性、遗传异质性、表型复杂性及种族差异性等特征,定位龋病易感基因对研究龋病发生发展机制、风险预测及制定防治策略具有重要意义。宿主基因 SNP 差异会导致个体对某些特定疾病的易感性差异,比如牙釉质形成基因多态性就与龋病易感性密切相关。

早期对龋病遗传因素的研究常采用双生子研究,尽管其研究结果表明龋病是一种多因素疾病,既存在家族聚集现象,也受环境因素影响,但双生子研究不能确定影响龋病临床表型的具体基因位点。基因测序技术的迅速发展推动了龋病遗传因素研究的发展,目前龋病易感基因的研究主要采用全基因组分析法和候选基因分析法。全基因组分析法应用基因中的 SNP 作为分子遗传标记,进行全基因组对照分析或相关性分析,从而发现可能影响龋病发生的基因变异。候选基因分析法则先根据一定的生物学基础假设某些特定的基因或位点与疾病相关,然后进行验证。

（1）全基因组分析与龋病易感基因研究：基于家系进行的全基因组关联分析可尽量减少环境混杂因素对研究结果的影响。Vieira 等采用全基因组分析法研究具有相似文化和行为习惯的 46 个家系的基因型数据和 DMFT 指数,结果发现 3 个低龋易感性基因位点(5q13.3、14q11.2 和 Xq27.1)和两个高龋易感性基因位点(13q31.1 和 14q24.3)。5q12.1-13.3 区域潜在的基因突变可能会影响基本转录因子 3(basic transcription factor 3,BTF3)的启动子区域,唾液中核转录因子 kappa B1(nuclear factor kappaB1,NFKB1)和 BTF3 的共表达可能具有对抗口腔致龋微生物的作用,14q11.2 区域内的突变可能会导致 T 细胞受体 α 链可变区基因 4(T-cell receptor alpha variable 4,TRAV4)的基因多态性,而 13q31.1 区域内有 11 个 SNPs,其中 rs17074565 位点突变可以改变两个不同基因的转录结合位点,这些位点的突变均可能影响宿主的免疫反应,引起龋易感性改变。

全基因组分析的病例对照研究则在发现阳性关联的检验方面更为有效。Shaffer 等(2011)对 1 305 个 3~12 岁美国儿童进行全基因组分析,并根据龋病发生的生物学基础提出了具有提示意义的基因:*ACTN2*、*MTR*、*EDARADD*、*MPPED2*、*LPO*。对成人的全基因组分析发现了 *RPS6KA2*、*PTK2B*、*RHOU*、*FZD1*、*ADMTS3*、*ISL1*、*TLR2* 等具有提示意义的基因。Zeng 等(2013)按牙面进行分组研究恒牙龋易感性相关基因,发现 Xp11.4 染色体上参与牙齿发育的 *BCOR* 基因的 rs17145638 位点与恒牙窝沟龋易感性关系密切。

（2）候选基因分析与龋易感性基因研究：牙釉质蛋白基因突变可以引起牙釉质发育过程中蛋白含量异常,导致牙釉质发育异常,影响龋易感性。已有研究表明釉蛋白基因(*ENAM*)rs3796704 位点、釉丛反应蛋白 11 基因(tuftelin interacting protein 11,*TFIP11*)rs134136 位点、釉丛蛋白 1 基因(tuftelin 1,*TUFT1*)rs3790506 位点及 rs2337360 位点突变与牙釉质显微硬度的改变有关。*ENAM* 基因 rs12640848 位点,金属基质蛋白酶 20 基因(matrix metallopeptidases-20,*MMP20*)rs1612069 位点,*TUFT1* 基因 rs17640579 位点,*TFIP11* 基因 rs134143 位点、rs2097470 位点与致龋环境下牙釉质脱矿相关,说明牙釉质形成基因多态性可以通过改变致龋环境下牙釉质脱矿引起龋易感性改变。Abbasoğlu 等(2015)发现 *ENAM* 基因的 rs12640848 位点突变及 *TUFT1* 基因 rs3790506 位点突变与龋易感性相关。基于已经报道的上述基因,Pang 等采用候选基因分析对广东省佛山地区 1 055 名儿童(包括 86 名磨牙-切牙矿化不全的患儿和 344 名健康对照组儿童)进行龋易感性基因研究,结果发现成釉蛋白(ameloblastin,AMBN)、MMP20 和人 β-防御素 1(human beta defensin 1,DEFB1)的遗传变异可能与儿童恒牙列磨牙-切牙矿化不全的发生有关。*ENAM* 基因 rs12640848 位点携带 GG 基因型,*MMP20* 基因 rs1612069 位点携带 GT 基因型,*TUFT1* 基因 rs17640579 位点携带 GG 基因型是致龋环境下牙釉质脱矿的保护因素。*TFIP11* 基因 rs134134 位点携带 CC 基因型以及 rs2097470 携带 TT 基因型,是致龋环境下牙釉质脱矿的危险因素。

此外,在宿主免疫调节、唾液分泌相关基因与龋易感性方面也有较多研究,比如 C 型凝集素、人 β-防御素和乳铁蛋白等。Olszowski 等(2012)以波兰儿童为研究对象(包括 95 名高龋儿童和 84 名低龋儿童),研究甘露聚糖结合凝集素 2(mannan-binding lectin 2,MBL2)基因 *C*(*-290*)*G*(指-290 位点发生碱基 C→G 突变,以下类同)和 *G161A*、甘露糖结合凝集素相关丝氨酸蛋白酶-2(mannose-binding lectin-associated serine protease-2,MASP-2)基因 *A359G*、釉原蛋白 X(amelogenin X,AMELX)基因 *C287T* 和 *C522T*,以及 *ENAM* *C2452T* 多态性与龋病的关系。结果发现,*MBL2*(*-290*)*G* 等位基因在 5 岁年龄段高龋组的分布频率明显高于低龋组,MBL2 C(-290)G-G161A C-G 单倍体型在低龋组分布频率更高,MBL2 G-G 单倍体型则在高龋组中分布频率更高,而 *MASP-2*、*AMELX* 和 *ENAM* 基因多态性则与龋病不相关。

2. 微生物因素的研究　不同人群口腔中变异链球菌的致龋能力不同,某些基因型的变异链球菌仅在龋病高发患者中才能检测到,且这些基因型的变异链球菌的牙菌斑生物膜形成能力和耐酸性较强,更容易致龋。变异链球菌的毒力因子基因多态性可能是不同个体龋易感性差异的原因之一。

在基因突变的众多类型中,移码突变、无义突变和错义突变等均有可能影响蛋白的活性。比如变异链球菌 Ingbritt 菌株和 NG5 菌株的 *srtA* 基因分别由于发生移码突变和无义突变,导致提前产生了终止密码子,SrtA 酶的表达产物不完整,所表达的 SrtA 酶功能缺陷,未能把表面蛋白 Pac 锚定于细胞壁,影响了变异链球菌的黏附和牙菌斑生物膜形成,导致致龋性降低。林焕彩课题组先后对 *srtA* 基因多态性与龋易感性关系进行了两次流行病学研究。其中对广州市花都区 394 名 2 岁儿童进行小样本流行病学调查,在高龋组(dmft≥5)和无龋组(dmft＝0)儿童口腔中分离得到变异链球菌临床株各 15 株,经测序分析发现,变异链球菌临床株 *srtA* 基因存在多态性,包括 10 个同义突变位点和 10 个错义突变位点,错义突变位点包括 G23A、A34G、T36C、C47T、G112A、C114T、T168G、A176G、G470A 和 A671C。随后对广州市花都区 1 214 名 3 岁儿童进行大样本分子流行病学研究,对在高龋组(dmft≥6)和无龋组(dmft＝0)儿童口腔中分离得到的变异链球菌临床株各 121 株进行测序分析,结果发现同义突变位点 21 个、错义突变位点 17 个(错义突变位点包括 G23A、A34G、T36C、C47T、C100T、G112A、C114T、T168G、A176G、G256T、G298A、G382A、G470A、T548C、C584T、A671C 和 G706A)。这些突变位点涵盖了之前小样本量研究的突变位点,多因素 Logistic 回归分析结果表明,*srtA* 基因 T168G 位点错义突变与乳牙高发龋发生相关。*srtA* 基因 T168G 错义突变可降低 SrtA 酶活性,从而影响变异链球菌的黏附和牙菌斑生物膜形成。

除了 *srtA* 基因,其他毒力基因多态性导致变异链球菌致龋性差异的研究也有报道。比如与细菌生长、黏附、生物膜形成、遗传转化和氧化应激等密切相关的双组分传导系统 *vicRK* 基因、葡糖基转移酶 *gtfB/C/D* 基因等的基因多态性均可影响变异链球菌致龋性。

**(二) 在口腔颌面部肿瘤研究的应用**

随着分子生物学、分子流行病学和遗传流行病学的发展,人们逐渐认识到肿瘤与相关基因的变异密切相关,特别是癌基因、抑癌基因及其相互关系的变化。与口腔癌发生有关的癌基因主要有:*ras* 基因家族成员、*myc* 癌基因、*erbB* 基因家族等。*ras* 癌基因的激活方式主要是点突变,常见于第 12、13 和 61 位密码子,这些位点对维持 p21 蛋白的空间构型和转化功能非常重要,其突变与口腔癌的发生关系密切。口腔癌的发生不仅仅是由于癌基因的激活,抑癌基因的失活也是关键环节。口腔癌中表现出肿瘤抑制基因活性的有 p53、doc-1 和凝血酶反应素 1 等。*p53* 基因通过细胞周期检查点控制、诱导细胞凋亡和激活 DNA 修复机制发挥抑制肿瘤发展的作用。*p53* 基因的突变发生在口腔癌恶变的早期阶段,可作为口腔肿瘤恶变的高危标志。

**(三) 在口腔颌面部畸形研究的应用**

分子流行病学和遗传流行病学的应用也有助于口腔颌面畸形的研究。唇腭裂是一种常见的先天畸形,是家族遗传因素和环境因素共同作用的结果,遗传易感性是直接的致病因子,环境因素提升了遗传易感性的危险度。流行病学调查表明,我国新生儿唇腭裂发病率约为 1.2%,且有家族性发病的倾向,其中有家族史者比无家族史者的患病可能性高 4 倍以上,有家族史的单纯性唇腭裂和非综合征性唇裂伴或不伴腭裂患者分别为 10% ~ 20% 和 25% ~ 35%。大样本分子流行病学研究结果表明,*TGFA*、*TGFB2*、*TGFB3*、*BCL3*、*F13A*、*MSX*、*RARA*、*4q31* 等基因和位点与非综合征性唇裂伴或不伴腭裂具有相关性。多肽类生长因子(TGFA)可刺激上皮细胞增生并诱导其分化,与颌面部的发育密切关系。

分子流行病学和遗传流行病学在口腔医学其他领域的研究也有新的应用,随着分子生物学和流行病学研究方法的不断革新,口腔疾病的发病机制、发展规律、病情监测和防治等方面的研究有望得到更多突破。

# 第四节　大数据挖掘与预测模型构建

随着电子病历的广泛应用、各种高通量组学技术的快速进步,医学领域大数据的研究价值备受重视。口腔流行病学是以大量的临床病例和调查数据分析为基础的学科,然而传统的统计分析方法只能获取一些表层信息,无法发现数据间内在的联系和隐藏的知识。数据挖掘是近年来新兴的一门技术,在口腔医学领域已逐步开展和应用。

## 一、数据挖掘技术概述

### (一) 数据挖掘的概念

数据挖掘(data mining)是采用一系列技术,从大量数据中提取潜在的、新颖的、有价值的信息和知识的过程。这些信息和知识是客观存在的,但隐藏在数据中未被发现,提取的信息和知识常以规则、公式、决策树、知识基等形式呈现。数据挖掘是一个多学科交叉的学科,融合了数学、传统的统计学、计算机科学等学科,通过在线分析处理、统计分析、机器学习以及模式识别等方法对采集的数据进行挖掘分析。

### (二) 数据挖掘的步骤

1. 数据清洗　消除不完整的、含噪声且不一致的数据。

2. 数据集成　把不同来源、格式的数据组合到一起。

3. 变量选择　挖掘所需的数据。

4. 数据转换　将数据变换成适于挖掘的形式,对于实数型数据,通过数据的离散化和概念分层进行数据转换。

5. 数据挖掘　根据数据库中的数据,选择适合的工具,采用统计分析、决策树、规则推理、模糊集、神经网络等方法进行模型构建,从而得出有价值的信息和知识。

6. 模式评估　由行业专家验证结果模型的正确性。

7. 知识表示　将挖掘信息以可视化的形成呈现出来。

### (三) 数据挖掘的任务和常用统计方法

数据挖掘的任务从本质上主要分为两类,即描述和预测。描述是对已有的数据模式或关系进行辨别,发现可以解释的模式或规律。预测则是利用已有的数据来预测未来可能出现的情况。数据挖掘的重点是预测,其着重解决的问题可分为四类,即关联、分类、聚类和预测。主要的统计方法有关联规则、聚类分析、决策树、神经网络等统计学,以及人工智能、机器学习等数据挖掘方法。

**(四) 数据挖掘与数据分析的异同**

1. 不同之处

(1) 分析目的:数据分析通常是对历史数据进行的一些统计学分析,重点是观察数据;数据挖掘则侧重于机器对未来的预测,重点是发现知识规则。

(2) 数学和专业的预备知识:数据分析要求的数学预备知识有概率论、统计学、心理学,且要求分析人员具备一定的行业专业知识;数据挖掘要求的数学预备知识有概率论、矩阵论、信息论、统计学,分析人员不需要太多的专业知识。

(3) 应用工具:数据分析借助现有的分析软件进行分析;数据挖掘通常要通过编程来实现,因此需要具备编程基础。

(4) 分析的结果:数据分析得到的是准确的统计量,结论需要经过人的推理;数据挖掘得到的结果一般是模糊的,结论由机器学习直接得到。

2. 相似之处

(1) 两者都是对数据进行分析、处理,进而从数据中获得有价值的知识。

(2) 两者均需研究人员懂统计学,并掌握一些数据处理的常用方法。

(3) 越来越多的数据分析人员采用编程工具进行统计分析。在数据挖掘的分析和结果表达上,数据挖掘人员也会借助数据分析的方法,两者关系越来越紧密,界限越来越模糊。

**(五) 数据挖掘在口腔医学中的应用**

1. 研究口腔疾病病因和影响流行的因素　口腔疾病的流行受很多因素的影响,包括社会经济环境、卫生保健服务、行为与生活方式等。在大数据背景下,使用关联规则和聚类分析等技术进行数据挖掘,有助于揭示口腔疾病与环境因素间的潜在关系。

2. 口腔疾病风险预测　根据以往的病例总结归纳诊断规则,结合患者的病史,预测该疾病的发病趋势,通过预防或有针对性的干预措施降低疾病的发病率。

3. 口腔疾病的诊疗　临床医生做出某个疾病的诊断实际上是一个分类的过程。数据挖掘中的人工神经网络、决策树等方法能提取相应的诊断规则,提高疾病诊断的准确率。

4. 基因数据分析　自人类基因组计划开启以来,产生了大量的基因测序数据,对基因数据的挖掘分析就显得尤为重要。数据挖掘主要用于两个方面:①采用关联规则可对病例组和对照组的 DNA 序列进行搜索、比对,若病例组的某基因型频率超过对照组,则认为是该疾病的致病基因;②采用聚类、分类技术将相似的基因序列聚集在一起,根据已知功能和分类的基因序列,对未知功能的序列进行分类和功能预测。

## 二、关联规则

关联规则(association rule)指从大量的数据中发现数据间隐藏的、未知的且有实际意义的联系,所发现的联系常用关联规则或频繁项集的形式表现。关联规则技术要求数据为布尔型数据,即 0 或 1。医疗数据大多为连续型数据,因此在进行数据挖掘前,需将连续型数据转换为分类变量。Apriori 算法是关联规则的常用算法。该算法分为两步:一是生成频繁项集,即找出所有满足最低支持度的项集,找出的项集称为频繁项集;二是生成规则,即在找出频繁项集的基础上,生成满足最小自信度的规则。

与传统统计分析方法相比,关联规则具有以下优点:①能够发现任意两个变量间的直接关系,不需设定目标变量,某个变量既为自变量又为因变量。传统的相关分析需要设定自变量和因变量,且在使用前必须满足特定条件,即满足两组或两组以上的样本且样本间要有一定的关联性。②不需考虑变量间的复杂性,加入或减掉一个变量不会影响已经存在的结果。③可对多维结构数据进行高效挖掘。④处理弱相关数据的效率较传统方法高。⑤能够直接提示变量之间的交互作用。

关联规则在口腔医学中的应用举例如下:

1. 用于疾病病因分析　低龄儿童龋(early childhood caries,ECC)是一种潜在的有严重危害性的疾病,现有的研究结果大多基于 Logistic 回归模型,但是数据挖掘,特别是关联规则挖掘,可以从同一个数据集中提取更多的信息。Ivancevic 等(2015)应用关联规则挖掘技术分析了 ECC 的危险因素。采用横断面研究方法,收集了塞尔维亚伏伊伏丁那自治省南巴奇卡地区 10% 的学龄前儿童的 ECC 数据。从数据中提取关联规则,再从高等级关联规则中提取危险因素。结果发现,ECC 的主要危险因素有男性、频繁的母乳喂养、较高的出生顺序(家庭中第三个或之后的孩子)、不能流利使用塞尔维亚语和低出生体重。在男性儿童中,父母较低的健康意识与 ECC 显著相关。该研究中发现的危险因素多为文献所证实,这也证实了关联规则挖掘方法在分析龋病危险因素数据中的可靠性。同时该方法又具有能够同时分析多个变量,发现更多的信息,且结果可读性强的优点。

2. 用于 DNA 数据分析　Pang 等收集了 213 名 13~18 岁患者因正畸拔除的前磨牙和唾液样本,从唾液中提取基因组,在 *AMELX*、*AMBN*、*ENAM*、*KLK4*、*MMP20*、*TUFT1*、*TFIP11* 共 7 个牙釉质形成基因中选取 16 个标签 SNPs,采用关联规则对 DNA 序列进行比较,应用显微硬度仪检测离体牙牙釉质的显微硬度,采用电子探针分析牙釉质的成分,结果发现,rs17640579(TUFT1)和 rs1612069(MMP20)位点的多态性与牙釉质的显微硬度相关,rs7694409(AMBN)、rs13115627(AMBN)、rs12640848(ENAM)、rs2292730(MMP20)、rs1612069(MMP20)和 rs2097470(TFIP11)位点的多态性与牙釉质的成分相关。

## 三、聚类分析

对事物进行分类是人们认识世界的一个重要方法。聚类分析(cluster analysis)是分类问题中的一种分析方法,指把观察单位划分为若干类,满足同一类的数据间的差别较小,不同类数据间的差别则较大。为了得到较为合理的分类,需要采用合适的指标定量描述研究对象间联系的紧密程度,假设研究对象均采用所谓的"点"来表示,将"距离"较小的点归为同一类,将"距离"较大的点归为不同的类。

分类问题可分为两种类型,即判别分析和聚类分析。二者的区别:已知研究对象的特征和数目,根据该特征将研究对象进行归类,称为判别分析;若研究对象的特征和数目未知,探究分类数目和分类的方法称为聚类分析。二者的联系:若类别未知,则必须先做聚类,根据研究对象的聚类结果进行判别分析,依据得出的判别函数,进而分析研究对象属于哪一类。

聚类分析在口腔医学中的应用举例如下:

1. 用于 DNA 数据分析 操作分类单元(operational taxonomic units,OTU),是通过距离度量的方法计算两两不同序列间的相似性,继而设置分类的特定阈值,进行聚类操作,获得不同的分类单元。高通量测序会得到成千上万条 16S 序列,若对每条序列都进行物种注释,则工作量大、耗时长。在测序分析中引入OTU,首先对相似的序列进行聚类,分成数量较少的分类单元,再基于分类单元进行物种注释。这样不仅能够简化工作量,提高分析效率,而且在聚类过程中会去除一些测序错误的序列,提高分析的准确性。应用举例:Jiang 等对有龋和无龋的 60 岁以上老年人的口腔菌群多样性进行分析。其中,有龋 24 人,无龋 22人。分别收集未刺激唾液和牙菌斑样本。采用 PCR 扩增细菌 16S rDNA,并进行高通量测序。DNA 序列聚类为 147 531 个 OTUs,代表 16 个门,29 个纲,49 个目,79 个科,149 个属,305 个种。主要的优势门包括变形菌门(*Proteobacteria*)、拟杆菌门(*Bacteroidetes*)、厚壁菌门(*Firmicutes*)、梭杆菌门(*Fusobacteria*)、放线菌门(*Actinobacteria*)和单糖菌属(*Saccharibacteria*),在有龋和无龋组间基本一致,但相对丰度不同。两组间相同的核心菌群共有 246 种,占所检测菌种总数的 80.7%。α 多样性在两组间没有显著差异,在唾液和牙菌斑样本中存在差异。采用主坐标分析和系统聚类分析进行 β 多样性分析,结果与 α 多样性的结果相同。

2. 用于疾病病因分析 含糖饮料对龋病的影响已有广泛研究,但以往研究的主要缺点是将饮料作为单一来源,没有区分饮料是含糖饮料还是相对无糖的减肥饮料。Samman 等采用聚类分析的方法探讨减肥饮料对美国儿童龋病的影响。研究的数据来源于 2011—2014 年美国健康与营养调查中的 2 次 24 小时儿童膳食回忆访谈,研究对象为 3~10 岁儿童。聚类分析能够克服将饮料作为单一来源进行分析的局限性,根据 R2 统计量和伪 F 统计量的局部峰值识别聚类,结果发现了 6 种饮料消费群体,分别是喜欢喝苏打水、100% 果汁、果汁饮料、减肥饮料、牛奶和水的人。回归分析显示,喜欢喝苏打水的儿童患龋风险较高(OR = 1.69,95% CI = 0.9~3.1);喜欢喝减肥饮料与喜欢喝水组的儿童相比,患龋风险无差异(OR = 0.94,95% CI = 0.5~1.8)。这项研究的结果表明,减肥饮料对美国儿童的牙没有不良影响。

## 四、疾病预测

当代医学从经验医学发展到循证医学再到精准医学,数据的价值越来越得到重视。随着数据的获取、存储以及分析与预测技术的迅猛发展,个性化医疗的时代终将到来。预测疾病状态或未来疾病进程的发生概率对开展个体化的精准诊疗尤为重要,临床预测模型作为风险与获益评估的量化工具,其应用是促成临床研究转化为临床实践。

### (一) 预测模型的概念

预测模型是指利用多因素模型来估算某个个体当下患有某种疾病的概率或者将来发生某个结局的概率,又称为临床预测模型。预测模型分为诊断模型和预后模型两种。诊断模型是根据研究对象的临床症状及体征,诊断患有某种疾病的概率,通常见于横断面研究。预后模型则是基于当下的疾病状态,预测未来疾病复发以及出现死亡、伤残等结局的概率,多见于队列研究。

**（二）预测模型的研究思路**

从模型的建立到应用有一套完整的研究流程,建立临床预测模型通常需要以下过程和步骤:

1. 明确建模目的,选择研究类型　根据需要回答的是疾病的诊断还是预后相关问题,选取适合的研究设计类型。例如,对于诊断类的问题,其预测因子与结局通常是在同一时点或者时间间隔很短,适合采用横断面研究构建模型。并且在诊断模型研究中,需要有一个金标准单独诊断疾病,金标准的诊断不能借助预测模型的预测因子信息,以免产生诊断评估偏倚。对于预后模型,预测因子与结局之间有纵向的时间逻辑,且研究者通常希望获得在自然状态下疾病的转归,因此适合采用前瞻性队列研究。

2. 筛选与处理预测变量　通常基于文献报道、统计方法或者医学认识来筛选变量。研究者需要系统筛选文献,收集已报道的预测因子。常见的预测因子筛选策略有两种:全模型策略、筛选模型策略。全模型策略是将所有的潜在因子纳入统计模型,且不进行筛选。全模型策略的优势是可以避免模型过度拟合以及预测因子的筛选偏倚。筛选模型策略是借助统计模型评估预测因子与结局的关系,并基于一定的准则,比如 $P$ 值、赤池信息量准则（Akaike information criterion, AIC）和贝叶斯信息准则（Bayesian information criterion, BIC）的比值（AIC/BIC 值）等来筛选变量。$P<0.05$ 是通常的标准,$P<0.1$ 或者更高的界值有可能引入并不重要的变量。AIC/BIC 是模拟拟合指标,该值越低说明模型拟合度越好。任何预测模型变量的筛选都不能完全依赖于统计方法,需结合专业知识以及专业领域的经验。在确定预测因子时也需要考虑实际因素,如指标测量的难易程度、测量成本等。

在处理预测变量时,当纳入模型的变量类型不同时,需要进行不同的处理。分类变量的某些类的频数过低时,应考虑将相近的类合并。连续变量通常假定为线性关系纳入模型,但研究者应该借助限制性立方样条函数或者多项式考察非线性拟合是否更为合适,如 J 形或 U 形曲线。连续变量变化的尺度通常为 1 个单位（如 1 岁）,但考虑到实际效应,研究者也应该尝试其他尺度,比如 1 个标准差或者 10 个单位（如 10 岁）。当出现缺失值时常采用缺失值插补的方法来处理。缺失值插补可利用患者未缺失的所有变量信息估计其缺失变量最可能的值。

3. 构建预测模型　在构建模型时,研究者需要考虑以下问题:如何划分数据集、如何选择最佳的预测模型构建方法,以及系数估计的算法。使用全部的数据构建模型,虽然可以最大程度地利用样本,但构建的模型不稳定,迁移能力差,当场景稍有变动,模型的预测能力有可能会发生变化。为避免这种情况发生,研究者通常将数据集划分,其中一部分数据用来构建预测模型,剩余数据用于评估模型。选择预测模型构建方法时,研究者需考虑变量类型及数据来源。二分类变量结局多适用于诊断模型或短期的预后模型,常用 Logistic 回归拟合。事件-时间变量多见于长期的预后模型,常用 Cox 回归拟合。此外,若结局为罕见的事件,可用泊松回归拟合。若结局为于连续变量,可用线性回归拟合。

4. 评估预测模型　通常采用模型的区分度和模型的校准度来评价临床预测模型。区分度指的是模型区分发生终点事件个体与未发生终点事件个体的能力。一个具有良好区分度的模型,可将发生事件组的风险得分与未发生事件组的风险得分尽量区别开来。一致性统计量（又称为 C 统计量）是衡量区分度常用的指标。C 统计量的取值范围为 $0\sim1$,C 统计量越接近于 1 表示模型区分度越好,C 统计量等于 0.5 表示模型没有预测能力,C 统计量小于 0.5 表示模型预测与实际结果相反。若终点事件为二分类变量,则

C 统计量与 ROC 曲线下面积(AUC)相同。一般认为,AUC<0.6 认为模型的区分度较差,AUC 为 0.6~0.75 认为模型有一定的区分能力,AUC>0.75 认为模型的区分度较好。区分度取决于风险评分或者预测概率的排序,不能体现模型绝对风险概率的预测是否准确。因此还需要其他指标来衡量模型,即模型的校准度。

校准度评估的是模型的绝对风险预测值是否正确,也就是模型预测风险与实际发生风险的一致程度。可以通过绘制校准图或者进行 Hosmer-Lemeshow 拟合优度检验来评估模型的校准度。常用的校准图采用散点图呈现,就是根据实际观测值和模型预测值绘制散点图,并拟合线性趋势线,即可得到校准曲线。校准曲线与标准曲线越接近,表示校准度越好。采用 Hosmer-Lemeshow 拟合优度检验时,$P$ 值越大,提示预测模型的校准度越好;若 $P<0.05$ 则表示模型预测值与实际值之间存在差异,模型校准度差。

一个好的预测模型应该同时兼有较高的区分度和校准度,但两者之间并不是完全孤立的。良好的区分度是模型具有良好校准度的前提条件。如果模型的区分度较高,而校准度不佳,可通过重新校准来提高模型的表现。如果模型的区分度不佳,则说明其不能正确地将不具有风险的人群区分开来,失去了临床应用价值,评价校准度也没有意义。

5. 验证预测模型 预测模型的效果可能在不同人群中存在差异。因此,一个好的预测模型必须要经得起验证。模型的验证即对模型的区分度、校准度进行考察,可分为内部验证和外部验证。其中内部验证主要是检验模型的可重复性,通常利用模型开发队列数据进行。外部验证主要是检验模型的普遍适用性,需要利用独立于模型开发队列的外部验证人群的数据来验证。

(1) 内部验证:内部验证通常属于模型开发的一部分,主要是为了防止模型过度拟合导致过高地评估模型的性能。内部验证要对整个建模过程进行验证,包括变量转换、筛选及模型选择。可采用数据分割或者重抽样方法对模型进行内部验证。以下是常用的几种内部验证的方法:

1) 随机拆分验证:随机拆分验证就是将模型开发队列按照 2∶1 的比例随机分为训练集和验证集两部分。其中 2/3 的数据作为训练集,剩余 1/3 数据作为验证集。

2) 交叉验证:交叉验证是随机拆分验证的改进。以 10 折验证为例,将开发队列随机分为 10 份,每次利用其中的 9 份作为训练集,剩余 1 份作为验证集,重复此过程。

3) Bootstrap 方法:Bootstrap 方法是通过在模型开发队列中进行有放回抽样,构造一个相同样本量大小的 Bootstrap 重抽样样本,由此组成一个新的数据,然后用该数据对模型进行验证。

4) 内部-外部交叉验证:类似于交叉验证,根据数据来源进行拆分数据。这种方法多用于多中心数据开发队列。每次抽取一个中心的数据作为验证集,剩余数据作为训练集,重复此过程使每个中心的数据都被用作验证集。最后将获取的所有模型表现汇总,得到内部验证中的模型表现。"内部-外部"交叉验证利用了全部开发队列数据,同时在内部验证中通过非随机拆分,实现了外部验证的效果。

(2) 外部验证:外部验证是利用独立于模型开发队列的人群数据来评估模型的表现。相对于内部验证,外部验证更关注的是模型的可转移性和可泛化性,即与开发队列不同时间段、不同区域或不同人群中模型的表现是否与模型开发时相一致。为了提高研究成果的质量并且使预测模型更有公信力,在模型开发和内部验证完成后,还需要对模型进行外部验证。

外部验证需要将待验证的模型应用于验证队列数据中,计算预测值并与观测值相比较,这就要求待验证的模型能提供完整的信息,包括预测变量的赋值方法、权重(回归系数),对于 Cox 模型还需要知道基础生存概率。外部验证最重要的准则就是需要严格按照待验证的原始模型计算风险评分或预测概率,在验证步骤中不得对原始模型进行调整,以确保验证结果的客观公正。根据模型验证队列数据的来源,外部验证可分为时段验证、空间验证和领域验证。

1) 时段验证:数据来源与模型开发队列相同,但时间段不同。例如:在模型开发完成后继续收集数据,利用新收集的数据对模型进行外部验证。

2) 空间验证:是对模型在其他中心,甚至其他国家的数据中的表现进行验证,与时段验证相比,空间验证能更好地检验模型的可转移性和泛化性。

3) 领域验证:在不同的临床场景中对模型进行验证,例如模型开发时是基于医院的患者数据,在领域验证时可以利用社区居民的数据检验模型在不同人群的表现。

在进行模型的外部验证时,常将根据原始模型计算的风险评分作为唯一的自变量,在验证队列中重新拟合模型。由此得到的回归系数就是校准斜率。若校准斜率小于 1,表示原始模型存在过度拟合,在外部验证中的区分度会低于模型开发时报告的区分度。此外,可通过计算验证队列中每个个体的绝对概率预测值和结局变量值,计算 Brier 得分,用于验证原始模型的校准度。Brier 得分的取值范围为 $0 \sim 0.25$,Brier 得分越低,模型校准度越好。

6. 预测模型的应用评价与更新   预测模型的最终意义在于应用临床预测模型是否改变了医生/患者的行为、改善了患者的结局或者成本效应,即临床预测模型的影响研究。与临床预测模型的验证不同,影响研究需要设计随机对照试验,且通常为整群随机对照试验来评估。

## (三) 预测模型的常用建模方法

预测模型的建模方法很多,传统的方法包括回归分析,如线性回归、多项式回归、Logistic 回归、结构方程等;惩罚模型,如岭回归、Lasso 回归等。新型的建模方法即基于机器学习的建模方法有决策树、随机森林、人工神经网络等。

1. 决策树   决策树(decision tree)分类法又称分类树,是解决分类问题的一种方法,用来表示为了作出某一决策而进行判断的过程,即用于表示在什么条件下就会得到什么值的规则。决策树的结构类似于流程图的结构,由三个元素构成:①根节点,包含样本全集;②内部节点,特征属性测试;③叶节点,最终的决策结果。

决策树的生成步骤:①特征属性选择,从样本全集的众多特征属性中选择一个作为分裂标准。选择特征属性的评估标准很多,因而衍生出的决策树算法也有多种,如 ID3、C4.5、CART 等。②生成决策树,根据选择的分裂标准,输出分支,从上而下递归地生成子节点,直到数据集不可分时则停止决策树的生长。③剪枝,决策树容易过拟合,常需要剪枝以缩小树的结构规模,从而缓解过拟合。

2. 随机森林   随机森林算法作为一种基于套袋法的集合学习方法,可以简单地将它看作包含多个决策树的分类算法模型。随机森林算法纠正了决策树过度依赖训练集分布的问题,充分利用样本采样和特征列采样的随机性,能够避免决策树所带来的过拟合问题。该算法通过有放回的数据采样方式,并行构造多棵决策树,能够加速模型的训练速度,但是对于异常数据比较不敏感,而其他基于决策树的算法对于异常数据较敏感。

随机森林是由多个树分类器组合而成的集成学习模式,该算法初始设有 n 个数据项、m 个属性值,其具体流程如下:

(1) 首先需要设定一个值 m,其目的是表示每个树分类器应该包含 m 个属性项。

(2) 在样本集里进行有放回的操作,选择出 k 个子样本项目用来创建出 k 个树分类器。同时产生的 k 个袋外数据将用于后续的测试过程中。

(3) 在输入待分类的数据样本集之后,每一个树的分类器将同时进行分类分析,所有分类器都将按照少数服从多数的原则确定实验最终的分类结果。

随机森林算法的优势有很多,它能够在不进行特征选择的情况下处理高纬度的数据,而且用来分析建模的数据集不用进行规范化处理。随机森林算法既可以处理连续型数据,也可以处理离散型数据。随机性带给该算法更好的抗噪能力,随机森林算法不仅训练速度快,而且具有更高的准确率。

3. 人工神经网络 医学中很多病理、生理和诊疗过程很复杂,疾病的发生往往是多因素互相作用的结果,而这些因素之间的相互作用绝大多数都是非线性关系,以往传统的线性分析方法只不过是对非线性关系在一定条件下的接近。人们对非线性统计方法有过很多尝试,但由于需解决问题的复杂性和计算密集等问题,未被广泛接受。

人工神经网络(artificial neural network,ANN)指利用计算机或电子线路实现对人脑结构及功能的模仿,即模拟人脑的信息处理系统。它是一种非线性统计性数据建模工具,由大量的处理单元组成,与人脑的相似之处为:具有经验知识存储和应用的特性,能够结合外界输入的信息进行自适应,进而改变内部结构。近年来,随着人工智能的发展,人工神经网络已被广泛用于疾病诊断、预后、医学影像分析处理及临床治疗决策等方面,成为现代医学数据挖掘领域的研究热点。

**(四) 口腔常见疾病预测模型构建的应用实例**

龋病是人类广泛流行的疾病,对公共卫生造成沉重负担,需要重点防控。构建龋风险模型,筛选高危人群,根据风险等级进行梯度预防具有良好的社会经济效益。林焕彩等采用前瞻性队列研究基于基因-环境因素构建龋病发病风险预测模型。自 2018 年起在佛山市构建初中一年级学生的研究队列,纵向追踪 2 年,收集研究对象的人口统计学、社会经济学、口腔行为因素信息,检测研究对象的牙菌斑指数、牙菌斑产酸能力、唾液分泌量及缓冲能力,采用质谱测序技术对 SNPs 位点进行基因分型,采用国际龋病检测和评估系统检查患龋情况,以无龋→有龋或 ΔDMFT 增加作为结局变量。将研究对象按照 1∶2 的比例分成两个队列,其中 2/3 为训练集,剩余 1/3 为验证集,以训练集人群为基础,根据上述筛选的龋易感相关危险因素,采用随机森林算法构建青少年龋病发病风险预测模型。通过计算 ROC 曲线下面积(AUC)评估模型的区分度。通过绘制风险分层图评估模型的拟合优度,并采用验证集人群评估龋病发病风险预测模型的外部真实性。研究发现,性别、看牙医行为、Cariostat 评分(牙菌斑产酸能力)、既往患龋经历以及 *AQP5* 基因 rs1996315 位点和 *TUFT1* 基因 rs3790506 位点突变与龋病发病相关。基于基因-环境因素构建的龋病发病风险预测模型,训练集 AUC 值为 0.78,经验证集检验,模型预测的准确性为 0.73。通过风险分层图评估发现,预测模型可以准确地筛选高风险患龋人群,但低估了低风险和极低风险人群的患龋风险。

(周 燕 庄沛林 邱荣敏 于丽霞 庞亮月 陈维清 林焕彩)

# 参 考 文 献

1. NICOLAU B,THOMSON W M,STEELE J G,et al. Life-course epidemiology:concepts and theoretical models and its relevance to chronic oral conditions. Community Dent Oral Epidemiol,2007,35(4):241-249.

2. BARKER D J P. Mother,babies and health in later life. 2nd ed. Edinburgh:Churchill Livingstone,1998.

3. RICHIE P,AVSHALOM C,BARRY J M,et al. Association between children's experience of socioeconomic disadvantage and adult health:a life-course study. Lancet,2002,360(9346):1640-1645.

4. KUH D, BEN-SHLOMO Y. The life course approach to chronic disease epidemiology. 2nd ed. Oxford:Oxford University Press,2004.

5. SUSSER E. Eco-epidemiology:thinking outside the black box. Epidemiology,2004,15(5):519-520,author reply 527-528.

6. LUCAS G A,MARYAM E,PARVANEH B,et al. Factors associated with the development of dental caries in children and adolescents in studies employing the life course approach:a systematic review. Eur J Oral Sci,2015,123(5):305-311.

7. ANA K M T,ANGELO G R,LUIZ R A N. Income trajectories and oral health of young people in a life course study. Caries Res, 2019,53(3):347-356.

8. BROADBENT J M,ZENG J,L A FOSTER PAGE,et al. Oral health-related beliefs, behaviors, and outcomes through the life course. J Dent Res,2016,95(7):808-813.

9. HAENA LEE. A life course approach to total tooth loss:testing the sensitive period,accumulation,and social mobility models in the health and retirement study. Community Dent Oral Epidemiol,2019,47(4):333-339.

10. ROMAIN F,CYRILLE D,MICHELLE K,et al. Early socioeconomic conditions and severe tooth loss in middle-aged Costa Ricans. Community Dent Oral Epidemiol,2018,46(2):178-184.

11. GHORBANI Z,PERES M A,LIU P,et al. Does early-life family income influence later dental pain experience? A prospective 14-year study. Aust Dent J,2017,62(4):493-499.

12. 侯杰泰,温忠麟,成子娟. 结构方程模型及其应用. 北京:教育科学出版社,2004.

13. HU L,BENTLER P M. Cutoff criteria for fit index in covariance structure analysis:conventional criteria versus new alternatives. Struct Equ Modeling,1999,6(1):1-55.

14. MARSH H W,HAU K T. Assessing goodness of fit:is parsimony always desirable? J Exp Educ,1996,64:364-390.

15. 温忠麟,侯杰泰,马什赫伯特. 结构方程模型检验:拟合指数与卡方准则. 心理学报,2005,36(2):186-194.

16. RAYKOY T,TOMER A,NESSELROADE J R. Reporting structural equation modeling results in Psychology and Aging:some proposed guidelines. Psychol Aging,1991,6(4):499-503.

17. FAN X,THOMPSON B,WANG L. Effects of sample size,estimation method,and model specification on structural equation modeling fit indexes. Struct Equ Modeling,1999,6(1):56-83.

18. BERNABÉ E,WATT R G,SHEIHAM A,et al. The influence of sense of coherence on the relationship between childhood socioeconomic status and adult oral health-related behaviours. Community Dent Oral Epidemiol,2009,37(4):357-365.

19. LU H X,WONG M C M,LO E C M,et al. Trends in oral health from childhood to early adulthood:a life course approach. Community Dent Oral Epidemiol,2011,39(4):352-360.

20. FEUKI K,YOSHIDA E,IGARASHIY. A structural equation model relating objective and subjective masticatory function and oral health-related quality of life in patients with removable partial dentures. J Oral Rehabil,2011,38(2):86-94.

21. 胡永华. 遗传流行病学. 北京:北京大学医学出版社,2008.

22. 林焕彩,卢展民,杨军英. 口腔流行病学. 广东:广东人民出版社,2007.

23. 曾宪涛,任学群.分子流行病学研究与系统评价 Meta 分析.北京:中国协和医科大学出版社,2018.

24. 王兴.第四次全国口腔健康流行病学调查报告.北京:人民卫生出版社,2018.

25. VIEIRA A R,MARAZITA M L,GOLDSTEIN-MCHENRY T. Genome-wide scan finds suggestive caries loci. J Dent Res,2008, 87(5):435-439.

26. ERIKA C K,KATHLEEN D,BAO H O,et al. Genetic mapping of high caries experience on human chromosome 13. BMC Med Genet,2013,14:116.

27. SHAFFER J R,WANG X,FEINGOLD E,et al. Genome-wide association scan for childhood caries implicates novel genes. J Dent Res,2011,90(12):1457-1462.

28. SHAFFER J R,WANG X,DESENSI R S,et al. Genetic susceptibility to dental caries on pit and fissure and smooth surfaces. Caries Res,2012,46(1):38-46.

29. ZENG Z,SHAFFER J R,WANG X,et al. Genome-wide association studies of pit-and-fissure-and smooth-surface caries in permanent dentition. J Dent Res,2013,92(5):432-437.

30. TAKEHIKO S,BAO H O,KATHLEEN D,et al. Enamel formation genes influence enamel microhardness before and after cariogenic challenge. PLoS One,2012,7(9):e45022.

31. Abbasoğlu Z,Tanboǧa İ,Küchler E C,et al. Early childhood caries is associated with genetic variants in enamel formation and immune response genes. Caries Res,2015,49(1):70-77.

32. OLSZOWSKI T,ADLER G,JANISZEWSKA-OLSZOWSKA J,et al. MBL2,MASP2,AMELX,and ENAM gene polymorphisms and dental caries in Polish children. Oral Dis,2012,18(4):389-395.

33. PANG L Y,ZHI Q H,ZHUANG P L,et al. Variation in enamel formation genes influences enamel demineralization in vitro in a Streptococcus mutans biofilm model. Front Physiol,2017,8:851.

34. PANG L Y,LI X,WANG K T,et al. Interactions with theaquaporin 5 gene increase the susceptibility to molar-incisor hypomineralization. Arch Oral Biol,2020,111:104637.

35. IGARASHI T. Deletion in sortase gene of Streptococcus mutans ingbritt. Oral Microbiol Immunol,2004,19(3):210-213.

36. 王俊峰,章仲恒,周支瑞,等. 临床预测模型:模型的验证.中国循证心血管医学杂志,2019,11(2):141-144.

37. ZHANG X H,ZHOU Y,ZHI Q H,et al. Genetic polymorphisms of the sortase A gene and early childhood caries in two-year-old children. Arch Oral Biol,2012,57(7):948-953.

38. YU L Y,TAO Y,QIU R M,et al. Genetic polymorphisms of the sortase A gene and social-behavioural factors associated with caries in children:a case-control study. BMC Oral Health,2015,15:54.

39. ZHUANG P L,YU L X,TAO Y,et al. Effects of missense mutations in sortase A gene on enzyme activity in Streptococcus mutans. BMC Oral Health,2016,16:47.

40. LI S Y,HONG X Y,WEI Z T,et al. Ubiquitination of the HPV oncoprotein E6 is critical for E6/E6AP-mediated p53 degradation. Front Microbiol,2019,10:2483.

41. VINEETA S,NUZHAT H,NASEEM A,et al. p16 and p53 in HPV-positive versus HPV-negative oral squamous cell carcinoma: do pathways differ? J Oral Pathol Med,2017,46(9):744-751.

42. ZHU J H,HAO L,LI S,et al. MTHFR,TGFB3,and TGFA polymorphisms and their association with the risk of non-syndromic cleft lip and cleft palate in China. Am J Med Genet A,2010,152A(2):291-298.

43. FENG C J,ZHANG E J,DUAN W Y,et al. Association between polymorphism of TGFA Taq I and cleft lip and/or palate:a meta-analysis. BMC Oral Health,2014,14:88.

44. JOSÉ S,JOSÉ L S,VIVIANA S,et al. Possible association due to linkage disequilibrium of TGFA,RARA and BCL3 with nonsyn-

dromic cleft lip with or without cleft palate in the Chilean population. Rev Med Chil,2005,133(9):1051-1058.

45. 石乐明,郑媛婷,苏振强. 大数据与精准医学. 上海:上海交通大学出版社,2017.

46. 张维朋,徐颖. 数据挖掘在医学中的应用. 北京:中国原子能出版社,2018.

47. 崔雷. 医学数据挖掘. 北京:高等教育出版社,2006.

48. IVANCEVIC V,TUSEK I,TUSEK J,et al. Using association rule mining to identify risk factors for early childhood caries. Comput Meth Prog Bio,2015,122(2):175-181.

49. JUNG S K,KIM T W. New approach for the diagnosis of extractions with neural network machine learning. Am J Orthod Dentofac,2016,149(1):127-133.

50. 谷鸿秋,王俊峰,章仲恒,等. 临床预测模型:模型的建立. 中国循证心血管医学杂志,2019,11(1):14-16,23.

51. JIANG Q,LIU J,CHEN L,et al. The oral microbiome in the elderly with dental caries and health. Front Cell Infect Mi,2019,8:442.

52. SUZUKI S,UKIYA T,KAWAUCHI Y,et al. Decision tree analysis for factors associated with dental caries in school-aged children in Japan. Community Dent Health,2018,35(4):247-251.

53. DIMA S,WANG K J,CHEN K H,et al. Decision tree approach to the impact of parents' oral health on dental caries experience in children:a cross-sectional study. Int J Environ Res,2018,15(4):692.

54. ALABI R O,ELMUSRATI M,SAWAZAKI-CALONE I,et al. Machine learning application for prediction of locoregional recurrences in early oral tongue cancer:a web-based prognostic tool. Virchows Arch,2019,475(4):489-497.

55. SAMMAN M,KAYE E,CABRAL H,et al. The effect of diet drinks on caries among US children:cluster analysis. J Am Dent Assoc,2020,151(7):502-509.

56. ABBASOĞLU Z,TANBOĞA İ,KÜCHLER E C,et al. Early childhood caries is associated with genetic variants in enamel formation and immune response genes. Caries Res,2015,49(1):70-77.

57. ABREU L G,ELYASI M,BADRI P,et al. Factors associated with the development of dental caries in children and adolescents in studies employing the life course approach:a systematic review. Eur J Oral Sci,2015,123(5):305-311.

58. BRODABENT J M,ZENG J,FOSTER PAGE L A,et al. Oral health-related beliefs, behaviors, and outcomes through the life course. J Dent Res,2016,95(7):808-813.

59. FANTIN R,DELPIERRE C,KELLY-IRVING M et al. Early socioeconomic conditions and severe tooth loss in middle-aged Costa Ricans. Community Dent Oral Epidemiol,2018,46(2):178-184.

60. GHORBANI Z,PERES M A,LIU P,et al. Does early-life family income influence later dental pain experience? A prospective 14-year study. Aust Dent J,2017,62(4):493-499.

61. IVANČEVIĆ V,TUŠEK I,TUŠEK J,KNEŽEVIĆ M,et al. Using association rule mining to identify risk factors for early childhood caries. Comput Methods Programs Biomed. 2015,122(2):175-181.

62. LEE H. A life course approach to total tooth loss:Testing the sensitive period, accumulation, and social mobility models in the Health and Retirement Study. Community Dent Oral Epidemiol,2019,47(4):333-339.

63. POULTON R,CASPI A,MILNE B J,et al. Association between children's experience of socioeconomic disadvantage and adult health:a life-course study. Lancet,2002,360(9346):1640-1645.

64. EIXEIRA A K M,RONCALLI A G,NORO L R A. Income Trajectories and Oral Health of Young People in a Life Course Study. Caries Res,2019,53(3):347-356.

# 第二篇
# 口腔流行病学研究案例分析

# 第十三章　横断面调查案例分析：
## 中学生牙酸蚀症流行病学调查

本案例来源：WANG P，LIN H C，CHEN J H，et al. The prevalence of dental erosion and associated risk factors in 12-13-year-old school children in Southern China. BMC Public Health，2010，10(1)：478。

## 一、研究背景和目的

牙酸蚀症是由非细菌性的内源性或外源性酸的化学作用导致的牙体硬组织丧失。在维护牙列长期健康的过程中，它已成为越来越重要的影响因素。如果无法控制和稳定牙酸蚀的进展，可能会出现牙本质敏感，影响患者的咬合功能和生活质量。随着牙体硬组织丧失的增加，牙外形改变，影响美观，同时造成咀嚼功能降低，严重时牙髓暴露或牙折断。牙酸蚀性症通常需要预防和修复性治疗，会增加家庭和政府的公共卫生负担。

牙酸蚀症的病因是多因素的，目前尚不完全清楚。近年来，酸性食物和饮料消耗的不断增长已经成为牙酸蚀症发展的一个重要因素。酸的侵袭导致牙体硬组织不可逆丧失，同时也伴随着牙表面进行性软化。在发达国家和发展中国家，学者们已经进行了多项关于牙酸蚀症的流行病学研究，结果显示牙酸蚀症的患病率在不同国家、不同地理位置以及不同年龄阶段有很大的差异。随着中国经济的快速发展，我国居民的生活方式，包括饮食习惯、生活习惯以及对牙健康的态度都发生了巨大的改变。人们越来越关注口腔疾病，如龋病、牙周病等。然而，关于儿童和成年人牙酸蚀症的流行病学调查尚较少。

关于牙酸蚀症患病率研究人群的年龄，已有文献报道为3~50岁，许多研究集中于12岁的儿童。12~13岁儿童的酸性饮料嗜饮程度较高，牙矿化程度较低，更易受酸蚀脱矿的影响，此年龄阶段的恒切牙和第一磨牙与其他恒牙相比，已经萌出在口腔内并接触致病因素一段时间，这些因素导致该人群成为牙酸蚀症的重要易感人群。而且与成年人酸蚀症相比，此年龄段的恒牙酸蚀症更容易与磨损或磨耗相区别。

本调查的研究目的是通过调查广州市12~13岁儿童恒牙列牙酸蚀症的患病情况，包括患病率、牙酸蚀症的严重程度和分布，探讨这个年龄阶段牙酸蚀症的相关危险因素，为我国儿童牙酸蚀症的健康教育提供理论依据。

## 二、研究人群与样本

研究人群为广州市在读初中一年级学生。纳入标准：年龄12~13岁；每个受检者均同意参加本调查，检查前均由监护人签署知情同意书。该研究方案经中山大学光华口腔医学院伦理委员会批准。排除标准：接受正畸治疗者（固定矫治器），患有牙釉质发育缺陷，恒切牙或第一磨牙折断或缺失。

在广州市越秀区第 82 中学初一年级进行预调查，共调查了 175 人，患病率为 20.8%。结合抽样调查的样本量估算公式：$n = (\mu_\alpha/\delta)^2 p(1-p)$，其中 $\mu_\alpha$ 是正态分布中累积概率为 $\alpha/2$ 时的 $\mu$ 值，在 $\alpha = 0.05$ 水平时，$\mu_\alpha = 1.96$；$p$ 为广州市 12~13 岁儿童酸蚀症的预期患病率，根据预调查结果设为 0.21，允许误差设定为 10%，$\delta = 0.1p$。计算样本数量为 1 444 人。为减少误差，设定样本量为 1 500 人左右。本研究采用多阶段分层随机抽样方法，实际调查 1 499 人，其中男生 774 人，女生 725 人。

### 三、研究模型

以 Lussi 牙酸蚀症病因模式图为基础，总结其所提出的病因，并参考近几年国内外对青少年牙酸蚀症危险因素的研究结果，形成问卷初稿。通过预调查对问卷进行修改，形成正式问卷。Lussi 所总结的牙酸蚀症病因参见第七章第三节"三、牙酸蚀症的病因模型"。

### 四、指数选择

本研究中使用的 O'Sullivan 指数是针对儿童牙酸蚀症大样本流行病学调查、诊断和处理而设计的，与其他评分指数相比较已被证实了具有可重复性。受检牙的三个数值记录分别是酸蚀部位、酸蚀程度和酸蚀面积，从而将牙酸蚀症病损的定位及发展更全面、直观地展示。

### 五、调查实施

检查器械：平面口镜，CPI 探针，器械盘，棉签，一次性口罩、帽子，便携式牙椅，记录用铅笔、橡皮。检查用的平面口镜、探针、器械盘每次使用前均在 121℃、110kPa 条件下高温高压消毒 20 分钟。检查者佩戴一次性手套和口罩，每检查一人更换一副手套。一次性消毒棉签用于拭去牙表面的软垢和唾液。

检查地点选择在自然光线充足的室内或无强烈光线照射的室外。受检者半卧位躺在便携式牙椅上接受检查。检查过程中对部分受检者的口腔情况照相记录。因 12~13 岁儿童部分前磨牙、第二磨牙萌出时间不长或尚未萌出，因此仅检查恒牙列的切牙和第一磨牙的唇/颊面、舌/腭面和切端/𬌗面的牙酸蚀症患病情况。

### 六、质量控制

由一名有经验的口腔流行病学专家对 2 名检查者进行培训和校准，通过对牙酸蚀症的检查和诊断标准、文献图片及临床病例图片进行分析，掌握牙酸蚀症的诊断标准、鉴别诊断和评分指数。预实验阶段，检查者与流行病学专家进行牙酸蚀症的评级校对，统一标准。记录人员均为口腔医学专业的在读硕士研究生。记录前由检查者向记录者讲解检查表的记录规则，并在检查记录过程中相互核对。

检查者对每所学校中编号尾数为 5 的受检者进行上颌切牙唇面患病情况的重复检查，以检测检查者自身的一致性。然后，由另一位检查者对编号尾数为 5 的受检者进行交叉重复检查，以保证检查者之间的一致性。计算 Kappa 值,评价检查标准的可重复性。本研究有 2 名检查者,检查者自身和检查者之间均进行了诊断可重复性评估。信度评估仅检查上颌切牙唇面的患病情况。每所学校对其中约 10% 的学生进行复查,标准一致性检验检查者自身的 Kappa 值分别为 0.92 和 0.90,检查者之间的 Kappa 值为 0.73,信度良好。

调查问卷填写后间隔 1 个月,在所调查的 10 所学校中抽取 1 所学校的 136 名被调查的学生,采用再次填写的方式,收集二次问卷的结果,分析两次问卷中主要项目的一致性,结果一致率为 81%。

## 七、数据分析

所有口腔检查数据由专人输入计算机,使用 Epidata 3.02 软件建立数据库,输入时自动提醒校正数据。数据库建立后,进行变量间的逻辑检查和数据清理,发现问题重新核对原始数据,最后数据库抽查 2% 重复输入,对比前后误差并修改错误,计算错误率为 0.3%。

所有数据均采用 SPSS 13.0 统计软件进行分析处理。统计方法包括描述性统计、$\chi^2$ 检验和 Logistic 多因素回归分析,错误概率 $\alpha$ 定为双侧 0.05。

## 八、研究结果和结论

### (一) 研究结果

本研究共调查了 1 499 名 12~13 岁儿童,牙酸蚀症的患病率为 27.3%。其中男生患病率为 25.7%,女生患病率为 29.9%。共检查了 17 988 颗牙、53 964 个牙面,其中 1 895 颗牙、3 288 个牙面患有酸蚀症。牙酸蚀症的患病牙位分布当中受累最多的是中切牙(14.8%~17.4%),其次是侧切牙(4.1%~10.5%)、第一磨牙(1.6%~1.8%)。

本研究发现牙酸蚀症最常见的受累牙面是切端/𬌗面,占 43.2%;其次是唇面和切端/𬌗面同时受累。受累牙面最常见的酸蚀程度是指数为 2 的牙釉质外形丧失,占 55.8%;其次是指数为 1 的牙釉质光泽改变,占 44.0%。仅 0.2% 的受累牙面出现牙本质暴露。69.3% 受累牙面的酸蚀面积大于该牙面表面积的一半。

本研究单因素分析结果显示,儿童母亲的学历在牙酸蚀症儿童和无牙酸蚀症儿童之间的差异有统计学意义($P=0.035$)。每周喝碳酸饮料的频率在牙酸蚀症儿童和无牙酸蚀症儿童之间的差异具有统计学意义($P=0.046$)。其他口腔健康行为及全身健康情况等变量与牙酸蚀症的关系,在牙酸蚀症儿童和无牙酸蚀症儿童之间的差异无统计学意义。

单因素分析是在没有控制其他自变量因素的条件下,该因素与牙酸蚀症患病关系的统计学检验。为了校正混杂因素,筛选自变量和更精确地对因变量进行预测,对问卷中单因素分析 $P<0.5$ 的自变量进行 Logistic 回归分析。表 13-0-1 中的分析结果显示,广州市 12~13 岁儿童的性别、其母亲的学历和喝碳酸饮料的频率在牙酸蚀症儿童和无牙酸蚀症儿童之间的差异有统计学意义。每周喝碳酸饮料次数多于 1 次的女童易患牙酸蚀症,母亲学历为初中以下者比母亲学历为大专以上的儿童更易患牙酸蚀症。

表 13-0-1　广州市 12～13 岁儿童牙酸蚀症影响因素的 Logistic 回归分析

| 变量 | | 偏回归系数 $\beta$ | SE | $P$ | OR | (95% CI) |
|---|---|---|---|---|---|---|
| 性别 | 男① | | | | | |
| | 女 | 0.247 | 0.117 | 0.035 | 1.281 | (1.023～1.624) |
| 每周喝碳酸饮料的频率 | <1 次/周① | | | | | |
| | ≥1 次/周 | 0.262 | 0.120 | 0.029 | 1.299 | (1.028～1.643) |
| 母亲的学历 | 小学/初中① | | | | | |
| | 高中/中专 | −0.043 | 0.126 | 0.734 | 0.958 | (0.749～1.266) |
| | 大专或以上 | −0.431 | 0.175 | 0.013 | 0.650 | (0.461～0.914) |
| 常数 | | −1.358 | 0.204 | 0.000 | 0.257 | |

注：$\chi^2 = 22.105$，自由度 $= 4$，$P = 0.0005$。
①参照组。

## （二）研究结论

本研究采用横断面调查方法，通过问卷调查和口腔临床检查，分析了广州市 12～13 岁儿童牙酸蚀症的患病情况及与影响因素之间的相关关系，得出以下结论：

1. 广州市 12～13 岁儿童牙酸蚀症的患病率为 27.3%，其中男童患病率为 25.7%，女童患病率为 29.9%。好发牙位是上下颌中切牙，最常见的受累牙面是切端/𬌗面，最常见的酸蚀程度是牙釉质外形丧失，仅 0.2% 的受累牙面出现牙本质暴露，表明广州市儿童恒牙牙酸蚀症的严重程度较轻，但已广泛存在，牙酸蚀症已经成为影响儿童牙健康不容忽视的问题。

2. Logistic 多因素回归分析结果显示，广州市 12～13 岁儿童中，母亲学历为初级教育、每周喝碳酸饮料的次数多于 1 次的女童患牙酸蚀症的可能性更大，提示广州市儿童牙酸蚀症的重点预防人群为女童和父母受教育程度较低者，应加强牙酸蚀症的健康教育。

本研究调查结果显示牙酸蚀症已经成为影响广州市 12～13 岁儿童牙健康的重要问题，应当给予更多的重视。医生应加强对牙酸蚀症的认识以便早期诊断和评估各种危险因素，及时给予危险人群建议和治疗。

## 九、案例解读

### （一）调查方法

针对人群的牙酸蚀症研究有病例报道、病例对照研究、横断面研究、纵向研究等。横断面调查是描述性口腔流行病学常用的方法。本研究通过横断面调查获得广州市 12～13 岁儿童牙酸蚀症的患病情况和分布特点，形成危险因子假设，判断该疾病可能的病因，提出预防措施和对策。后期可进行纵向研究，监测牙酸蚀症在某一人群的发展趋势，评价预防保健措施的效果以及人们自我保健意识增强的程度。

### （二）抽样方法

抽样调查是用样本人群调查的结果推断总体人群的患病情况，要求抽取的样本量足够大，调查的数据足够可靠。抽样方法有单纯随机抽样、系统抽样、分层抽样、整群抽样、多阶段抽样等。本研究采用多阶段分层随机抽样方法。由广州市教育局提供广州市所有初中学校所属区域及名单。截至2008年,广州市共有10个区、387所初中学校、2个县级市、75所初中学校。从广州市统计局和《广州统计年鉴2008》获得2007年末广州市市区人口占全市人口比重的82.3%,2个县级市人口占全市人口比重的17.7%,城郊人口比例约4∶1;12岁儿童男女比例近似1∶1。采用单纯随机抽样方法抽取调查区域,抽取4个区和1个县级市。在每个调查区域内采用单纯随机抽样方法抽取2所学校。在每所学校内,初一年级的班级采用随机整群抽样,根据班级人数随机抽取3~4个班级。按此方法抽取受检学校和受检学生,直至样本量达到设计要求。

### （三）样本量的确定

样本量大小会影响调查效果,样本量小则抽样误差大,研究结果的可重复性和代表性较差;样本量大则造成人力、物力、时间上的浪费。

常用的抽样调查样本量估算公式:$n = (\mu_\alpha/\delta)^2 p(1-p)$,其中$\mu_\alpha$是正态分布中累积概率为$\alpha/2$时的$\mu$值,在$\alpha = 0.05$水平时,$\mu_\alpha = 1.96$,$p$为预期患病率。本研究通过预调查结果估算患病率,计算样本数量。

### （四）调查问卷的形成

设计一份好的问卷是做好问卷调查的前提。调查目的决定问卷的内容和形式。在本课题组前期针对大学生牙酸蚀症横断面调查所设计的问卷基础上,本研究结合 Lussi 牙酸蚀症病因模式图,参考近年来国内外对青少年儿童牙酸蚀症危险因素的研究结果,进行问卷设计。问卷经过预调查,结合专家意见修改后形成最终的问卷。

### （五）调查标准和指数的确定

调查指数和标准的确定非常重要,标准不一致会导致所收集的资料缺乏可比性。本研究采用 Eccles 和 Jenkins 提出的诊断标准,Eccles 和 Jenkins 最先详细描述了牙酸蚀的病损特征,其诊断标准一直延用至今。由1名有经验的口腔流行病学专家对2名检查者进行培训和校准,通过对牙酸蚀症的检查诊断标准、文献图片及临床病例图片进行分析,掌握牙酸蚀症的诊断、鉴别诊断和评分。预调查阶段,检查者与流行病学专家进行牙酸蚀症的评级校对,统一标准。

目前,牙酸蚀症临床诊断指数不存在金标准,学者们仍在探索一种简单、信度和效度好的适用于牙酸蚀症的各种临床研究和流行病学研究的指数。本研究采用的 O'Sullivan 指数是针对儿童牙酸蚀症的大样本流行病学调查、诊断和处理设计的,与其他评价指数相比较更为精细,已被证实了具有可重复性。它对波及的牙面、范围和程度都有评价,已被多次用于儿童牙酸蚀症的大样本流行病学研究。

### （六）质量控制

影响调查研究结果真实性的因素主要有随机误差和偏倚。随机误差是抽样过程中产生的变异,不能完全避免,但能通过抽样设计和扩大样本量加以控制,减少抽样误差。

偏倚是由于某些原因造成调查结果与实际情况不符,属于系统误差。常见的偏倚有选择性偏倚、无应答偏倚和信息偏倚。本研究在选择调查对象时,严格按流行病学抽样设计进行抽样,采用多阶段分层随机抽样方法,减少选择性偏倚。无应答偏倚就是漏查,为了防止漏查,我们在调查前做好组织和宣传工作,受检学生都能积极配合。信息偏倚包括三方面：检查器械等造成的测量偏倚、调查对象引起的偏倚、检查者引起的偏倚。为了尽量减少信息偏倚，本研究使用标准的检查器械，检查地点选择在自然光线充足的室内或无强烈光线照射的室外。问卷设计尽量提供可能的回忆目标。此外，明确诊断标准，认真培训，调查前做标准一致性检验，计算 Kappa 统计值评价可重复性。

（王　萍　林焕彩）

## 参 考 文 献

1. GANSS C,KLIMEK J,GIESE K. Dental erosion in children and adolescents-a cross-sectional and longitudinal investigation using study models. Community Dent Oral Epidemiol,2001,29(4):264-271.

2. TALEBI M,SARAF A,EBRAHIMI M,et al. Dental erosion and its risk factors in 12-year-old school children in Mashhad. Shiraz Univ Dent J,2009,9(Suppl 1):13-18.

3. CORRER G M,ALONSO R C,CORREA M A,et al. Influence of diet and salivary characteristics on the prevalence of dental erosion among 12-year-old schoolchildren. J Dent Child (Chic),2009,76(3):181-187.

4. LUSSI A. Erosive tooth wear-a multifactorial condition of growing concern and increasing knowledge. Monogr Oral Sci,2006,20:1-8.

5. O'SULLIVAN E A. A new index for measurement of erosion in children. Eur J Paediatr Dent,2000,2(1):69-74.

6. MANGUEIRA D F,SAMPAIO F C,OLIVEIRA A F. Association between socioeconomic factors and dental erosion in Brazilian schoolchildren. J Public Health Dent,2009,69(4):254-259.

7. 张琰,林焕彩,杨军英. 广州市大学生牙侵蚀症患病情况与影响因素分析. 中华口腔医学杂志,2009,44(10):611-613.

8. TRUIN G J,FRENCKEN J E,MULDER J,et al. Prevalence of caries and dental erosion among school children in The Hague from 1996-2005. Ned Tijdschr Tandheelkd,2007,114(8):335-342.

9. 陈亚刚,李雪,胡德渝,等. 徐州市 5 岁和 12 岁儿童酸蚀症调查研究. 华西口腔医学杂志,2009,27(5):565-567.

10. 侯晓玫,张清,陈霄迟,等. 北京市 12 岁人群牙侵蚀症患病情况与酸性饮料危险性分析. 中华口腔医学杂志,2009,44(4):208-211.

11. MUNGIA R,ZARZABAL L A,DANG S C,et al. Epidemiologic survey of erosive tooth wear in San Antonio,Texas. Tex Dent J,2009,126(11):1097-1109.

12. GUPTA M,PANDIT I K,SRIVASTAVA N,et al. Dental erosion in children. J Oral Health Comm Dent,2009,33(3):56-61.

13. ECCLES J D,JENKINS W G. Dental erosion and diet. J Dent,1974,2(4):153-159.

# 第十四章 纵向研究案例分析:
# 低龄儿童龋危险因素研究

案例来源:ZHOU Y,YANG J Y,LO E C,et al. The contribution of life course determinants to early child-hood caries:a 2-year cohort study. Caries Res. 2012,46(2):87-94。

## 一、研究背景和目的

### (一) 研究背景

乳牙龋是影响儿童口腔健康的常见疾病之一。我国低龄儿童龋(early childhood caries,ECC)患病情况比较严峻,但是其发病相关危险因素尚不清楚。研究发现 ECC 与社会学、行为学和生物学等因素密切相关。然而,既往的多数研究为现况调查,对危险因素暴露时间和龋病发生的时间判断不准确,难以解释暴露和结果的时间顺序关系,这些因素究竟对龋病的发生发展是如何起作用也尚不清楚。对此,生命历程流行病学(life course epidemiology)为解决该问题提供了一个契机。它通过研究早期暴露因素和后期暴露因素,以鉴定在整个生命过程中疾病发生的危险因素和敏感期,从持续暴露时间和疾病发展时期的重要性来考虑暴露和结果的关联。

### (二) 研究目的

本研究通过纵向调查广州市花都区 8 月龄婴儿低龄儿童龋的发生发展过程,筛选影响低龄儿童龋发病的生物、行为和社会危险因素,建立低龄儿童龋病病因模型,为早期采取有针对性的预防措施控制乳牙龋提供理论依据。

## 二、研究模型

结合本课题组的工作基础与研究方法,设计如下研究模型(图 14-0-1)。

纳入该模型中的变量依据的是过往的研究结果。根据等层分析方法,按变量与疾病发生的时间顺序和近远关系将各变量分为 5 个水平。水平 1 的变量设定为儿童出生时的社会人口学因素,主要是父母的社会经济地位,包括父母的收入、受教育程度、职业和生育孩子的年龄。水平 2 的变量设定为儿童出生时

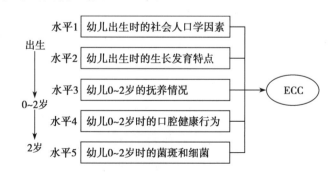

**图 14-0-1 低龄儿童生命历程暴露变量与 ECC 关系的理论模型**

的发育状况,包括出生体重、孕周和分娩方式等。水平 3 设定为儿童 0~2 岁的抚养情况,包括喂养习惯和营养状态。其中,喂养习惯包括奶瓶喂养和母乳喂养。幼儿身高和体重则被认为是营养状态的有效指标。水平 4 设定为儿童 0~2 岁时的口腔健康行为,包括食糖行为、口腔卫生行为和看牙医行为。水平 5 设定为低龄儿童 0~2 岁时的可视菌斑和细菌数量。所有以上提及的因素都可能影响 ECC,他们在幼儿不同时期发挥不同的作用。

## 三、变量的选择

根据研究模型,从上至下将变量设为 5 个水平,共计 20 个变量。社会人口学因素设为水平 1,包括家庭人均月收入、母亲的受教育程度、母亲的职业和母亲生育孩子的年龄;早期生长发育特点设为水平 2,包括出生体重、孕周和牙釉质发育不全情况;抚养情况因素设为水平 3,包括夜间母乳喂养、奶瓶喂养、含奶嘴睡觉、共用餐具、现在的身高和体重;口腔健康行为因素设为水平 4,包括吃甜食和主食的频率、孩子的刷牙频率、使用牙膏情况、看牙医情况和可视菌斑百分比;变异链球菌的定植情况设为水平 5。具体变量选择见表 14-0-1。

表 14-0-1　主要变量及其分类或记分

| | 变量 | 分类/记分 |
|---|---|---|
| 水平 1 | 母亲的受教育程度 | 0:≥12 年;1:<12 年 |
| | 母亲在孩子出生时的职业 | 0:雇主/专业人士;1:被雇佣/非专业人士;2:无业 |
| | 家庭人均月收入 | 0:≥3 000 元;1:<3 000 元 |
| | 母亲生育孩子的年龄 | 0:≥24 岁;1:18~23 岁 |
| 水平 2 | 出生体重 | 0:≥2 500g;1:<2 500g |
| | 孕周 | 0:≥37 周;1:<37 周 |
| | 牙釉质发育不全情况 | 0:牙釉质缺损;1:牙釉质白斑;2:无发育不全 |
| 水平 3 | 奶瓶喂养 | 0:是;1:否 |
| | 夜间母乳喂养 | 0:是;1:否 |
| | 含奶瓶睡觉 | 0:是;1:否 |
| | 共用餐具 | 0:是;1:否 |
| | 身高 Z 值 | 0:≥-2;1:<-2 |
| | 体重 Z 值 | 0:≥-2;1:<-2 |
| 水平 4 | 吃甜食频率 | 0:≥1 次/天;1:<1 次/天 |
| | 吃主食频率 | 0:≥1 次/天;1:<1 次/天 |
| | 刷牙频率 | 0:≥1 次/天;1:<1 次/天 |
| | 使用牙膏情况 | 0:经常;1:有时;2:从不 |
| | 看牙医情况 | 0:有;1:无 |
| | 可视菌斑百分比 | 0:≥20% ;1:<20% ;2:0 |
| 水平 5 | 变异链球菌 | 0:有;1:无 |

## 四、因变量——发病密度指数

因变量定义为龋病的发病密度(incidence density),指每个时间段内风险牙面新患龋的牙面数。其计算公式如下:

$$发病密度 = \frac{新患龋牙面数}{风险牙面 \times 暴露时间}$$

风险牙面即暴露的无龋牙面数。暴露时间的计算:①牙面在暴露时间点 $t_0$ 和 $t_1$ 之间是健康的,暴露时间 $= t_1 - t_0$;②牙面在暴露时间点 $t_0$ 是健康,$t_1$ 是龋病,则假定龋病发生在暴露时间中点 $= t_0 + (t_1 - t_0)/2$,暴露时间 $= (t_1 - t_0)/2$;③牙面在时间点 $t_0$ 未萌出,$t_1$ 已萌出且是健康牙面,则假定萌出时间在观察时间中点,萌出时间 $= t_0 + (t_1 - t_0)/2$,暴露时间 $= (t_1 - t_0)/2$;④牙面在时间点 $t_0$ 未萌出,$t_1$ 已萌出且是患龋牙面,则假定萌出时间在观察时间中点 $= t_0 + (t_1 - t_0)/2$,患龋时间 $= t_0 + 3/4(t_1 - t_0)$,暴露时间 $= 1/4(t_1 - t_0)$。发病密度取值范围为 0 至无穷大,本研究发病密度单位为"牙面/100 牙面×月",它表示 100 个牙面暴露 1 个月有多少牙面新患龋。数值越大,表示发病强度越大。

相对危险的评估用发病密度比(incidence density ratio,IDR)来表示,它是指暴露组与非暴露组发病率的比值,发病密度比的计算是对变量估计系数进行指数函数换算而得到的。

## 五、纵向研究资料的统计分析

本研究统计方法使用广义估计方程模型。样本发病人数较少,因变量发病密度分布呈泊松分布,广义估计方程(generalized estimating equation,GEE)连接函数使用 Logit 函数。具体分析如下:首先对每个水平的变量分别进行 GEE 单因素分析,将每个水平 $P<0.25$ 的变量保留进行多因素分析。将水平 1 中单因素分析 $P<0.25$ 的变量纳入 GEE 多因素分析,分析结果 $P<0.05$ 的变量保留形成统计分析模型 1。水平 2 中单因素分析 $P<0.25$ 的变量和统计分析模型 1 中保留的变量纳入 GEE 多因素分析,分析结果 $P<0.05$ 的变量保留形成统计分析模型 2。重复以上步骤形成统计分析模型 3、4、5。性别因素始终放在模型内。WHO 推荐 Anthro 1.02 软件用来分析营养状况。Z 评分的意义与第一部分相同,不同的是参考标准是《中国 7 岁以下儿童生长发育参照标准》,其测量数据精确,样本量大,兼顾了中国儿童生长状况的现实性和前瞻性,更符合我国国情。记录相关的发病密度比及其置信区间。Ⅰ类错误的概率 $\alpha$ 定为双侧 0.05。

## 六、结果和结论

本研究调查 225 名 8 月龄幼儿至 32 月龄,回访 155 名幼儿,4 次回访率分别为 95.6%、84.9%、76.4% 和 68.9%。ECC 人均月发病率为 4.15‰。龋病和牙釉质发育不全检查者自身的 Kappa 值分别为 0.98 和 0.90。多因素广义估计方程分析结果发现,母亲受教育程度较低、家庭月收入更高、儿童患有牙釉质发育不全、儿童具有较低的身高、可视菌斑较多、有变异链球菌定植者更容易患低龄儿童龋。

结论:0~2 岁低龄儿童龋发病的危险因素是母亲受教育程度较低、家庭月收入较高、牙釉质发育不全、孩子的身高较低、口腔卫生状况差、变异链球菌的定植。0~2 岁低龄儿童龋发病的生命历程因素涉及关键因素和累积因素,二者共同参与疾病的发生发展。

### 七、案例解读

#### （一）疾病研究的理论模型

疾病研究一般都基于一定的理论模型,如龋病的四联因素模型是经典的龋病病因模型。近年来研究者提出龋病的四环模型,包括社会环境、社区环境、家庭环境、个人水平的四联因素。这些危险因素与龋病发生的关系由远及近,逐层递进影响疾病的发生。从龋病发生的微观和宏观的不同层次影响疾病的发生。

本研究的疾病理论模型是依据危险暴露的时间顺序,由远及近,从不同层次影响龋病的发生。通过收集出生时的社会经济人口学背景、成长过程中的喂养习惯、口腔卫生习惯、看牙习惯,到最后临床检查看到的口腔卫生状况和牙菌斑细菌定植情况,进行统计学分析,得出科学的结论。

疾病理论模型的设计主要是通过文献回顾,找出与疾病相关的危险暴露因素,基于一定的逻辑关系设计而成。疾病理论模型有助于理清研究思路,收集研究变量,分析实验数据,推断科学结论。这样能够更好地探讨不同暴露因素间的因果关系,查明影响疾病的危险因素。

#### （二）因变量的选择

描述人群中的疾病流行情况常用的指标包括患病率和发病率。本文是一项低龄儿童的前瞻性研究,采用了龋病发病率来描述观察期间内新发生龋病的频率。由于所观察的对象年龄较小,每6个月观察期间新发生的龋齿数目不多,单纯采用发病率表示龋病的变化意义不大,故采用发病密度来表示疾病的患病情况。

#### （三）纵向研究的开展

纵向队列研究是生命历程流行病学的最佳设计方案。它可以追踪疾病的整个发病过程。但是队列研究开展的难点是如何提高样本的回访率,进而提升研究的质量。本研究3次样本回访率均在70%左右,同年龄段同类研究回访率为50%~85%,本研究回访率处于中上水平。本研究样本的失访原因主要为父母工作繁忙,无法抽空带幼儿进行口腔检查。本研究已采取相应措施,将口腔检查与幼儿全身检查相结合以提高回访率。

由于队列研究的开展需要耗费大量的人力和物力。在今后开展口腔出生队列研究的时候,可以考虑增加更多观察指标的出生队列研究,观察时间可以更长,10年或者20年等。这样一方面可以收集更多的信息提高效率,另一方面可以研究口腔疾病和全身性疾病的关系。

#### （四）资料分析

本研究统计方法使用广义估计方程模型,它是在广义线性模型基础上建立的一种拟似然估计方法。广义估计方程的优势在于处理重复测量的纵向数据。它考虑了资料间的相关性,利用矩阵表达资料的相关性,可以将符合正态分布、二项分布、泊松分布、负二项分布等多种分布的因变量拟合而成相应的统计模型,解决纵向数据中因变量相关的问题,可得到较可靠的参数估计值。

本课题资料属于重复测量资料,由于个体的每一个测量点之间存在着相互关联,数据并非独立,同一个个体的各个时间点之间具有较大的相似性,如果在资料处理过程中没能考虑到这种相关性,就会低估标准误而高估检验统计量,得出的结论就会有偏差,参数也就估计无效。广义估计方程能很好地解决该问题,并且在口腔疾病研究中已得到肯定。本研究统计模型使用分层分析方法(hierarchical approach)。分层分析方法是通过建立概念模型,把相关变量分为多个层次,有利于把与疾病相关的决定因素筛选出来。人的生命历程中会出现许多复杂的变量,应参考过往研究对变量进行分层分析的结果,建立相应模型,以得出有价值的分析结果。

### （五）结果的解读

本研究结果发现母亲受教育程度较低、家庭月收入更高、儿童患有牙釉质发育不全、儿童具有较低的身高、可视菌斑较多、有变异链球菌定植者更容易患低龄儿童龋。

早期生活中的社会经济学变量中，母亲的受教育程度低可能会导致儿童对口腔卫生保健知识了解不全面，不能掌握正确的喂养方式和口腔保健方式。同时家庭收入较高可以满足孩子的更多需求，提供给孩子更多的零食。由于口腔保健知识的缺乏和进食较多的零食，导致低龄儿童龋发生的风险增加。

牙釉质发育不全代表早期生长发育特点因素，这支持龋病出生就被生物编程（biologically programmed）的理论。生物编程是指在某个生长发育的关键时期遭受某些刺激或损伤（如母亲怀孕生病、早产、低出生体重），这些刺激或损伤影响机体组织和器官发育，其后果可能持续终身。

早期生长发育特点因素引起 ECC 主要有三条途径：一是通过影响牙结构的发育，如引起牙釉质发育不全，牙釉质发育不全的牙 ECC 患病率增加；二是通过影响全身免疫系统，如 IgG、IgA、IgM 等免疫球蛋白的分泌，使免疫系统低下导致细菌早期定植；三是早产或低出生体重儿较正常儿营养不良，营养不良能引起唾液流速降低，从而削弱唾液的抗菌作用。本项研究支持途径一，即牙釉质发育不全作为关键因素影响乳牙龋的发生。

本研究发现幼儿成长过程中，身高偏矮和可视菌斑多是低龄儿童龋的危险因素。身高是衡量幼儿营养状况的指标之一，0~3 岁是儿童体格生长发育的快速时期，该阶段营养不良会造成幼儿身体各器官发育不成熟、唾液腺功能降低、缓冲能力减弱、唾液保护因素降低。可视菌斑反映幼儿口腔卫生的实际情况。可视菌斑堆积，幼儿口腔卫生差，细菌容易定植于牙面，细菌代谢产酸引起牙面脱矿，龋洞形成。当有牙釉质发育不全，同时又存在身高缺陷和可视菌斑危险因素不断累积时，幼儿患龋的风险极大增加。

另外，随着变异链球菌逐渐定植，发生低龄儿童龋的幼儿也逐渐增多。在本研究中，究竟是细菌定植时间还是细菌数量对低龄儿童龋起作用，即其在生命历程中是关键因素还是累积因素起作用目前尚不明了，有待进一步研究。

因此，从生命历程理论角度考虑，0~2 岁幼儿 ECC 危险因素包括关键因素和累积因素，并且二者相互作用，影响疾病的发生发展。

（周　燕　林焕彩）

## 参 考 文 献

1. BECK J D, LAWRENCE H P, Koch G G. Analytic approaches to longitudinal caries data in adults. Community Dent Oral Epidemiol, 1997, 25（1）:42-51.

2. NEELY A L, HOLFORD T R, LÖE H, et al. The natural history of periodontal disease in humans: risk factors for tooth loss in caries-free subjects receiving no oral health care. J Clin Periodontol, 2005, 32（9）:984-993.

3. PERES M A, PERES K G, DE BARROS A J, et al. The relation between family socioeconomic trajectories from childhood to adolescence and dental caries and associated oral behaviours. J Epidemiol Community Health, 2007, 61（2）:141-145.

4. ZEGER S L, LIANG K Y, ALBERT P S. Models for longitudinal data: a generalized estimating equation approach. Biometrics, 1988, 44（4）:1049-1060.

# 第十五章　结构方程模型案例分析：
# 儿童龋的影响因素研究

案例来源：QIU R M，LO E C，ZHI Q H，et al. Factors related to children's caries：a structural equation modeling approach. BMC Public Health，2014，14：1071。

## 一、研究背景和目的

近 20 年来，随着口腔健康教育和口腔卫生保健措施的开展，我国儿童龋病得到了一定的控制，但当前全国学龄前儿童患龋率及龋均仍处于较高水平。2005 年，我国第三次全国口腔健康流行病学调查结果显示，5 岁儿童乳牙患龋率高达 66.0%，龋均为 3.5，其中广东省 5 岁儿童患病率为 67.8%，龋均为 4.1，表明当前我国学龄前儿童乳牙龋病防治工作形势仍相当严峻。

龋病的发生与口腔健康行为密切相关。以往观点认为，只需通过口腔健康教育改变个体的不良口腔行为，从而控制微生物在牙面的存在，便可在相当程度上预防龋病的发生。但有学者指出，以单纯口腔健康教育为途径并不能很好地改变个人的口腔健康行为，这可能与个人的社会心理因素有关。其中照顾者的社会心理因素被认为是影响儿童口腔健康行为的重要因素，从而影响儿童口腔健康。目前，照顾者的社会心理因素与儿童口腔健康行为的关系已引起国外学者的热切关注，但国内尚未开展相关研究。

Fisher-Owens 等人提出儿童口腔健康影响因素的理论模型，他认为个人、家庭及社区三个水平可从环境、社会、心理、行为及生物学等角度对儿童口腔健康产生影响，促进儿童口腔健康需个人、家庭及社会全方位的努力。传统的统计学方法多采用回归模型分析口腔健康的相关因素，该分析方法所呈现的结果为各因素与龋病间的直接效应。实际上，龋病的各相关因素可间接或直接影响龋病，且这些因素彼此间相互影响或互为因果。因此，采用一种更为可行的理论模型及统计分析方法揭示这些因素在龋病发生中分别扮演的角色，可为龋病的预防提供有效的靶点。结构方程模型作为一种可同时分析直接和间接效应的因果模型，目前主要在经济学、社会学和心理学领域运用。随着人们对龋病认识的深入，尤其是对龋病各相关因素之间相互作用的了解，结构方程模型在口腔医学领域日渐受到青睐。

本研究以广州市 5 岁儿童作为研究对象，建立结构方程模型，分析影响儿童龋病的相关因素及各因素间的关系，为寻找儿童龋病的预防靶点提供理论依据。

## 二、研究方法和样本量计算

本研究采取横断面调查的方法。按照对率抽样调查时的估算方法估算样本：样本的估算根据低龄儿童龋的患病率和允许误差。根据对率抽样调查时的样本量计算公式：$n = (\mu_\alpha/\delta)^2 p(1-p)$。公式中 $n$ 为所需样本大小;$\alpha$ 为检验水准,$\mu_{\alpha/2}$ 为正态分布中累积概率为 $\alpha/2$ 时的 $\mu$ 值,如 $\alpha=0.05$ 时 $\mu_\alpha=1.96$,$\alpha=0.01$ 时 $\mu_\alpha=2.58$,实际使用中通常将 $\mu_\alpha$ 设为 2;$p$ 为某病预期患病率;$\delta$ 为允许误差,一般取总体率置信区间宽度的一半,当将允许的误差设为 10% 时,$\delta=0.1p$,允许误差设为 5% 时,$\delta=0.05p$,余类推。本研究中 $\alpha$ 设为 0.05,$\delta$ 设为 0.05p,预期患龋率 $p$ 设为 0.60。研究中观察的主要指标为患龋状况,根据 2005 年第三次全国口腔健康状况调查结果,广东省 5 岁儿童患病率为 67.8%,广州市整体生活水平位于广东省的前茅,预计龋病患病率相对较低,以 60% 为预期患龋率,计算样本量得出 $n=1\,067$。此外,本研究的样本量还需满足结构方程模型(structural equation model,SEM)分析的需要。研究者建议,SEM 分析所需的样本容量至少要大于 100,并且 $N/p>10$($N$ 为样本容量,$p$ 为观测的指标个数)。本研究预定观测指标为 18 个,样本容量最少应为 180。同时,考虑到观测指标多为类别变量(有序变量和名义变量),为非连续性变量,呈非正态分布。在样本量较小时,采用 SEM 常用的最大似然法(maximum likelihood,ML)分析必然会高估 $x^2$ 值。这时建议使用一般加权最小二乘法(generally weighted least squares,WLS)法,但此时的样本量需要扩大至 1 000 以上,才能得到稳定的协方差矩阵,进行合理估算。综合的样本量分析同时需考虑调查问卷回收有效率(预计为 80%)及进一步减少误差,最终确定样本量至少为 1 300 人。

为使样本人群具有良好的代表性,并遵循经济、有效的原则,本研究采用多阶段分层整群抽样的方法:第一阶段,以居住地进行分层确定研究区域;第二阶段,采用整群抽样方法确定调查对象。最后从广州市 10 区 2 市抽出 5 区 1 县级市,每个区(市)随机抽取 4 所幼儿园。每所幼儿园中照顾者知情同意,且属于常住人口的 5 岁儿童均纳入研究样本。最后纳入的有效样本为 1 332 人。

## 三、变量的选择

纳入模型的变量包括社会经济学状况,照顾者的口腔健康知识、态度和行为,儿童口腔健康行为,口腔医疗保险和服务使用。模型中包含的潜变量及各潜变量对应的观测变量见表 15-0-1。

表 15-0-1 模型中包含的潜变量及各潜变量对应的观测变量

| 潜变量 | 观测变量 |
| --- | --- |
| 社会经济状况 | 母亲的受教育程度<br>母亲的职业<br>父亲的受教育程度<br>父亲的职业<br>家庭人均月收入 |
| 儿童的社会医疗保险 | 儿童看牙是否享受医疗保险/报销 |
| 照顾者的口腔健康知识 | 照顾者的龋病病因知识得分<br>照顾者的龋病预防知识得分<br>照顾者的牙周病病因知识得分<br>照顾者的牙周病预防知识得分 |
| 照顾者的口腔健康态度 | 照顾者的口腔健康态度得分 |
| 照顾者的口腔健康习惯 | 照顾者的吃甜食频率<br>照顾者的刷牙频率 |
| 儿童的口腔健康习惯 | 儿童的吃甜食频率<br>儿童的刷牙频率<br>儿童开始刷牙的年龄 |
| 儿童的口腔健康服务使用 | 儿童的看牙医行为 |
| 儿童龋病 | dmft |

## 四、建立模型

研究理论模型见图 15-0-1。在这个模型中假设：①社会经济状况可以直接影响照顾者口腔健康知识的获取，进而影响照顾者的口腔健康态度。此外，还可直接影响照顾者的口腔健康态度、照顾者及儿童的口腔健康习惯、儿童社会医疗保险和口腔服务使用。②照顾者的口腔健康知识和态度可以直接影响照顾者自身和儿童的口腔健康习惯及儿童口腔健康服务使用。③照顾者的口腔健康习惯可以直接影响儿童的口腔健康习惯，间接影响儿童龋病。④儿童社会医疗保险可以影响儿童口腔健康服务使用，间接影响儿童龋病。⑤儿童口腔健康习惯与儿童龋病直接相关。

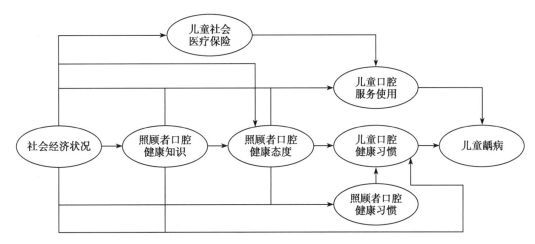

**图 15-0-1　影响广州市 5 岁儿童龋病有关因素的理论模型**

## 五、分析与修整模型

儿童龋病相关因素模型的分析采用 LISREL 8.8 软件。判断模型的拟合度所采用的指数及评判标准：$0<x^2/df<5$，表示拟合度好；似方差均方根（RMSEA）$<0.08$ 表示拟合可以接受，$<0.05$ 表示拟合好；RMSEA 的 95% 置信区间较窄表示拟合好，close-fit 检验的 $P$ 值 $<0.05$ 表示拟合好；非正规拟合指数（NNFI）和比较拟合指数（CFI）$>0.90$ 表示拟合好，$0.85 \sim 0.90$ 表示可以接受；拟合优度指数（GFI）和调整拟合优度指数（AGFI）$>0.95$ 表示拟合好，$0.90 \sim 0.95$ 表示可以接受。

## 六、研究结果

在初步分析结构方程结果中，儿童口腔健康服务使用与儿童龋病呈显著正相关，即有看牙医行为儿童的 dmft 值更高。以往的研究结果发现，在我国以及其他发展中国家的研究中，有看牙医行为者大多都是牙齿有问题才看牙医，而不是定期检查口腔以预防疾病。本研究有看牙医经历的儿童 85% 均为有问题才看牙医。因此，在本研究的样本人群中，口腔健康服务使用不适宜作为龋病的影响因素纳入模型，应当从模型中剔除。相应地，儿童社会医疗保险也应从模型中剔除。同时，在模型调整过程中，分别对龋病病因知识和龋病病因预防、牙周病病因知识和牙周病病因预防、母亲的受教育程度和母亲的职业、父亲的受教育程度和父亲的职业以及家庭人均月收入设置了误差项相关。经过调整和拟合后得到模型 2（模型 1 拟合参数略）。模型 2 的拟合参数如下：NNFI = 0.90，CFI = 0.91，RSEMA = 0.064，GFI = 0.98，AGFI = 0.97，RSEMA 的 95% 置信区间为 0.060~0.069。模型 2 的各观测变量对潜变量的因子贡献见表 15-0-2。

**表 15-0-2　模型 2 中各观测变量对潜变量的因子贡献**

| 潜变量 | 观测变量 | 因子贡献 |
| --- | --- | --- |
| 社会经济状况 | 母亲的受教育程度 | 0.95 |
| | 母亲的职业 | 0.45 |
| | 父亲的受教育程度 | 0.84 |
| | 父亲的职业 | 0.41 |
| | 家庭人均月收入 | 0.37 |
| 照顾者的口腔健康知识 | 照顾者的龋病病因知识得分 | 0.63 |
| | 照顾者的龋病预防知识得分 | 0.76 |
| | 照顾者的牙周病病因知识得分 | 0.76 |
| | 照顾者的牙周病预防知识得分 | 0.86 |
| 照顾者的口腔健康态度 | 照顾者的口腔健康态度得分 | 1.00 |
| 照顾者的口腔健康习惯 | 照顾者的吃甜食频率 | 0.77 |
| | 照顾者的刷牙频率 | 0.48 |
| 儿童的口腔健康习惯 | 儿童的吃甜食频率 | 0.77 |
| | 儿童的刷牙频率 | 0.35 |
| | 儿童开始刷牙的年龄 | 0.35 |
| 儿童龋病 | dmft | 1.00 |

研究结果：①社会经济状况与照顾者的口腔健康知识及口腔健康习惯呈显著直接正相关，即社会经济状况越好，照顾者的口腔健康知识得分越高，则其口腔健康习惯也越好，但社会经济状况与照顾者的口腔健康态度、儿童的口腔健康习惯的相关性不显著；②照顾者的口腔健康知识与口腔健康态度、口腔健康习惯呈显著正相关，即照顾者的口腔健康知识得分越高，照顾者的口腔健康态度越积极，口腔健康习惯也越好，而照顾者的口腔健康知识与儿童口腔健康习惯的相关性不显著；③照顾者的口腔健康态度与儿童的口腔健康习惯呈显著正相关，即照顾者的口腔态度越积极，儿童的口腔健康习惯会越好，但照顾者的口腔健康态度与照顾者的口腔健康习惯无关；④照顾者的口腔健康习惯与儿童的口腔健康习惯呈显著正相关，即照顾者的口健康习惯越好，所照顾的儿童的口腔健康习惯也越好；⑤儿童的口腔健康习惯与儿童龋病呈显著负相关，即儿童的口腔健康习惯越好，儿童的 dmft 值越低。

变量内部因子的关联分析结果表明，龋病病因知识和龋病预防知识、龋病病因知识和牙周病病因知识、母亲的职业和父亲的职业、父亲的受教育程度和父亲的职业、父亲的职业和家庭人均月收入的误差项的相关系数分别为 0.15、0.11、0.33、0.18、0.16，$P<0.001$；母亲的受教育程度和母亲的职业误差项的相关系数为 0.10，$P<0.01$，均有显著相关性。

由此得到结论：社会经济状况通过影响照顾者的口腔健康知识和口腔健康习惯进而影响儿童的口腔健康习惯；照顾者的口腔健康知识通过影响照顾者的口腔健康态度和习惯进而影响儿童的口腔健康习惯；

儿童的口腔健康习惯直接影响儿童龋病状况。

## 七、案例解读

### （一）关于结构方程模型的应用

本研究采用 SEM 对理论模型进行验证,不仅阐明了各因素对结果变量的直接和间接效应以及各因素彼此间的关系,还可以准确地估算因子贡献,并估算出测量误差。例如,社会经济学因素这一潜变量包括父母亲的受教育程度及职业、家庭人均月收入,在模型中这 5 个观测变量对社会经济学因素的因子贡献均可以准确估算,并估算出测量误差。母亲的受教育程度对社会经济学因素的因子贡献为 0.95,其测量误差为 0.09。家庭人均月收入对社会经济学因素的因子贡献为 0.37,其测量误差为 0.86。这说明母亲的受教育程度对社会经济学因素的贡献比家庭人均月收入大。

一般而言,SEM 假定模型中的潜变量之间、潜变量与其指标均为线性关系,要求数据符合正态分布。本研究中的大部分数据不是线性数据(即定量资料),如父母亲的受教育程度及职业、儿童和照顾者的口腔健康习惯、儿童的口腔健康服务使用等均为分类变量。龋病中采用的 dmft 数值虽为线性数据,但属于偏峰分布资料。只有照顾者的口腔健康知识和口腔健康态度属于正态分布的线性数据。对于在一个模型中存在多种资料类型,传统的对策是根据变量之间的关系采用适当的变量变换方法,将非线性的关系转换成线性关系。可采用的转换方法有对数转换、指数转换等,但是这种转换会给方程的估算增加烦琐度。WLS 法能很好地处理非正态分布资料变量间的参数估算。口腔流行病学中的诸多因素多为分类变量,WLS 法尤其适用于该领域的 SEM 研究。WLS 唯一的不足为样本容量需要足够大,通常在 1 000 以上。本研究的最终结果变量为儿童龋病,需满足龋病患病率估算的样本容量已超过 1 000,已能很好满足 WLS 法对样本容量的要求。

### （二）结构方程中的误差项相关

在测量方程模型中,观测变量(指标)除了从属于相应的潜变量,其误差项也可以与其他观测变量存在假设的共变。估计共变关系可在运算的过程中设置误差项相关。当误差项之间存在有意义的相关时,说明观测变量除了受特定潜在特质的影响,还受其他因素的影响。误差项关联可以发生在同一个潜变量内,称为因素内关联误差模型。误差项关联在两个不同的潜变量内,称为因素间关联误差模型。不过在 SEM 分析中,为了避免模型变得过于复杂难以运算,通常不允许各指标的误差项相关,而是固定为零。如果指标的误差项之间存在明显的相关性且有相关理论支持时,可以允许指标的误差项存在相关性,并进行自由估计,这可在一定程度上降低 $x^2$ 和 $df$ 的值,改善模型的拟合度,但在结构模型中,指标误差项的相关性仅限于同一潜变量内。本研究在模型修正时,根据修正指数的提示,并结合相关的理论知识,分别对龋病病因知识和龋病病因预防、牙周病病因知识和牙周病预防知识、母亲的受教育程度和母亲的职业、父亲的受教育程度和父亲的职业以及家庭人均月收入设置了误差项相关,模型的拟合度明显改进。

### （三）结构方程中的拟合指数

在 SEM 中,判断所设定的模型是否与样本数据拟合,需比较再生协方差矩阵 $E$ 和样本协方差矩阵 $S$ 之间的差异。$E$ 和 $S$ 之间的整体差异可用拟合指数来表示。目前,关于采用哪个拟合指数来衡量结构方程的拟合度,尚存在争议。

1. $x^2$ 和 $x^2/df$　在参数估计量符合卡方分布的条件下,可以对 $E$ 和 $S$ 之间的整体差异进行卡方检验,并设定检验的显著性水平(通常以 $P<0.05$ 认为有统计学差异)。若 $x^2$ 值小于临界值,则 $P>0.05$,说明模型与数据拟合好;反之,则说明模型与数据拟合差。$x^2$ 值的大小易受样本量的影响。当样本量很小时,$x^2$ 会很小。有些小样本的错误模型离真模型很远,也可表现为 $x^2$ 很小,让人误认为模型拟合度好。反之,样本量很大时,$x^2$ 会很大。模型只要与真模型之间有很小的差距,也可能被认为拟合度不好。此外,$x^2$ 还受自由度的影响。自由度越大,$x^2$ 也会越大。对于一个需要估计很多参数的复杂模型,自由度会很大,$x^2$ 也会很大,该模型会给人拟合不好的印象,特别是当样本量大于 1 000 时,$x^2$ 会大得更明显。本研究的样本量为 1 332,已大于 1 000,不适合将 $x^2$ 作为拟合参数。因受样本量和自由度的影响,现在统计学上已较少用 $x^2$ 判断模型的拟合度,而是考虑使用 $x^2/df$。使用 $x^2/df$ 作为拟合指数可在一定程度上消除自由度的影响,但样本量的影响仍存在。因此,统计学家们建议将 $x^2/df$ 应用于多个模型的拟合度比较。当 $x^2/df<5$ 时,表示模型有较好的拟合度。

2. RMSEA　RMSEA 是以样本量 $N$、$df$ 和 $x^2$ 为基础的拟合指数($RMSEA = \{ \max[ (x^2-df)/(N-1),0 ]/df\}^{1/2}$)。RMSEA 不受样本量与模型复杂度的影响。RMSEA$<0.05$,表示方程拟合度佳,$<0.08$ 则表示方程的拟合度可以接受。有学者认为,单纯看 RMSEA 的值还不够,应同时将 RMSEA 的 95% 置信区间及 close-fit 检验的 $P$ 值加以考虑。若模型的上下限都显示拟合度很好,说明模型能拟合数据的可信度大。close-fit 检验的零假设为:RMSEA$<0.05$。若该检验的显著性 $P<0.05$,则拒绝零假设,认为模型拟合度差;反之,则认为模型可以接受。即当 close-fit 检验的 $P<0.001$,说明模型离真模型还有差距,只有当 close-fit 检验的 $P>0.05$ 时,才能说明模型拟合度好。

3. NNFI　NNFI 反映假设模型与一个所有观测变量之间没有共变关系的独立模型的差异程度。这个独立模型就是最简单、拟合度最差、最不理想的模型。NNFI$>0.90$,表示方程的拟合度佳。NNFI 不受模型复杂度影响,却受样本量影响,但影响相对较小。当模型中观测变量存在误差项相关,并在估算参数过程中设定误差相关时,估算结果中 NNFI 的值会改善。

4. CFI　CFI 反映假设模型与一个所有观测变量之间没有共变关系的独立模型的差异程度。CFI 的原理与 NNFI 近似。

5. GFI、AGFI　GFI 表示假设模型可以解释样本数据的方差与协方差的比例,与回归分析中的可解释变量($R^2$)相似。AGFI 是调整后的 GFI,与回归分析中调整后的 $R^2$ 相似。GFI 和 AGFI 的值越接近 1,表明模型的拟合度越好。一般要求 GFI 和 AGFI$>0.95$,说明模型的拟合度好。但 GFI 和 AGFI 不惩罚模型的复杂性,即使拟合的模型离真模型很远,这两个值也有可能很高。

本研究全面考虑各拟合指数的优缺点以及根据文献报道所推荐的指数,同时采用 $x^2/df$、NNFI、CFI、RMSEA 和 GFI、AGFI 对所估算的模型进行拟合度评判。模型 2 中的各拟合参数结果显示,NNFI 和 CFI 均 $>0.90$,GFI、AGFI$>0.95$,可认为方程拟合好;$0.05<RSEMA<0.08$,表明方程拟合度可以接受。在结构方程模型分析中,判断模型的拟合度时,建议使用的拟合指数为 $x^2/df$、NNFI、CFI。如果使用 RMSEA,需结合 95% 置信区间及 close-fit 检验的 $P$ 值。

### （四）本研究模型的意义

知识（knowledge）、态度（attitude）、信念（belief）、行为（practice）的模型简称 KABP 模型。通常态度中已包含信念，故其又称为 KAP 模型，是健康教育中常用的理论模型。KAP 模型的理论是一个从灌输有关知识到改变不良行为的连续过程，包括三个步骤（知识、态度和行为）及两个飞跃（从知识到态度的飞跃，从态度到行为的转变）。有研究表明，照顾者可以通过 KAP 途径影响儿童的口腔健康习惯。本研究模型 2 的结果亦显示，照顾者的口腔健康知识与口腔健康态度显著相关，而照顾者的口腔健康态度又与儿童的口腔健康习惯显著相关，此关系链正好符合传统 KAP 模型中定义的单向关系，即知识影响态度，态度影响行为。照顾者的口腔健康知识与口腔健康习惯显著相关，且照顾者的口腔健康习惯与儿童的口腔健康习惯显著相关，表明照顾者的口腔健康知识可以通过直接影响照顾者的口腔健康态度和习惯，间接影响儿童的口腔健康习惯。儿童的口腔健康习惯与儿童龋病直接负相关，即儿童口腔健康习惯越好，其龋失补牙数会越少。上述结果说明，照顾者可以通过自身的口腔健康知识和态度及口腔健康习惯这两条途径，影响儿童的口腔健康习惯，最终影响儿童的龋病。由此提示，在口腔健康策略的制定中，可将照顾者作为对象，对其进行口腔健康知识教育，增加其口腔健康知识，改变其口腔健康态度，进而使照顾者和儿童均拥有良好的口腔健康习惯，并最终达到预防儿童龋病的目的。

社会经济学因素可通过影响口腔健康知识和态度、口腔健康习惯、口腔健康服务使用，最终影响个人的口腔健康状况，如龋病等。本研究模型 2 的结果亦证实，社会经济学因素可以影响照顾者知识的获取，影响其口腔健康态度，或通过影响照顾者的口腔健康知识而影响其口腔健康习惯，或直接影响其口腔健康习惯，进而间接影响儿童的口腔健康习惯，而儿童的口腔健康习惯与龋病直接负相关。由此可见，社会经济学因素是影响儿童口腔健康的重要因素，对儿童龋病的影响是由口腔健康知识、态度和行为所介导的。

（邱荣敏　林焕彩）

## 参 考 文 献

1. FISHER-OWENS S A, GANSKY S A, PLATT L J, et al. Influences on children's oral health: a conceptual model. Pediatrics, 2007, 120(3): e510-e520.

2. GAO X L, HSU C Y, XU Y C, et al. Behavioral pathways explaining oral health disparity in children. J Dent Res, 2010, 89(9): 985-990.

3. 齐小秋. 第三次全国口腔健康流行病学调查报告. 北京: 人民卫生出版社, 2008.

4. 邱皓政, 林碧芳. 结构方程模型的原理与应用. 北京: 中国轻工业出版社, 2009.

5. 郝元涛, 方积乾. 结构方程模型及其在医学中的应用研究. 中国医院统计, 2003, 10(4): 240-244.

# 第十六章  随机对照试验案例分析：氟化氨银对乳牙牙本质龋再矿化作用的研究

案例来源:ZHI Q H,LO E C,LIN H C. Randomized clinical trial on effectiveness of silver diamine fluoride and glass ionomer in arresting dentine caries in preschool children. J Dent,2012,40(11):962-967。

## 一、研究背景和目的

中国同大多数发展中国家一样,由于口腔医疗保健系统发展不足,儿童的龋齿尤其是乳牙龋绝大多数得不到及时的治疗,特别是在儿童龋病更为严重的农村地区。未经治疗的龋病可能导致患儿一系列的口腔健康问题,使儿童进食困难,影响睡眠和活动,还可能影响患儿的心理健康。传统的龋病治疗方法是充填治疗,需要大量的牙科医生和设备,这在我国牙科资源比较匮乏的地区(也就是乳牙龋发病率更高的农村和不发达地区)是不可行的,因而寻找简单有效治疗方法的要求非常迫切。

近年来,龋损的再矿化在微创牙科中得到了认可,促使龋损停止发展的治疗方法也被作为口腔护理的基本措施之一。这些治疗方法中,局部涂布氟化氨银(silver diamine fluoride,SDF)在使活跃的乳牙龋静止方面被证明是有效的。在一项中国学龄前儿童的临床试验中,每年一次涂布38% SDF 溶液于乳前牙的龋损,30 个月后 70% 的龋损静止。在古巴开展的一项临床试验中,将 SDF 溶液涂布于乳尖牙、乳磨牙和第一磨牙,每 6 个月涂布一次,36 个月后 77% 的活跃性龋损静止。尼泊尔的研究也显示,单次涂布 38% SDF 溶液 24 个月后 35% 的活跃性龋损静止。然而增加涂布频率是否能提高龋损静止的比例尚不明确。另外,SDF 涂布后的龋损会变为黑色,部分儿童和他们的家长不能接受,需要探索美观度更好的治疗方法。

玻璃离子(glass ionomer,GI)作为具有粘接性的牙科充填材料,能够释放氟离子帮助脱矿的牙再矿化。一种新型的高释氟性玻璃离子 Fuji Ⅶ,充填后可在龋损部位释放高浓度氟离子,同时可提供更为美观的治疗效果。然而,目前暂无将其应用于龋损静止治疗的临床试验效果评价。

本研究的目的是比较一年一次或一年两次涂布 SDF 溶液和一年一次涂布高释氟性玻璃离子 Fuji Ⅶ对静止乳牙活跃性龋损的有效性。

## 二、研究方法设计

随机、双盲、平行对照试验。临床试验注册号:HK Clinical Trial Register UW07-083。

## 三、随机分组方法

在随机分组方面,本研究采用简单随机分组,具体操作如下:①首先生成就医顺序身份识别号;②在

Excel 表中产生随机数字,按 ID 顺序对应随机数字,取随机数字并从小到大排序,得到随机排列序号 R；③规定随机排列序号 R 的处理,R1 ~ R80 为第一组,R81 ~ R160 为第二组,R161 ~ R240 为第三组,分别接受一年一次涂布 SDF,一年两次涂布 SDF 或一年一次涂布 Fuji Ⅶ治疗,每 6 个月随访一次。

本研究采用双盲法,即研究对象和进行随访评估的研究人员均不知晓研究对象的分组情况。每个研究对象所接受的治疗方案由随机分配序列产生,进行随访评估的研究人员不参与治疗过程。

### 四、样本量的计算

本研究的主要指标为计数资料,且各组样本量数目相等,以下列公式计算样本量：

$$n = 2\left[\frac{z_{\alpha/2}+z_\beta}{p_1-p_2}\right]^2 p(1-p)$$

$n$ 为各组需要的样本量；$p_1$ 和 $p_2$ 分别为两组预期结局的发生率；$p$ 为合并后的总体率,$p = (p_1+p_2)/2$；$z_{\alpha/2}$ 为 $\alpha$ 水平相应的标准正态差；$z_\beta$ 为 $\beta$ 水平相应的标准正态差。

以往研究显示一年一次涂布 SDF 溶液的 24 个月龋损静止率为 70%,组间差异 12% 被认为有临床显著性差异,双侧检验水准 $\alpha = 5\%$,检验功效 $(1-\beta)$ 为 80%,计算出每组需要 200 处病损。

估计每组样本量 $n$ 为 200 处病损,预估每个儿童有约 4 处病损,每组需要纳入 50 个儿童,如果 24 个月的样本脱落率为 20%,则每组需要约 60 人,总共纳入约 200 人。

### 五、纳入和排除标准

纳入标准:3~4 岁学龄前儿童有不累及牙髓活跃性的牙本质龋损,其监护人同意参加临床试验并签署知情同意书。

排除标准:不能配合牙科治疗的儿童、龋损牙的牙冠缺损超过 1/3 或龋损累及牙髓者(有瘘管和脓包存在的乳牙、明显的牙变色、乳牙过早松动等)。

口腔检查后,符合纳入标准的儿童被随机分配在 3 个治疗组。为了避免过度聚类,每个儿童本研究最多纳入 3 颗龋齿,而备选牙数量由使用计算机生成的随机数决定。监护人会收到关于儿童口腔健康状况的报告,建议到口腔医疗机构对不纳入本研究的患牙进行治疗。

### 六、测量指标选择

主要测量指标是活跃性龋损静止率。牙本质龋损状态的判断主要是通过视诊和尖头探针探诊。2 名经过培训和校准的口腔医生进行基线检查,其中 1 名医生进行随访,该医生不参与治疗且不知道患儿的分组情况。本研究为临床试验,在广东省广州市从化区 6 所幼儿园进行,采用 LED 光源、一次性口镜和尖头探针检查。黄色或棕色、洞壁粗糙、容易被尖头探针以轻微力量穿透的龋损为活跃性龋损,而洞壁光滑、坚硬不容易被尖头探针穿透的龋损为静止性龋损。轻微力量指约 20g 左右的以尖头铅笔在纸面写字的压力,在探诊中需非常小心以免造成牙破损。每颗后牙检查 5 个牙面(𬌗面、颊面、舌面、近中面和远中面),每颗前牙检查 4 个牙面(唇面、舌面、近中面和远中面)。

安全性评价：治疗副作用包括患儿不适、黏膜着色等。治疗过程中未发现治疗副作用。

## 七、统计分析方法

收集的数据输入计算机，并使用 SPSS 16.0 和 SAS 9.2 软件进行分析。使用卡方检验和方差分析评估三组儿童之间的差异，包括他们的人口背景、基线刷牙习惯和 dmft 评分，以及 24 个月的龋损静止率。由于从一个儿童中选择了不止一处龋病病变，因此采用 GEE（广义估计方程）对聚类效果进行调整，建立了多层次非线性 Logistic 回归模型。

因变量是龋损在 24 个月的随访中是否静止，自变量包括受试者的分组情况、性别、刷牙频率、是否使用含氟牙膏、吃零食习惯、基线 dmft 评分、龋损牙类型和龋损牙面类型等。所有检验统计显著性水平设为 0.05。

## 八、主要结果与结论

### （一）研究流程

1. 基线　共检查 481 名儿童，其中 253 名儿童不符合纳入标准，因其他原因排除 16 人，共排除 269 人，故 212 名儿童纳入研究并随机分入 3 个治疗组。第一组一年涂布 SDF 一次，纳入 71 人，包括 218 处龋损；第二组一年涂布 SDF 两次，纳入 69 人，包括 239 处龋损；第三组一年涂布 Fuji Ⅶ 一次，纳入 72 人，包括 262 处龋损。随访 2 年，每 6 个月随访一次。研究开始日期为 2007 年 5 月，结束日期为 2009 年 6 月。

2. 第一年随访　第一组有 4 名儿童失访，其中因搬家离开幼儿园 3 人，因其他原因缺席随访 1 人。第二组有 9 名儿童失访，全部因搬家离开幼儿园而失访。第三组有 8 名儿童失访，其中 6 人因搬家离开幼儿园，2 人因其他原因缺席随访。第一年随访后，第一、二、三组分别有 67 名儿童、60 名儿童和 64 名儿童。

3. 第二年随访　第一组有 11 名儿童失访，其中 10 人因搬家离开幼儿园，1 人因其他原因缺席随访。第二组有 10 名儿童失访，全部因搬家离开幼儿园而失访。第三组有 10 名儿童失访，全部因搬家离开幼儿园。

2 年期间，31 人因搬家或缺席现场检查退出研究，共 181 人（85%）完成随访。其中第一组 60 名儿童，第二组 59 名儿童，第三组 62 名儿童。研究全程未发生不良反应。

该研究获得香港大学独立审查委员会批准。所有受试者监护人均签署了知情同意书。

### （二）基线比较

如表 16-0-1 所示，基线指标在三组间均衡分布，提示三组受试者同质可比。

### （三）有效性评价

24 个月后，主要研究指标（龋损静止率）各组间差异有统计学意义（表 16-0-2，表 16-0-3）。

### （四）主要结论

每年涂布一次 38% SDF 溶液和每年涂布一次 Fuji Ⅶ 用于乳牙活跃性龋治疗的龋损静止率没有统计学差异，而每 6 个月涂布一次 38% SDF 溶液提高了活跃性龋损静止率。

表 16-0-1　三组儿童的基线指标

| 基线指标 | | 分组 | | | P 值 |
|---|---|---|---|---|---|
| | | SDF-12 个月 (n=71) | SDF-6 个月 (n=69) | GI-12 个月 (n=72) | |
| 年龄 | | 3.8±0.6 | 3.8±0.6 | 3.8±0.6(0.56) | 0.669 |
| 龋均 | | 4.8±4.0 | 4.9±3.8 | 5.5±4.1 | 0.475 |
| 性别 | 男 | 51% | 63% | 54% | — |
| | 女 | 49% | 38% | 46% | 0.366 |
| 刷牙习惯 | 每天一次 | 26% | 30% | 31% | — |
| | 两次以上 | 16% | 15% | 13% | — |
| | 偶尔 | 49% | 49% | 44% | — |
| | 从不 | 10% | 6% | 13% | 0.848 |
| 含氟牙膏使用情况 | 使用 | 74% | 65% | 66% | — |
| | 不使用 | 26% | 35% | 34% | 0.842 |
| 牙(n=599) | 上颌前牙 | 51% | 54% | 56% | — |
| | 下颌前牙 | 10% | 12% | 10% | — |
| | 上颌后牙 | 7% | 8% | 13% | — |
| | 下颌后牙 | 32% | 26% | 20% | 0.076 |
| 牙面(n=719) | 𬌗面 | 19% | 24% | 30% | — |
| | 近中 | 49% | 44% | 42% | — |
| | 远中 | 16% | 21% | 14% | — |
| | 颊面 | 12% | 9% | 11% | — |
| | 舌面 | 5% | 3% | 3% | 0.080 |

表 16-0-2　三组间龋损静止率比较

| 分组和 P 值 | 龋损静止率/% | | | |
|---|---|---|---|---|
| | 6 个月 | 12 个月 | 18 个月 | 24 个月 |
| SDF-12 个月 | 31.5 | 37.0 | 77.2 | 79.2 |
| SDF-6 个月 | 43.3 | 53.0 | 82.9 | 90.7 |
| GI-12 个月 | 31.3 | 28.6 | 73.1 | 81.8 |
| P 值 | P=0.012 | P<0.001 | P>0.05 | P=0.007 |

表 16-0-3　GEE 校正的 24 个月龋损静止率的 Logistic 回归模型

| 指标 | 解释变量 | 优势比 | 95% CI | P 值 |
|---|---|---|---|---|
| 分组 | SDF-12 个月[①] | — | — | — |
| | SDF-6 个月 | 2.98 | 1.35~6.69 | 0.007 |
| | GI-12 个月 | 1.13 | 0.52~2.45 | >0.05 |
| 牙 | 后牙[①] | — | — | — |
| | 前牙 | 5.55 | 3.09~9.98 | <0.001 |
| 牙面 | 𬌗面或邻面[①] | — | — | — |
| | 颊面或舌面 | 15.6 | 2.35~103.0 | 0.004 |

①参考组。

## 九、案例解读

本研究是一个随机、双盲、平行组设计的临床试验,主要评价指标为活跃性龋损静止率。

本研究对研究对象实施了干预,属于实验流行病学。实验流行病学分为三类:①临床试验,是在医院或其他医疗机构进行的试验,研究对象是患者;②现场试验,是在社区的现场条件下以尚未患所研究疾病的人群为研究对象,以个体为单位进行干预的研究;③社区干预试验,是以尚未患所研究疾病的人群作为研究对象,以社区为单位进行干预的研究。

本研究虽然在社区进行,但模拟了医院的诊疗环境,并且研究对象为患者,所以属于临床试验。

### (一) 临床试验的概念和基本原则

临床试验(clinical trial)的概念因来源不同而略有差异。美国国立卫生研究院(National Institutes of Health,NIH)将其定义为:涉及 1 个或多个人类受试者,前瞻性地给予人类受试者干预措施,评估干预效果,得出预期的与健康相关的生物医学或行为的结论。

临床试验的基本原则是随机、对照、重复。

### (二) 随机化方法

临床试验的第一原则是随机化(randomization)。随机化是避免偏倚的常用方法,可保证每个研究对象被分配到各试验组间的机会是均等的,不受人为因素的影响和干扰,使组间混杂因素均衡,具有更好的可比性,研究结果更加可靠。本研究采用了简单随机分组,以计算机产生的随机数字进行分组,优点是简单易行,缺点是在小样本时易造成组间不平衡。

为了更好地避免口腔卫生习惯和既往龋病情况等混杂因素对研究结果造成的影响,除了随机分组,在研究开始时还设计了简单的调查问卷,记录受试儿童的口腔健康行为,在基线检查时对这些背景因素进行了统计分析,结果显示背景因素在各组间分布均衡,没有统计学差异。

### (三) 对照、盲法和重复性原则

1. 对照　在临床试验中,采用严密合理的对照才能识别干扰因素,使研究者准确评价结果。对照设立的方式有安慰剂对照、标准对照、空白对照、交叉对照和自身对照。本研究的目的为比较一年一次或一年两次涂布 SDF 溶液和一年一次涂布高释氟性玻璃离子 Fuji Ⅶ对静止乳牙活跃性龋损的有效性,在已知每年涂布一次 SDF 治疗乳牙龋有效的情况下,使用安慰剂或者空白对照不符合伦理原则,因此本研究采用每年涂布一次 SDF 为标准对照,检验提高 SDF 治疗频率和使用新产品能否提高治疗效果。

2. 盲法　为避免研究变量信息受研究对象和研究者主观因素的影响,临床试验中常采用盲法。盲法分为单盲、双盲和三盲。本研究采用双盲设计,即研究对象和试验观察者均不知道研究对象的分组情况,因此可以避免这两种主观因素带来的偏倚。

3. 重复　重复是指各试验组例数有一定的数量,即样本量(sample size)。在临床试验中需要有足够的样本量,以提高结论的可靠性,避免偶然性,减少研究对象变异对结果的影响。但样本量过大不但会造成资源浪费,而且可能由于工作量过大而影响研究的可靠性。根据样本量计算结果,本研究需要每组 200 处龋损(50 名儿童),考虑 2 年 20%的样本脱落率,每组约需 60 人,三组适当增加至 200 人。

### (四) 临床试验的伦理考量

临床试验涉及研究对象的生命健康和其他各种权利,必须遵循伦理道德原则、知情同意原则、对受试对象有益无害原则、公正原则和科学原则。本临床试验以 3~4 岁儿童为受试对象,研究开始前纳入研究的儿童的监护人均签署了书面知情同意书。随机化分组使每个受试儿童有相同的机会进入 3 个治疗组,保证了公正原则。适当的样本量、研究前的设计和严谨的实施贯彻了科学原则。

### （五）平行组设计

临床试验基于不同的研究目的,有不同的设计方案,包括平行设计、交叉设计、析因设计、序贯设计等类型。本研究的目的为比较三种不同治疗方法的有效性,研究对象被随机分配到 3 组,分别接受不同的治疗方法,随访 2 年后收集结局资料进行比较,是目前应用较为广泛的临床试验设计类型,属于平行设计。

### （六）质量控制及混杂因素的处理

1. 质量控制　本研究中研究者通过多个手段控制研究指标的系统误差:2 名进行基线检查的口腔医生经过培训和校准;参与基线检查的其中一名医生进行随访的口腔检查,随机抽取 10% 的研究对象进行重复检查并计算 Kappa 值(>0.9);进行基线检查和随访检查的口腔医生始终处于盲态;随访期间测量结果不公开等。这些措施有效控制了系统误差和偏倚。

2. 混杂因素　混杂因素(confounding factor)亦称混杂因子或外来因素,是指与研究因素和研究疾病有关的影响因素,若在比较的人群组中分布不匀,可以歪曲(掩盖或夸大)与疾病真正有关的因素。为了避免未知影响因素对研究结果的影响,临床试验分组必须贯彻随机原则,但随机并不能保证影响因素在组间的绝对均衡,尤其是样本量不够大时。为了避免混杂因素对研究结果的影响,在基线调查时一般需要记录已知的混杂因素,在对结果进行统计分析时,则需要将混杂因素纳入多因素分析。

本研究中患儿的年龄、性别、基线龋均、口腔卫生习惯、含氟牙膏使用情况、患牙及牙面类型等均可能影响研究结果,在基线进行问卷调查和记录,统计分析这些因素并纳入多因素分析,最后得出的结论才能准确地显示研究目的,即治疗分组对结果的影响。

### （七）在国际期刊发表临床试验结果的要求

在国际期刊发表临床试验的结果,可以参考国际临床试验结果报告规范(consolidated standards of reporting trials,CONSORT)。其中包括各种倡议,可减轻因随机对照试验报告不足而产生的伦理和科学问题。其主要倡议是一套基于证据的、最低限度的随机试验报告建议,为作者编写试验结果报告提供了一种标准方法,便于进行完整和透明的报告,并帮助他们对研究结果进行严格的评价和解释。在临床试验设计时,可以使用 CONSORT 清单进行辅助设计,大多数临床试验结果发表均需附 CONSORT 清单。最新的CONSORT 清单版本可以在其网站上下载。

（支清惠）

## 参 考 文 献

1. 刘爱忠. 临床流行病学. 3 版. 北京:高等教育出版社,2018.

2. KUKREJA J B,THOMPSON I M J R,CHAPIN B F. Organizing a clinical trial for the new investigator. Urol Oncol,2019,37(5):
   336-339.

3. 陈峰,于浩. 临床试验精选案例统计学解读. 北京:人民卫生出版社,2015.

## 附：根据 CONSORT（2010 版）列出的本研究报告清单

| 部分/主题 | | | 条款编号 | 清单项目 | 对应页面 |
|---|---|---|---|---|---|
| 标题和摘要 | | | 1a | 在标题中标明随机试验 | 没有 |
| | | | 1b | 结构化摘要，包括试验设计、方法、结果和结论（具体指导见摘要的国际临床试验结果报告规范） | 第 1 页 |
| 引言 | 背景和研究目的 | | 2a | 对科学背景和原理的解释 | 第 3 页 |
| | | | 2b | 研究假设或目的 | 第 3 页 |
| 方法 | 试验设计 | | 3a | 描述试验设计（如平行设计、析因设计），包括病例的分配比 | 第 4 页 |
| | | | 3b | 研究开始后对方法的重要修改进行解释（如纳入标准的改变） | 不适用 |
| | 参加者 | | 4a | 纳入标准 | 第 4 页 |
| | | | 4b | 收集数据的场所和设定 | 第 4 页 |
| | 干预 | | 5 | 详述每组干预的细节以使他人能够重复，包括实际上是如何和何时实施的 | 第 5 页 |
| | 结果 | | 6a | 完全定义预先指定的主要和次要结局指标，包括如何和何时评估 | 第 5~6 页 |
| | | | 6b | 研究开始后对结局指标的任何改变，须说明理由 | 不适用 |
| | 样本量 | | 7a | 样本量的计算 | 第 6 页 |
| | | | 7b | 解释期中分析和试验中止原则（如适用） | 不适用 |
| | 随机化 | 生成 | 8a | 用于生成随机分配序列的方法 | 第 5 页 |
| | | | 8b | 随机化的类型，以及描述随机细节（如是否区组化，区组是多少） | 第 5 页 |
| | | 分组 | 9 | 用于实现随机分配序列的机制（如按顺序编号的容器），描述在分配干预措施之前隐藏序列所采取的任何步骤 | 第 5 页 |
| | | 实施 | 10 | 产生随机分配序列、招募受试者、实施干预的人员 | 第 5 页 |
| | 盲法 | | 11a | 如果实施了盲法，分配干预措施后对谁设盲（例如受试者、医护提供者、结果评价者）和如何设盲 | 第 5~6 页 |
| | | | 11b | 如果相关，说明干预措施的相似性 | 不适用 |
| | 统计方法 | | 12a | 用于比较组间主要和次要结果的统计方法 | 第 6~7 页 |
| | | | 12b | 附加的分析，如亚组分析和校正分析 | 第 7 页 |
| 结果 | 研究对象流程图（建议使用图表） | | 13a | 随机分配到各组的受试者例数、接受治疗的例数，以及进行主要结局分析的例数 | 图 1 |
| | | | 13b | 随机分组后，各组脱落和被剔除的例数，并说明原因 | 图 1 |
| | 招募 | | 14a | 确定招募和随访期日期 | 第 4 页 |
| | | | 14b | 试验结束或停止的原因 | 不适用 |
| | 基线数据 | | 15 | 描述各组基线人口学和临床特征的表格 | 表 1 |

续表

| 部分/主题 | | 条款编号 | 清单项目 | 对应页面 |
|---|---|---|---|---|
| 结果 | 分析的例数 | 16 | 各组纳入每一组分析的受试者数目(分母),以及分析是否按最初的分组分析 | 图1 |
| | 结果和估计 | 17a | 各组每一项主要和次要结局指标的结果、效应估计值及其精度(如95%置信区间) | 表3 |
| | | 17b | 对于二分类变量结局,同时提供相对和绝对效应值 | 不适用 |
| | 辅助分析 | 18 | 其他分析(包括亚组分析和调整的分析)结果,指出预先指定的分析或探索性的分析 | 表3 |
| | 不良事件 | 19 | 每一组出现的所有重要危害或意外影响(具体指导参见不良事件的国际临床试验结果报告规范) | 第10页 |
| 讨论 | 局限性 | 20 | 试验的局限性,报告潜在偏倚和不精确的原因,以及出现多种分析结果的原因(如适用) | 第9~11页 |
| | 可推广性 | 21 | 试验结果的可推广性(外部有效性、适用性) | 第11页 |
| | 演绎 | 22 | 解释结果的一致性,权衡试验结果的利弊,并考虑其他相关证据 | 第9~11页 |
| 其他信息 | 注册 | 23 | 临床试验注册号和注册机构 | 第2页 |
| | 草案 | 24 | 如果适用,访问完整试验草案的地址 | 不适用 |
| | 资金来源 | 25 | 资金来源和其他支持(如药物供应),资助者在研究中所起的作用 | 致谢 |

# 第十七章 系统评价案例分析:儿童龋与体重指数关系的 Meta 分析

案例来源:CHEN D R,ZHI Q H,ZHOU Y,et al. Association between dental caries and BMI in children:a systematic review and Meta-analysis. Caries Res,2018,52(3):230-245。

## 一、研究背景和目的

龋病和超重/肥胖具有相同的致病因素,如饮食、生活方式、基因、社会经济状况和其他环境因素。鉴于两者存在共同的致病因素,许多学者猜测超重/肥胖可能是龋病的易感标志,但以往关于其关系的研究存在争议。

2012 年 Hooley 等人的系统综述发现超重/肥胖和龋病有四种关系:不相关、正相关、负相关和 U 形关系。Hayden 等(2012)关于肥胖与儿童龋病的系统综述和 Meta 分析显示其存在正相关关系,但按牙列分类后,发现在乳牙列和恒牙列期肥胖和儿童龋病均没有相关性。

上述 Meta 分析存在的局限性主要有两点。第一,纳入的文献很少区分低体重,多数文献只有正常体重、超重和肥胖三组。而有研究表明低体重可能与龋病有关,因此把低体重合并在正常体重组可能会导致分析结果不准确。第二,记录龋病的指数包括 d(m)ft/D(M)FT 和 d(m)fs/D(M)FS,龋(失)补牙数和牙面数定义不同,不应将两者直接合并。而上述 Meta 分析直接合并了 d(m)ft/D(M)FT 和 d(m)fs/D(M)FS,也可能导致结果不准确。自上述系统综述和 Meta 分析后,更多的文章研究了儿童龋病与体重指数(BMI)的关系,这些文章也将 BMI 分为完整的 4 类:低体重、标准体重、超重和肥胖。

因此,本研究的目的是通过系统综述和 Meta 分析方法,比较观察性研究中异常体重组和正常体重组的龋病指数,明确儿童龋与 BMI 的关系,为龋病的预防提供理论依据。

## 二、文献检索

文献检索由 2 名评价者进行,检索不限制发表类型、区域和语言。检索 PubMed、Embase 和 Cochrane Liberay 数据库,检索年限从建库至 2017 年 3 月,检索词为 body mass index、obese、obesity、overweight、underweight 和 carie、DMF index、dmf、tooth decay、tooth demineralization 和 child、kid、adolescent、pediatric,并手动检索相关文献。如果同一人群被多次研究,则取最近的或最全面的研究。

## 三、文献筛选

制订纳入标准和排除标准。纳入标准:①18 岁以下儿童,无性别限制;②BMI 分为 4 类或更多;③龋齿计算方式为 D(M)FT、D(M)FS、d(m)ft、dmfs 或 deft，混合牙列期乳牙龋和恒牙龋分别计算；④龋齿结果表示方式为 mean±SD，如未提供 mean±SD，则联系作者。排除标准：①BMI 或龋齿定义不清；②没有直接比较或数据不全；③综述、信件、摘要、未发表或无法获得的全文。

3 个数据库检索共获得 565 篇文献，首先去除重复文献 199 篇，其次去除不相关文献 218 篇，再次阅读全文后去除 135 篇，最后剩余 13 篇，加上 1 篇手动检索需要纳入的文献，最终纳入 14 篇文献（图 17-0-1）。阅读全文去除的文献需要详细记录去除原因。

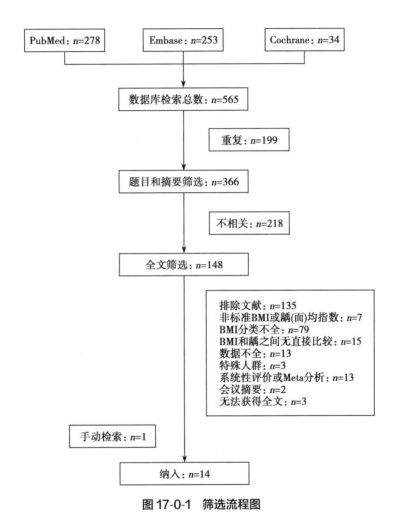

图 17-0-1　筛选流程图

## 四、数据提取

数据提取由 2 名评价者使用同一表格独立进行，如有争议则由更有经验的作者解决。分别提取：第一作者、发表年份、文章类型、国家（发达国家或发展中国家）、样本量（总数、男和女各自的数量）、年龄、龋病记录方式、BMI 分类标准、结果和结论。WHO、国际肥胖工作组（International Obesity Task Force，IOTF）和标准化人口数据（Z scores）是最常用的 BMI 分类标准，如果文章没有应用上述 4 类分类标准，各国使用其数据标准统计法计算获得也可纳入。如果 BMI 分类超过 4 类，应参照分类标准将多出的分类与其他组别进行合并。最终 BMI 分类为低体重（underweight）、正常体重（normal weight）、超重（overweight）和肥胖（obesity）4 类。

## 五、质量评价

质量评价由 2 名评价者独立进行。横断面研究常使用卫生保健研究和质量控制机构(AHRQ)量表进行质量评价。本研究纳入的文献均是横断面研究,采用 AHRQ 量表并进行适当改良。质量等级分为:0~4 分为低质量,5~8 分为中等质量,9~11 分为高质量。本研究纳入的 14 篇文献总体质量评分较低,其中 4 篇为低质量,8 篇为中等质量,2 篇为高质量。

## 六、系统综述和 Meta 分析结果

### (一) 系统综述结果

本研究共纳入 14 篇文献,共 43 860 名儿童(男孩 23 299 名,女孩 20 561 名)。按照乳恒牙分类,其中 5 篇仅研究乳牙,5 篇仅研究恒牙,4 篇同时研究乳牙和恒牙。另外,3 篇文献研究使用龋失补牙面数(dmfs/defs)记录龋病,其他均用牙数记录。按 BMI 分类,低体重儿童 7 132 名(16.26%),正常体重儿童 29 600 名(67.49%),超重儿童 4 344 名(9.90%)和肥胖儿童 2 784 名(6.35%)。低中收入和高收入国家 BMI 各分类的比例不同,低体重儿童、正常体重儿童、超重儿童、肥胖儿童的比例在低中收入国家分别为 17.01%、67.24%、9.66% 和 6.09%,在高收入国家分别为 6.93%、70.57%、12.95% 和 9.54%。

本研究纳入的 14 篇文献共报道了 4 种儿童龋病和 BMI 的关系,其中 5 篇无关联,5 篇正相关,3 篇负相关和 1 篇 U 形相关。U 形相关指的是低体重与超重/肥胖的患龋风险都增加。

### (二) Meta 分析结果

本研究区分乳牙龋和恒牙龋,分别将低体重、超重/肥胖与正常组儿童进行比较,同时区分龋(失)补牙数和牙面数。此案例分析仅展示乳牙龋(失)补牙数的 Meta 分析结果及相应的敏感性分析和亚组分析结果。乳牙龋(失)补牙面数和恒牙龋失补牙数结果详见原文。

对乳牙而言,纳入分析的研究异质性较大,因此实施 Meta 分析时采用随机效应模型。分析结果显示龋病在异常体重组(低体重组、超重组和肥胖组)和正常体重组间无明显差异。

敏感性分析:因漏斗图显示研究异质性较大,因此采用逐篇剔除文献的方法进行敏感性分析。Liang 等人的研究纳入样本量大,且文章质量较低,将其排除后异质性减小,结果显示肥胖组龋病高于正常体重组龋病(WMD:0.52,95% CI:0.17~0.87)。

亚组分析:分析低中收入和高收入国家儿童乳牙龋和 BMI 的关系。结果显示低中收入国家异常体重组和正常体重组乳牙龋无明显差异。在高收入国家,超重组(WMD:0.26,95% CI:0.01~0.54)和肥胖组龋病(WMD:0.52,95% CI:0.01~1.03)高于正常体重组。

## 七、讨论

本研究纳入 14 篇横断面研究,呈现了龋病与 BMI 的 4 种关系,但多数研究仍显示龋病与 BMI 无关,可能原因如下:龋病和 BMI 与多种复杂因素相关,不只由饮食这一单一因素所决定;Frais 等人研究发现针对龋病和 BMI 关系的各种争议性结果可能受口腔卫生习惯的影响,如刷牙次数等。此外,龋病是一种长期

累积性的疾病,而 BMI 是随时间变化的,故两者的关系可能存在不稳定性。

本研究显示高收入国家超重和肥胖儿童龋病较正常体重组高,与以往的 Meta 分析结果一致。高收入国家儿童可能摄入更多的糖、饮料和精细淀粉类食物。此外,越来越静态的生活方式可导致进食频率增加,摄入过多高能量低营养食物等均可造成龋均和 BMI 升高。不同收入国家龋病与 BMI 的关系不同,可能反映了不同社会经济状态、父母教育和职业等对其的影响。此外,不同类型 BMI 人口比例不同也可能造成此差异。鉴于超重和肥胖儿童较正常体重组龋均高,因此在未来的口腔健康保健中应增加对超重和肥胖儿童的健康指导。

## 八、案例解读

本研究是一篇针对儿童龋病和 BMI 关系的二次 Meta 分析,纳入的文献均是回顾性研究。

前言部分首先介绍为什么选择做儿童龋病和 BMI 关系的系统综述和 Meta 分析,引入矛盾或不确定的地方。查阅文献发现以往有相关系统综述和 Meta 分析。需要注意的是,若以往有相关的 Meta 分析,前言部分应当列举出来,不应因担心列举出来后,审稿人觉得创新性降低就故意隐瞒。发现以往有相关系统综述和 Meta 分析可以仔细阅读,研究是否有继续评价的必要。本研究中虽然以往已有关于儿童龋病和 BMI 关系的系统综述和 Meta 分析,但存在局限性,可以改进。此外,上述系统评价是 2012 年进行的,近年来有更多关于儿童龋病和 BMI 的研究,因此值得进行二次评价。前言最后一段介绍试验目的时应尽可能概括 PICOS,即 P(participant,研究对象)——儿童,I(intervention,干预措施)——异常体重和正常体重,C(comparison,比较)——异常体重和正常体重儿童龋病情况,O(outcome,结果)——龋病指数,S(study design,研究设计)——观察性研究。

文献检索应包括数据库检索和手动检索。数据库检索强调检索全面,但不能添加无用检索词,否则会检索出过多不相关的文献。检索词可参照多篇同类型系统评价或 Meta 分析的检索词。手动检索应注意查找相关系统综述或 Meta 分析纳入的文章或其参考文献。本研究通过手动检索获得 1 篇需要纳入的文章。

文献筛选应按照流程进行。第一步是去除重复文献,用文献管理软件去除重复文献后,应再次手动去除。第二步是阅读题目和摘要后去除不相关的文献,需要注意的是,通过阅读题目和摘要就能确定的相关系统评价在此步可以去除,最好单独记录出来。如本研究中儿童龋病和 BMI 的系统评价文章在此步被去除,但我们记录在一个单独的文档中,以便能手动全面检索相关的文献,确保不遗漏。第三步是阅读全文排除文献,应详细记录每一篇文献排除的原因,有些严格的审稿人要求提供排除原因。本研究投稿至 *Caries Research* 时,审稿人要求提供排除原因,因为事先进行了严格的记录,所以得到了审稿人的认可。对于第二步不能确定是否该排除的文献,都应该阅读全文后决定。

数据提取过程看似简单,其实比较复杂,应保持客观严谨的态度。如果文章提供了研究所需的指标,则提取较简单。但有些文献需要数据计算、转换、合并或向通讯作者询问,如涉及数据计算、转换或合并,应找到相应公式,并在文章中提及。本研究中有 2 篇文章需要进行数据合并,如 Norberg 等人使用平均值±标准差和国际标准化组织(ISO)BMI 标准将 BMI 指数分为 5 类:体重过低(underweight)、低体重(low weight)、正常体重(normal weight)、超重(high weight)和肥胖(obesity),通过比较其他人研究中的 BMI 分类标准,决定将低体重合并到正常体重组,对数据进行合并。

本研究包括系统综述和 Meta 分析,结果部分亦分别讨论这两部分。系统综述部分主要概括了纳入文章的总体信息,如纳入文献的数量,纳入的人数,对纳入文章的结果进行分类、质量进行评价,探讨可能影响研究结果的因素(如社会经济因素)。这部分分析应呈现一定的逻辑性,且提供的信息应辅助之后进行的 Meta 分析,如在系统综述部分按照经济收入将研究人群所在的国家分为中低收入和高收入国家,探讨 BMI 人群结构信息,主要是为了下一步 Meta 分析的亚组分析做准备。

使用 RevMan 或 Stata 软件进行 Meta 分析,如按照要求操作,一般可得到结果,但不同数据的操作方式略微有些差异。进行 Meta 分析时应注意,不同研究意义的数据不能进行合并。临床上,龋失补牙数和牙面数的实际意义不同,因此我们分别将它们进行 Meta 分析。异质性分析发现纳入研究的异质性较大,为分析异质性来源,我们进行了敏感性分析。采用逐步去除文献法,当去除某篇文献时异质性减小,应当分析该文献引起异质性的可能原因。亚组分析可根据需要进行,可为文章增色,提高文章的可阅读性,增加文章的深度。本研究中因为社会经济状况会影响 BMI 和儿童龋病,因此按照经济收入状况,区分中低收入和高收入国家,通过亚组分析研究儿童龋病和 BMI 是否有关系。

本研究发表后,邓迪大学牙科学院的 Carson 教授对本研究进行了述评,发表在 *Evidence-Based Dentistry*,最后给出的评价是:对该综述关键点评估,该综述不存在明显缺陷,且对纳入的文献进行了准确的总结。

(陈冬茹　林焕彩)

# 参 考 文 献

1. CHEN D R,ZHI Q H,ZHOU Y,et al. Association between dental caries and BMI in children:a systematic review and Meta-analysis. Caries Res,2018,52(3):230-245.

2. CARSON S J. No consistent association found between dental caries and body mass index in children. Evid Based Dent,2018,19(2):38-39.

3. HOOLEY M,SKOUTERIS H,BOGANIN C,et al. Body mass index and dental caries in children and adolescents:A systematic review of literature published 2004 to 2011. Syst Rev,2012,1:57.

4. HAYDEN C,BOWLER J O,CHAMBERS S,et al. Obesity and dental caries in children:A systematic review and meta-analysis. Community Dent Oral Epidemiol,2013,41(4):289-308.

5. FRIAS-BULHOSA J,BARBOSA P,GOMES E,et al. Association between body mass index and caries among 13-year-old population in castelo de paiva,portugal. Revista Portuguesa de Estomatologia,Medicina Dentaria e Cirurgia Maxilofacial,2015,56(1):3-8.

6. NORBERG C,HALLSTRÖM STALIN U,MATSSON L,et al. Body mass index (BMI) and dental caries in 5-year-old children from southern Sweden. Community Dent Oral Epidemiol,2012,40(4):315-322.

# 第十八章 龋病风险预测模型案例分析：基于基因-环境因素构建龋病发病风险预测模型研究

案例来源：PANG L Y，WANG K T，TAO Y，et al. A new model for caries risk prediction in teenagers using a machine learning algorithm based on environmental and genetic factors. Front Genet，2021，12：636867。

## 一、研究背景和目的

在 2005—2015 年的 10 年间,我国青少年恒牙龋患病水平呈明显的上升趋势。其中,12 岁年龄组儿童恒牙患龋率从 28.9% 上升到 38.5%,龋均从 0.54 上升到 0.86。2010 年,全球牙科疾病的直接医疗费用约为 2 980 亿美元,占总医疗费用支出的 4.6%。龋病防控仍然是目前我国乃至全世界口腔健康促进十分重要的目标。

龋病在人群中呈明显的偏态分布。Macek 等(2004)报道显示美国 5 岁以下人群中,75% 的龋损发生在 8.1% 的人群;6 岁以上人群中,75% 的龋损发生在 33% 的人群;龋病高风险人群充填体失败率为普通人群的 2~3 倍。龋病预防比治疗更经济有效,对人群进行龋病风险评估,根据龋病风险等级给予个体合适的龋病预防干预措施,可以使口腔卫生保健资源得到更有效的利用,具有良好的社会经济效益。因此,采集分析风险信息,构建龋病风险预测模型,对人群进行龋病风险预测,对国家、地区的防龋工作及个人预防龋病均具有重要指导意义。

龋病风险评估(caries risk assessment,CRA)能确定个体在一定时间内龋病发病(即新发的龋洞或早期龋损)的可能性,或已存在病损的龋活跃性及大小的改变。目前常使用的龋病风险评估系统主要有以下四种,分别是 ADA 龋病风险评估系统、CAT 系统、CAMBRA 系统和 Cariogram 系统。其中,Cariogram 系统是目前较常用的龋病风险评估系统,其评估内容包括饮食习惯、饮食频率、氟化物应用、菌斑指数、变异链球菌和乳酸杆菌数量、唾液流量以及唾液缓冲能力。理想的龋病风险预测模型应该具有较高的准确性和可靠性,因此,Cariogram 系统的预测准确性一直是研究者关注的重点。Cariogram 系统预测龋病风险的效能在不同种族人群中差异较大。Campus G 等(2012)采用 Cariogram 系统评估 957 名 7~9 岁意大利儿童患龋风险的敏感性为 83%,特异性为 85%,预测准确性为 93%。Petersson 等(2015)对瑞典 1 295 名 19 岁青少年采用 Cariogram 系统评估患龋风险,并于 3 年后复查,结果显示在高风险人群中,Cariogram 系统预测龋病的特异性较高,但敏感性不足,较既往患龋经历筛选高危人群无明显优势。Cagetti 等(2018)对用 Cariogram 评估多个人群龋病的准确性进行 Meta 分析发现,其在不同人群中预测龋病风险的敏感性仅为 41%,特异性为 65.8%。根据龋病病因的四联因素学说,时间是影响龋病发生的重要因素,年龄是龋病风险评估系统中的重要指标,不同年龄组的龋病风险因素可能并不完全一致,且龋病风险评估系统的预测效能与当地龋病的流行状况相关。以上因素导致 Cariogram 系统预测龋风险的效能在不同地区、不同年龄组之间差异较大,而 Cariogram 系统在中国青少年人群中的实用性及适用性尚待研究。Wang 等(2012)提出遗传因素在个体患龋风险中占 35%~55% 的比重。不考虑影响龋病发生的遗传背景,仅基于环境因素构建龋病风险预测模型必然会导致信息损失。张留伟等(2016)发现,如在疾病风险预测模型(如糖尿病、食管癌)中加入遗传因素,即用综合遗传易感标志和环境因素构建风险预测模型,其预测能力明显高于单纯采用环境因素建立的模型。而基于基因-环境因素构建龋病风险预测模型的研究国内外尚无文献报道。青少年时期是新发龋的高发阶段,基于基因-环境因素构建适合我国青少年人群特点的龋病风险预测模型,对于龋病高风险人群精准防控措施的制定具有重要指导意义。

本研究的目的是基于基因-环境因素构建青少年龋病发病风险预测模型,并评估其预测准确性。

## 二、研究人群与样本

本项目已通过中山大学附属口腔医院伦理委员会审核。

本研究采用前瞻性巢式病例对照研究方法,采用 QUANTO 软件评估基因-环境交互作用样本量,样本量计算公式如下:

$$\Pr(D=1|G,E)=\frac{e^{\alpha+\beta_g G+\beta_e E+\beta_{ge} GE}}{1+e^{\alpha+\beta_g G+\beta_e E+\beta_{ge} GE}}$$

其中检验水准 $\alpha=0.05$,研究效能为 80%,$e^{\beta_g}$,$e^{\beta_e}$,$e^{\beta_{ge}}$ 分别代表遗传因素、环境因素及交互作用的比值比。按照前期的预实验数据,采用以上公式,计算样本量为 959 人,再以 10% 的失访率计算,约需要 1 055 人。

本项目以已构建的队列人群(共计 1 055 人)为基础,对其纵向追踪 2 年,收集中学生唾液样本及问卷信息,记录该人群的龋病发病情况,以无龋→有龋或 ΔDMFT 增加作为结局变量,筛选影响龋病发生发展的环境因素及单核苷酸多态性(SNP),并采用多因子降维分析基因-基因及基因-环境交互作用对龋病发病的影响。

研究对象纳入标准:汉族,年龄为 12~13 岁,在当地居住 6 个月以上,监护人知情同意。

研究对象排除标准:有全身系统性疾病史,检查前 1 个月内曾服用过抗生素。

## 三、环境因素数据采集

数据采集主要包括问卷调查及临床检查。其中临床检查具体包括龋病、牙菌斑量、牙菌斑产酸能力、唾液分泌量及缓冲能力。采用国际龋病检测与评估系统(international caries detection and assessment system,ICDAS)对不同程度的龋病进行详细检测和评估。采用菌斑指数评估牙菌斑的量,只记录指数牙。采用 Cariostat 法评估牙菌斑的产酸能力。具体方法是记录静息状态下 5min 内的唾液总量并计算流率,唾液分泌量以 mL/min 表示,采用 Ericsson 法评估唾液缓冲能力。所有参与调查的工作人员均经过统一培训并进行校准,达到质量控制标准后才可上岗。

问卷调查采用访谈式，由经统一培训合格的调查员直接询问被调查对象后填写。问卷调查内容以 Fisher-Owens 等（2007）提出的儿童口腔健康影响因素理论模型和近年该领域研究结果为依据。调查问卷统一编制后经预调查评价、修订后正式使用。问卷内容包括青少年平时的饮食习惯、口腔卫生习惯、看牙医情况、人口统计学和社会经济学指标。问卷信度采用内部一致性检验进行评价。

### 四、基因因素数据采集

本项目主要是基于候选基因研究龋易感相关的 SNP 位点。基于龋病病因的四联因素学说，目前研究发现的与龋易感性相关的基因主要包括牙釉质形成相关基因、唾液分泌相关基因、宿主免疫相关基因及甜味受体基因。SNP 位点的选择基于三个原则：①使用 Haploview 4.2 软件，基于国际人类基因组单体型图计划（HapMap）中的中国汉族人群数据，以 $r^2$ 大于 0.8，最小等位基因频率大于 0.05 为标准，进行标签 SNP 筛选；②以 dbSNP 数据库和"千人基因组计划"数据库中的中国汉族人群数据为基础，选择具有功能的位点；③查阅文献，选择以往文献中已报道的与龋易感性相关的位点。

本项目共选取以下 13 个基因的 23 个 SNP 位点进行研究，包括牙釉质形成相关基因（*AMELX*、*AMBN*、*ENAM*、*TUFT1*、*TFIP11*）、唾液分泌相关基因（*CA6*、*AQP*）、宿主免疫相关基因（*DEFB1*、*LTF*、*MBL2*、*MASP2*）、甜味受体基因（*TAS1R2*、*TAS2R38*）。

收集的唾液样本采用 DNA 试剂盒提取总基因组 DNA。采用高通量测序技术对 SNP 进行基因分型。

### 五、构建模型

筛选青少年龋病发病相关的环境因素及 SNP 位点，将研究对象按照 1∶2 的比例随机分成 2 组，其中 2/3 为训练集，剩余 1/3 为验证集。以训练集人群为基础，根据上述筛选的龋易感相关的环境因素及 SNP 位点，采用随机森林机器学习算法构建青少年恒牙龋发病风险预测模型，通过计算 ROC 曲线下面积（AUC）评估模型的敏感性、特异性及预测精度，在验证集人群中计算 AUC，评估龋风险预测模型的内部效度。

### 六、研究结果与结论

#### （一）研究队列

在基线检查中，共 1 055 名（其中队列 1 共有 710 名，队列 2 共有 345 名）12~13 岁青少年完成了所有调查，平均年龄为（13.19±0.40）岁。第 21 个月随访时，共有 953 名青少年完成了所有调查（队列 1 共有 633 名，队列 2 共有 320 名）。在这 21 个月随访期间共有 102 名青少年失访，主要原因为转学、检查当日请假或不愿意参与后续随访。

#### （二）青少年龋病发病情况

基线检查时，队列 1 和队列 2 人群的患龋率分别为 34.37% 和 39.88%，两个队列人群的龋均分别为 0.67±1.25 和 0.84±1.38。随访结束时，队列 1 和队列 2 中分别有 57.66% 和 63.13% 的人出现了新发龋（ΔDMFT>0），新增龋均分别为 2.40±2.97 和 2.73±3.21。

### （三）龋病发病风险因素筛选

根据诊断标准，按照△DMFT<1 和△DMFT≥1 分为对照组和病例组。在训练集研究对象中，先将22个环境因素变量采用单因素 Logistic 回归分析方法进行筛选，将单因素分析中 $P<0.1$ 的变量纳入模型；然后将23个 SNP 位点采用卡方检验的方法进行筛选，将 $P<0.05$ 的变量纳入模型。

1. 龋病发病相关环境风险因素的筛选　单因素 Logistic 回归分析结果表明，性别、看牙医行为、Cariostat 评分和既往患龋经历与龋病发病相关（$P<0.05$），是否来自独生子女家庭、菌斑指数在单因素分析中的 $P$ 值也小于 0.1（表 18-0-1）。因此，以上这些因素均被纳入预测模型中。

**表 18-0-1　环境因素与龋病发病关系的单因素 Logistic 回归分析**

| 环境因素变量 | 水平 | DMFT≤1 | DMFT>1 | $P$ 值 |
|---|---|---|---|---|
| 窝沟封闭 | 否 | 320(97.6%) | 296(97.0%) | 0.879 |
| | 是 | 8(2.4%) | 9(3.0%) | — |
| 性别 | 女 | 118(36.0%) | 135(44.3%) | 0.041[①] |
| | 男 | 210(64.0%) | 170(55.7%) | — |
| 刷牙频率 | <1 次/天 | 7(2.1%) | 6(2.0%) | 0.127 |
| | 1 次/天 | 146(44.5%) | 112(36.7%) | — |
| | 2 次/天 | 175(53.4%) | 187(61.3%) | — |
| 是否用牙膏 | 否 | 1(0.3%) | 2(0.7%) | 0.95 |
| | 是 | 327(99.7%) | 303(99.3%) | — |
| 是否用漱口水 | 否 | 243(74.1%) | 230(75.4%) | 0.771 |
| | 是 | 85(25.9%) | 75(24.6%) | — |
| 是否用牙线 | 否 | 301(91.8%) | 288(94.4%) | 0.247 |
| | 是 | 27(8.2%) | 17(5.6%) | — |
| 含氟牙膏 | 否 | 313(95.4%) | 294(96.4%) | 0.68 |
| | 是 | 15(4.6%) | 11(3.6%) | — |
| 看牙医行为 | 否 | 166(50.6%) | 122(40.0%) | 0.009[①] |
| | 是 | 162(49.4%) | 183(60.0%) | — |
| 独生子女家庭 | 否 | 250(76.2%) | 252(82.6%) | 0.059[①] |
| | 是 | 78(23.8%) | 53(17.4%) | — |
| 课外活动 | 否 | 108(32.9%) | 107(35.1%) | 0.625 |
| | 是 | 220(67.1%) | 198(64.9%) | — |
| 菌斑产酸能力 | 低 | 85(25.9%) | 48(15.7%) | <0.001[①] |
| | 中等 | 198(60.4%) | 183(60.0%) | — |
| | 高 | 45(13.7%) | 74(24.3%) | — |
| 菌斑指数 | 低 | 31(9.5%) | 23(7.5%) | 0.057[①] |
| | 中等 | 119(36.3%) | 139(45.6%) | — |
| | 高 | 178(54.3%) | 143(46.9%) | — |

续表

| 环境因素变量 | 水平 | DMFT≤1 | DMFT>1 | P 值 |
|---|---|---|---|---|
| 城镇 | 市区 | 171(52.1%) | 151(49.5%) | 0.561 |
| | 郊区 | 157(47.9%) | 154(50.5%) | — |
| 氟化物 | 无 | 79(24.1%) | 91(29.8%) | 0.123 |
| | 有 | 249(75.9%) | 214(70.2%) | — |
| 唾液缓冲能力 | PH<3.5 | 94(28.7%) | 94(30.8%) | 0.895 |
| | PH 3.5~4.24 | 104(31.7%) | 89(29.2%) | — |
| | PH 4.25~4.75 | 50(15.2%) | 48(15.7%) | — |
| | PH>4.75 | 80(24.4%) | 74(24.3%) | — |
| 是否有医保 | 无 | 251(76.5%) | 230(75.4%) | 0.814 |
| | 有 | 77(23.5%) | 75(24.6%) | — |
| 主要照顾者 | 1 | 194(59.1%) | 192(63.0%) | 0.151 |
| | 2 | 48(14.6%) | 28(9.2%) | — |
| | 3 | 17(5.2%) | 11(3.6%) | — |
| | 4 | 11(3.4%) | 8(2.6%) | — |
| | 5 | 58(17.7%) | 66(21.6%) | — |
| 主要照顾者学历 | 0 | 293(89.3%) | 272(89.2%) | 1 |
| | 1 | 35(10.7%) | 33(10.8%) | — |
| 家庭月收入 | <3 000 元 | 54(16.5%) | 48(15.7%) | 0.97 |
| | 3 000~7 000 元 | 192(58.5%) | 180(59.0%) | — |
| | >7 000 元 | 82(25.0%) | 77(25.2%) | — |
| 进食零食频率 | 低 | 215(65.5%) | 211(69.2%) | 0.374 |
| | 高 | 113(34.5%) | 94(30.8%) | — |
| 进食饮料频率 | 低 | 212(64.6%) | 193(63.3%) | 0.786 |
| | 高 | 116(35.4%) | 112(36.7%) | — |
| 既往患龋经历 | 无 | 273(83.2%) | 170(55.7%) | <0.001[①] |
| | 有 | 55(16.8%) | 135(44.3%) | — |

①$P<0.1$。

2. 龋病发病相关 SNP 位点筛选  卡方检验结果表明：*AQP5* 基因 rs1996315 位点和 *TUFT1* 基因 rs3790506 位点突变与龋病发病相关($P<0.05$)。其中 rs1996315 位点突变是龋病发病的保护因素，而 rs3790506 位点突变是龋病发病的危险因素(表 18-0-2)。

**（四）龋病风险预测模型的建立及验证**

1. 构建青少年龋病发病风险预测模型  运用 R 3.6.1 软件进行分析和建模,根据训练集数据,调用 Random Forest 包进行随机森林模型的训练,并对重要参数 ntree 和 mtry 进行调试。经验证集检验,当 ntree =300 和 mtry=2 时,随机森林预测模型效果最佳。采用队列 1 数据构建随机森林龋病风险预测模型,然后根据队列 2 验证队列的数据,应用已构建的预测模型对龋病风险进行预测,采用受试者工作特征曲线下面

表 18-0-2　SNP 与龋病发病关系的卡方检验

| SNP 位点 | OR(95% CI) | $P$ 值 | SNP 位点 | OR(95% CI) | $P$ 值 |
|---|---|---|---|---|---|
| rs10779570 | 0.97(0.75~1.26) | 0.824 | rs1996315 | 0.79(0.62~0.99) | 0.042[①] |
| rs11003125 | 1.02(0.81~1.29) | 0.86 | rs2097470 | 1.02(0.79~1.32) | 0.858 |
| rs1126478 | 1.15(0.91~1.45) | 0.231 | rs2274327 | 1.07(0.84~1.37) | 0.579 |
| rs11362 | 1.06(0.85~1.33) | 0.604 | rs3587416 | 1.31(0.92~1.89) | 0.138 |
| rs12640848 | 1.07(0.81~1.41) | 0.631 | rs3790506 | 1.33(1.04~1.71) | 0.024[①] |
| rs13115627 | 0.93(0.71~1.21) | 0.578 | rs3796703 | 1.06(0.64~1.76) | 0.83 |
| rs134143 | 1.05(0.83~1.31) | 0.699 | rs457741 | 0.76(0.46~1.25) | 0.283 |
| rs1612069 | 0.93(0.74~1.18) | 0.567 | rs713598 | 1.03(0.81~1.31) | 0.811 |
| rs17640579 | 1.17(0.91~1.5) | 0.214 | rs923911 | 0.9(0.69~1.17) | 0.434 |
| rs1784418 | 1.07(0.85~1.35) | 0.548 | rs946252 | 0.93(0.79~1.11) | 0.44 |
| rs1800450 | 0.85(0.61~1.16) | 0.305 | rs9701796 | 0.97(0.74~1.29) | 0.857 |
| rs1800972 | 0.93(0.66~1.31) | 0.671 | | | |

①$P<0.05$。

积检测其预测效果。采用队列 1 构建的龋病风险预测模型,根据预测的发病概率的 5 分位数分组,将其分为 5 个不同的龋病发病风险层,随后根据队列 1 的 cutoff 值对队列 2 进行风险划分。

2. 龋病风险预测模型的预测准确性　训练样本为 633 例,ntree = 300,mtry = 2。基于此参数设置进行分类,训练集 AUC 值为 0.78,经验证集检验,模型预测的准确性为 0.73。队列 1 和队列 2 各风险分层的敏感度、特异度、阳性预测值(PPV)及阴性预测值(NPV)、约登指数如表 18-0-3 所示。根据基尼系数,随机森林预测模型筛选变量的重要性依次为:既往患龋经历、菌斑产酸能力、菌斑指数、rs3790506、rs1996315、性别、是否为独生子女。

表 18-0-3　随机森林龋病风险预测模型的敏感度、特异度及预测值

| 龋病风险 | 敏感度/% | | 特异度/% | | PPV/% | | NPV/% | | 约登指数 | |
|---|---|---|---|---|---|---|---|---|---|---|
| | 队列 1 | 队列 2 | 队列 1 | 队列 2 | 队列 1 | 队列 2 | 队列 1 | 队列 2 | 队列 1 | 队列 2 |
| 极高风险 | 67.8 | 65.8 | 75.0 | 57.2 | 95.0 | 90.0 | 25.0 | 22.2 | 0.43 | 0.23 |
| 高风险 | 54.2 | 59.0 | 68.7 | 68.3 | 73.8 | 73.5 | 47.9 | 52.8 | 0.23 | 0.27 |
| 中风险 | 45.8 | 34.3 | 69.0 | 65.8 | 48.9 | 48.0 | 66.2 | 52.1 | 0.15 | 0.001 |
| 低风险 | 41.0 | 29.4 | 73.9 | 62.5 | 42.1 | 29.4 | 72.9 | 62.5 | 0.15 | 0.08 |

3. 龋病风险预测模型的风险分层　根据龋病风险预测模型将队列 1 人群分为 5 个风险层(极低患龋风险、低患龋风险、中等患龋风险、高患龋风险和极高患龋风险),预测的各个风险层在队列 1 的发病率和 21 个月随访结束后的实际龋病发病率见表 18-0-4。

根据队列 1 人群各个分层的概率切点,将队列 2 人群也分为 5 个风险层,预测的各个风险层的龋病发病率和 21 个月随访后实际的发病率见表 18-0-5。由此可见,基于基因-环境因素构建的龋病风险预测模型可以有效筛选高患龋风险和极高患龋风险的人群,但低估了低风险和极低风险人群的患龋风险。

表 18-0-4　队列 1 人群各风险分层的龋病预测发病率和实际发病率

| 龋病风险 | 训练集各组实际人数($n$) | 训练集各组实际新发龋人数($n$) | 训练集实际发病率/% | 训练集预测发病率/% |
|---|---|---|---|---|
| 极低风险 | 126 | 23 | 18.25 | 5.60 |
| 低风险 | 123 | 39 | 31.71 | 16.02 |
| 中等风险 | 122 | 48 | 39.34 | 33.29 |
| 高风险 | 134 | 83 | 61.94 | 65.06 |
| 极高风险 | 128 | 112 | 87.50 | 90.51 |

表 18-0-5　队列 2 人群各风险分层的龋病预测发病率和实际发病率

| 龋病风险 | 验证集各组人数($n$) | 验证集实际发病人数($n$) | 验证集实际 21 个月后发病率/% | 验证集预测 21 个月后发病率/% |
|---|---|---|---|---|
| 极低风险 | 48 | 13 | 27.08 | 5.41 |
| 低风险 | 49 | 17 | 34.69 | 16.79 |
| 中等风险 | 73 | 35 | 47.95 | 33.56 |
| 高风险 | 102 | 61 | 59.80 | 66.20 |
| 极高风险 | 48 | 41 | 85.42 | 91.07 |

4. 主要研究结论　在本研究人群中,性别、看牙医行为、牙菌斑产酸能力和既往患龋经历与龋病发病相关,*AQP5* 基因 rs1996315 位点和 *TUFT1* 基因 rs3790506 位点突变是龋病发病相关的 SNP 位点。其中 rs1996315 位点突变是龋病发病的保护因素,而 rs3790506 位点突变是龋病发病的危险因素。

基于基因-环境因素,我们成功构建了青少年龋病发病风险预测模型,并对模型的准确性进行了验证。研究结果表明,基于基因-环境因素构建的龋病风险预测模型的区分度较好,可以较准确地筛选高风险患龋人群,但低估了低风险和极低风险人群的患龋风险。

## 七、案例解读

本研究属于前瞻性队列研究,主要研究目的是构建青少年龋病发病风险预测模型。疾病风险预测模型主要是针对自然人群的风险预测,目的是识别高风险人群。该模型需综合考虑各种可能的危险因素,采用适当的建模方法构建模型,用于预测未来一段时间疾病的发病概率,根据概率切点来判断高风险人群。

### (一) 预测模型的建模思路

1. 明确建模目的,选择合适的研究类型　对于诊断类的问题,其预测因子与结局通常是在同一时点或者时间间隔很短,常适合采用横断面研究构建模型。对于预后模型研究,预测因子与结局之间有纵向的时间逻辑,因此更适合采用前瞻性队列研究。本研究主要是根据危险因素预测疾病的发病风险,预测因子(危险因素)和结局(龋病)之间有纵向的时间逻辑,因此采用前瞻性队列研究。

2. 筛选与处理预测变量　一般根据文献报道、统计方法或者医学认识来筛选变量。研究者需要系统地筛选文献,收集报道过的预测因子。常见的预测因子筛选策略有两种:全模型策略、筛选模型策略。全模型策略是将所有的潜在因子纳入统计模型,且不进行筛选。筛选模型策略是基于一定的准则,借助统计模型评估预测因子与结局的关系。本研究采用筛选模型策略筛选预测因子,由于考虑到环境因素对龋病发病的贡献更大,因此筛选环境因素的 $P$ 值设置为 0.1,经 Logistic 回归分析,所有 $P<0.1$ 的变量均纳入模型中。筛选基因因素的 $P$ 值设置为 0.05,经卡方检验,所有 $P<0.05$ 的 SNP 位点均纳入模型中。

3. 构建及评估预测模型 在构建预测模型时,可以使用全部的数据构建模型,虽然可以最大程度地利用样本,但构建的模型不稳定,迁移能力差,当场景稍有变动,模型的预测能力有可能发生变化。为避免这种情况发生,研究者通常将数据集划分,其中一部分数据(2/3)用来构建预测模型,剩余数据(1/3)用于评估模型。通常采用区分度和校准度来评价临床预测模型。

在本研究建模时,将 2/3 的样本(710 名学生)作为测试集,用于构建模型,剩余 1/3 的样本(345 名学生)作为验证集,用于模型的内部验证。

4. 模型的验证 预测模型的效果可能在不同人群中存在差异。因此,一个好的预测模型必须要经得起验证。模型的验证即对模型的区分度、校准度进行考查,可分为内部验证和外部验证。内部验证主要是检验模型的可重复性,通常利用模型开发队列数据进行。外部验证主要是检验模型的普遍适用性,需要利用独立于模型开发队列的外部验证人群的数据来验证。

**(二) 疾病风险预测模型常用的建模方法**

预测模型的建模方法很多,传统的方法包括回归分析,如线性回归、多项式回归、Logistic 回归、结构方程等。新型的建模方法即基于机器学习的建模方法,如神经网络、决策树、随机森林模型等。在本研究中采用随机森林机器学习算法构建青少年龋病发病风险预测模型。

随机森林算法作为一种基于套袋法的集合学习方法,可以简单地将它看作包含多个决策树的分类算法模型。随机森林算法充分利用样本采样和特征列采样的随机性,能够避免出现过拟合问题。该算法采用有放回的数据采样方式构造多棵决策树,可加速模型的训练速度,并且对于异常数据比较不敏感,而其他基于决策树的算法对于异常数据较敏感。

随机森林算法的优势很多,能够在不进行特征选择的情况下处理高维度的数据,而且用来分析建模的数据集不用进行规范化处理。随机森林算法既可以处理连续型数据也可以处理离散型数据,随机性带给该算法更好的抗噪能力。随机森林算法不仅训练速度快,而且具有更高的准确率。

**(三) 疾病风险预测模型评价的考量**

评估一个模型是否准确,需要对已经建立的风险评估模型的预测能力进行检验。对疾病风险预测模型效果的评价主要是看两个指标,分别是模型的区分度和校准度。一个好的预测模型应该能够针对某个结局,把某一人群的该结局风险高低区分开来,即区分度。它主要与患者在人群中的分布特征相关,风险模型中纳入的自变量如果有异质性,则区分度好,否则就差。区分度通常采用 AUC 来衡量。AUC 越高,预测模型对高低风险人群的区分度越好。目前普遍认为,AUC 在 0.6 以下为低区分度,0.6~0.75 为中区分度,0.75 以上为高区分度。评估一个预测模型好坏的另一个指标是校准度,又称拟合优度,主要是衡量实际观察值与预测值之间的一致程度,主要反映预测模型正确估计绝对风险的程度。通过绘制风险分层图可以直观地衡量一个模型的校准度。一个好的风险预测模型应该同时具有高区分度和校准度。

本研究结果显示,在训练集和验证集中,基于基因-环境因素构建的龋病风险预测模型的 AUC 分别为

0.78 和 0.73,提示该龋病风险预测模型具有较好的预测能力。本研究随访 21 个月后,极高风险组的 DM-FT 平均增量最高,为 4.33,而极低风险组的 DMFT 平均增量最低,为 1.25。在极高风险人群中,出现新发龋的个体比例为 85.42%,而在极低风险组发生新发龋的个体比例为 27.08%。新龋发生的风险从极高风险组到极低风险组呈明显下降趋势。通过绘制风险分层图可以发现,随着危险分数增加,龋病的预测发病概率和实际患病概率均呈上升趋势。对于高风险和极高风险的人群,龋病的预测发病概率和实际发病概率基本一致,但对于低风险和极低风险的人群,龋病的预测发病概率明显低于其实际发病概率。该龋病风险预测模型可以有效识别龋病高风险人群,但低估了低风险人群的患龋风险。

（庞亮月　林焕彩）

## 参 考 文 献

1. GBD 2016 disease and injury incidence and prevalence collaborators. global, regional, and national incidence, prevalence, and years lived with disability for 328 diseases and injuries for 195 countries, 1990-2016: a systematic analysis for the global burden of disease study 2016. Lancet, 2017, 390(10100): 1211-1259.

2. RIGHOLT A J, JEVDJEVIC M, MARCENES W, et al. Global-, regional-, and country-level economic impacts of dental diseases in 2015. J Dent Res, 2018, 97(5): 501-507.

3. KASSEBAUM N J, SMITH A G C, BERNABE E, et al. Global, regional, and national prevalence, incidence, and disability-adjusted life years for oral conditions for 195 countries, 1990-2015: a systematic analysis for the global burden of diseases, injuries, and risk factors. J Dent Res, 2017, 96(4): 380-387.

4. TWETMAN S, FONTANA M, FEATHERSTONE J D. Risk assessment-can we achieve consensus? Community Dent Oral Epidemiol, 2013, 41(1): e64-e70.

5. MACEK M D, HELLER K E, SELWITZ R H, et al. Is 75 percent of dental caries really found in 25 percent of the population? J Public Health Dent, 2004, 64(1): 20-25.

6. PETERSSON G H, TWETMAN S. Caries risk assessment in young adults: a 3-year validation of the Cariogram model. BMC Oral Health, 2015, 15: 17.

7. HA D H, SPENCER A J, SLADE G D, et al. The accuracy of caries risk assessment in children attending South Australian School Dental Service: a longitudinal study. BMJ Open, 2014, 4(1): e004311.

8. SENNEBY A, MEJARE I, SAHLIN N E, et al. Diagnostic accuracy of different caries risk assessment methods. A systematic review. J Dent, 2015, 43(12): 1385-1393.

9. CAGETTI M G, BONTÀ G, COCCO F, et al. Are standardized caries risk assessment models effective in assessing actual caries status and future caries increment? A systematic review. BMC Oral Health, 2018, 18(1): 123.

10. WANG X, SHAFFER J R, ZENG Z, et al. Genome-wide association scan of dental caries in the permanent dentition. BMC Oral Health, 2012, 12: 57.

11. ALBA A C, AGORITSAS T, WALSH M, et al. Discrimination and Calibration of Clinical Prediction Models: Users' Guides to the Medical Literature. JAMA, 2017, 318(14): 1377-1384.

12. PENCINA M J, D'AGOSTINO R B S R. Evaluating Discrimination of Risk Prediction Models: The C Statistic. JAMA, 2015, 314(10): 1063-1064.

13. STEYERBERG E W,VICKERS A J,COOK N R,et al. Assessing the performance of prediction models:a framework for traditional and novel measures. Epidemiology,2010,21(1):128-138.

14. MACEK D M,HELLER E K,SELWITZ H R,et al. Is 75 percent of dental caries really found in 25 percent of the population? J Public Health Dent. 2004,64(1):20-5.

15. WANG X J,SHAFFER R J,ZENG Z,et al. Genome-wide association scan of dental caries in the permanent dentition. BMC Oral Health. 2012,12:57.

16. KASSEBAUM N J,SMITH A G C,BERNABE E,et al. Global,Regional,and National Prevalence,Incidence,and Disability-Adjusted Life Years for Oral Conditions for 195 Countries,1990-2015:A Systematic Analysis for the Global Burden of Diseases,Injuries,and Risk Factors. J Dent Res. 2017,96(4):380-387.

17. 张留伟,李文桓,段芳芳,等。基于环境与遗传风险的 2 型糖尿病发病风险预测模型的比较。中国慢性病预防与控制,2016,2(24):84-88.

18. Ha H D,SPENCER J A,SLADE D G,et al. The accuracy of caries risk assessment in children attending South Australian School Dental Service:a longitudinal study. BMJ Open. 2014,4(1):e004311.

69检